Erich Kästner
Tagebuch eines Herzkranken

Der erste Doktor sagte:
»Ihr Herz ist nach links erweitert.«
Der zweite Doktor klagte:
»Ihr Herz ist nach rechts verbreitert.«
Der dritte machte ein ernstes Gesicht
und sprach: »Herzerweiterung haben Sie nicht.«
Na ja.

Der vierte Doktor klagte:
»Die Herzklappen sind auf dem Hund.«
Der fünfte Doktor sagte:
»Die Klappen sind völlig gesund.«
Der sechste machte die Augen groß
und sprach: »Sie leiden an Herzspitzenstoß.«
Na ja.

Der siebente Doktor klagte:
»Die Herzkonfiguration ist mitral.«
Der achte Doktor sagte:
»Ihr Röntgenbild ist durchaus normal.«
Der neunte Doktor staunte und sprach:
»Ihr Herz geht dreiviertel Stunden nach.«
Na ja.

Was nun der zehnte Doktor spricht,
das kann ich leider nicht sagen,
denn bei dem zehnten, da war ich noch nicht.
Ich werde ihn nächstens fragen.

Neun Diagnosen sind vielleicht schlecht,
aber die zehnte hat sicher recht.
Na ja.

Was ist unser Herz, ist es nur eine »Pumpe«? Oder ist es doch mehr? Wie sieht es aus und wie wird es versorgt? Wodurch wird es überhaupt zum Schlagen gebracht? Wie und weshalb kann es erkranken? Welche Krankheiten und welche Möglichkeiten der Heilung gibt es? Was kann man selbst und auch vorsorgend tun? Und wie ist das eigentlich mit den Gefühlen und dem gelegentlich pochenden Herzen, den Angelegenheiten zwischen Herz und Seele? Welche Rolle spielen diese Zusammenhänge in der Gedankenwelt, der Philosophie, der Literatur, Kunst, Religion und Medizin unserer und anderer Kulturen? Diesen Fragen geht Dietrich Grönemeyer informativ umfassend, sehr persönlich, spannend und mitunter auch provokativ nach.

»Dieses Buch ist einfach schön.« *Financial Times Deutschland*

»Ein ungewöhnliches Herz-Buch für Neugierige, die sich auch für Kunst und Literatur interessieren.« *Gesundheitstipp*

Prof. Dr. Dietrich H. W. Grönemeyer, geb. 1952 in Bochum, ist Inhaber des Lehrstuhls für Radiologie und Mikro-Therapie der Universität Witten/Herdecke. 1996 gründete er das interdisziplinär ausgerichtete Grönemeyer-Institut für Mikro-Therapie in Bochum. Seit Jahren ist er Vorsitzender des Wissenschaftsforums Ruhr e. V. Für seine Verdienste um die Modernisierung der Region erhielt er den Titel »Ehrenbürger des Ruhrgebiets«. Als Arzt, Wissenschaftler und Autor zählt Dietrich Grönemeyer zu den entschiedenen Verfechtern einer Medizin zwischen High-Tech und Traditionellen Heilweisen, für die er sich auch mit den Projekten seiner Stiftung einsetzt. Seine Bücher »Mensch bleiben«, »Mein Rückenbuch«, »Der kleine Medicus« und »Grönemeyers neues Hausbuch der Medizin« wurden Bestseller.

Weitere Informationen, auch zu E-Book-Ausgaben, finden Sie bei www.fischerverlage.de

Dietrich Grönemeyer

Dein Herz
Eine andere Organgeschichte

Fischer Taschenbuch Verlag

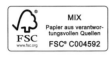

Haftungsausschluss
Die im Buch veröffentlichten Ratschläge wurden mit größter Sorgfalt erarbeitet und geprüft. Verlag und Autor übernehmen jedoch keine Gewähr für die Aktualität, Vollständigkeit oder Qualität der Informationen. Die Informationen dürfen auf keinen Fall als Ersatz für professionelle Beratung oder Behandlung durch ausgebildete und anerkannte Ärzte angesehen werden.
Der Inhalt kann und darf nicht verwendet werden, um eigenständig Diagnosen zu stellen oder Behandlungen anzufangen.

Die Illustrationen sind teilweise bewusst pointiert oder verfremdet, um medizinische Sachverhalte plastisch darzustellen.

Eine Haftung für die Informationen wird nicht übernommen. Haftungsansprüche gegen Autor und Verlag, die durch die Nutzung der dargebotenen Informationen bzw. fehlerhafter und unvollständiger Informationen verursacht werden, sind ausgeschlossen.

Kardiologisches Fachlektorat / Mitarbeit:
Dr. Jochem Stockinger, Herz-Zentrum Bad Krozingen

Veröffentlicht im Fischer Taschenbuch Verlag,
einem Unternehmen der S. Fischer Verlag GmbH,
Frankfurt am Main, Oktober 2012

© S. Fischer Verlag GmbH, Frankfurt am Main 2012
Alle Rechte vorbehalten
Typographie, Layout & Satz: Farnschläder & Mahlstedt, Hamburg
Druck und Bindung: Appl Aprinta Druck GmbH, Wemding
Printed in Germany
ISBN 978-3-596-18321-0

www.fischerverlage.de
www.groenemeyer.com

Inhalt

Statt eines Vorworts 9
Das Herz fühlt – eine Lebenserfahrung 11

Teil I **In der Mitte das Herz** 15

Alles kommt vom Herzen her
  Die Funktionsweise des gesunden Herzens 17
Geh aus mein Herz und suche Freud
  Die gelösten und ungelösten Rätsel der Herzsteuerung 39
Alles fließt – panta rhei
  Die Gefäße und der Blutdruck 62
Wenn der Fluss versiegt
  Angina Pectoris, Herzinfarkt und Schlaganfall 91
Nur nicht schlappmachen
  Herzentzündungen und Herzinsuffizienz 117

Teil II **Du bist mein einzig Herz** 137

Von Göttern, Menschen und Ärzten
  Jahrtausende der Herzerfahrung 139
Der Sonne am nächsten
  Die mythische Herzerfahrung 142
Göttlich erweckt
  Die religiöse Herzerfahrung 149
Vernünftig betrachtet
  Die philosophische Herzerfahrung 153
Tief bewegt
  Die künstlerische Herzerfahrung 166

Teil III   **Herzkrank – der Ursachen sind viele**
Die Erkrankungen des Herzens im Überblick:
Symptome, Diagnose, Therapie, Vorsorge   177

Angina Pectoris   179
Arteriosklerose   187
Blutdruckerkrankungen   196
Entzündliche Erkrankungen des Herzens   203
Fehlbildungen des Herzens   211
Herzinfarkt   217
Herzinsuffizienz   224
Herzklappenerkrankungen   229
Herzrhythmusstörungen   234
Schlaganfall   243

Teil IV   **Was man nicht vergessen sollte**   249

Kann auch guttun: Stress   251
Schlaf in himmlischer Ruh   255
Liebe und Sexualität wirken heilend   260
Das Doppel-Herz der Schwangerschaft   264
Keine Angst vor Sport   266
Wie messe ich mein Übergewicht?   269
Wie lese ich einen Beipackzettel?   270
Wichtige Herz-Medikamente und Vitalstoffe   274
Herzhafte Ernährung   281
Tabelle: 10-Jahres-Risiko, an einer Herz-Kreislauf-
    Erkrankung zu versterben   292
Naturheilkunde und Bewegung   294

Teil V **Nützliches Wissen rund um
Diagnostik und Therapie**   303

Kleines ABC der Laborwerte   305
Kleines ABC der Untersuchungsmethoden,
Eingriffe und Operationen   313
– *Angiographie*   313
– *Auskultation*   316
– *Bypass*   318
– *Computertomographie*   320
– *Dilatation/Stent*   321
– *Elektrokardiogramm*   324
– *Herzkatheter/Koronarangiographie*   326
– *Herzschrittmacher/Defibrillator*   329
– *Kernspintomographie*   331
– *Nuklearmedizin*   333
– *Transplantation*   334
– *Ultraschall*   336
Die Innenansicht: Bilder aus dem Körper   339
Herz-Kreislauf: Zahlen und Fakten   345

Hand aufs Herz   *Ein Epilog*   351

Weiterführende Informationen
   Linkliste Gesundheit und Herz-Kreislauf   355

Abkürzungsverzeichnis   359
Literatur   361
Bildnachweis   370
Sach- und Personenregister   372
Dank   383

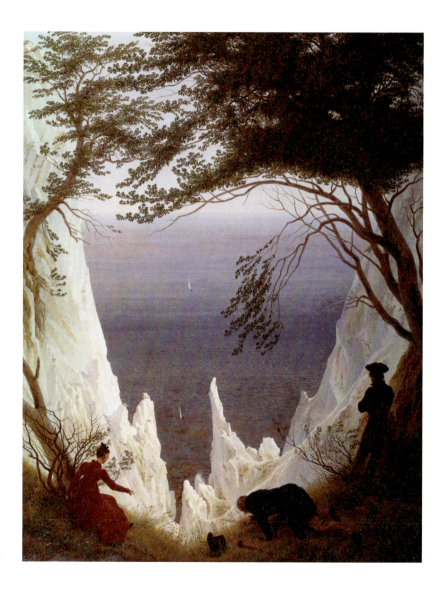

Statt eines Vorworts

Hilflos sitze ich am Bett meiner Tochter, innerlich aufgewühlt, kraft- und ratlos. Was soll nun, was muss geschehen? Kein Stein will mehr auf den anderen passen. »Ganz klein mit Hut« liegt meine Tochter im Bett, seit Tagen hat sie fast 41 Grad Fieber. Tapfer versucht sie, mit ihrer frechen Mütze cool zu bleiben. Erschrecken, Verwunderung, Angst verraten ihre Blicke. Eben haben uns die behandelnden Ärzte mitgeteilt: Verdacht auf Myokarditis – Herzmuskelentzündung. Ein Schock, von dem wir uns langsam erholen müssen, weiß ich doch aus eigener leiblicher Erfahrung, was die Diagnose bedeuten kann.

Meine Tochter war gerade aus Südamerika zurückgekehrt. Nach einer eitrigen Mandelentzündung entwickelte sich das Fieber, Tag für Tag, eine Woche lang. Keine Antibiotika zeigten Wirkung. Kurzfristige Entfieberung konnte nur durch fiebersenkende Mittel und Wadenwickel erzielt werden; eine nachhaltige und deutliche Fiebersenkung war erst durch Kortison in hohen Dosen zu erreichen.

Wie habe ich meine Tochter bewundert, wie sie tapfer kämpfend diese Fieberschübe mit beängstigendem Schüttelfrost und Schwitzen bei der Entfieberung durchgehalten hat, vier-, fünfmal am Tag. Dieses Leiden und die eigene Hilflosigkeit waren zum Weinen. Als Vater konnte ich die nötige ärztliche Distanz nur schwer, im Grunde gar nicht aufbringen. Ärzte unseres Vertrauens hatten die Behandlung mit Empathie, Gewissenhaftigkeit und Erfolg übernommen.

Die beginnende Herzmuskelentzündung wurde gestoppt, meine Tochter erst einmal zufrieden entlassen. Danach aber kamen die Fragen: Was ist eine Herzmuskelentzündung? Warum ist sie lebensbedrohlich? Welche Folgen kann sie haben? Was sind Herzrhythmusstörungen? Wie sieht eigentlich das Herz aus, und wie wird es versorgt? Wie ist das mit den Gefühlen und dem gelegentlich pochenden Herzen, den Angelegenheiten zwischen Herz und Seele? Welche Rolle spielen diese Zusammenhänge und besonders das Herz in der Gedankenwelt, der Philosophie, der Literatur, Kunst, Religion und Medizin unserer und anderer Kulturen?

Fragen über Fragen, die sich auch mir plötzlich auf eine ganz neue Weise stellten und auf die ich in diesem Buch nach Antworten suchen möchte. Dabei geht es mir nicht um eine Bereicherung der kardiologischen Fachliteratur und auch nicht der geisteswissenschaftlichen. Diesen Beitrag leisten andere, hochqualifizierte Wissenschaftler. Aber vielleicht kann meine durchaus persönliche Betrachtung dazu anregen, sich wieder etwas mehr und vor allem umfassender mit dem Herzen zu beschäftigen. Deshalb habe ich versucht, »eine andere Organgeschichte« zu erzählen, für mich und für alle, die ihr Herz verstehen wollen.

Wer aber einfach nur das ein oder andere nachschlagen möchte, kann in den dritten, vierten und fünften Teil des Buches schauen, wo einzelne Herzkrankheiten, Therapieansätze und Behandlungsmethoden noch einmal ausführlich erklärt werden. Auch Hinweise zur Selbsthilfe oder Verständnishilfen für das Lesen eines Beipackzettels finden sich dort. Auf die vielfältigste Weise will das Buch so immer wieder auftauchende Fragen beantworten. Und ganz bewusst werden dabei die Grenzen der medizinischen Wissensbereiche im engeren Sinne überschritten. Denn wer sich auf das Thema erst einmal einlässt, merkt schnell, dass es mit dem Herzen mehr auf sich hat, als wir Ärzte uns allein zu erklären vermögen. Auch als Therapeuten sollten wir uns psychologisch, philosophisch und kulturgeschichtlich beraten lassen, wenn wir verstehen möchten, was das heißt: In der Mitte ... das Herz.

Dietrich Grönemeyer

Das Herz fühlt – eine Lebenserfahrung

Ich erinnere mich noch gut, welches Jubelgefühl, welche herzerfrischende Stimmung mich erfasste, als ich, ein kleiner Junge, zum ersten Mal das Lied »Geh aus mein Herz und suche Freud« hörte. Geradezu hineingerissen wurde ich von dieser Melodie. Einzelne Passagen konnte ich nach kurzer Zeit mitsingen: »Narzissus und die Tulipan, die ziehen sich viel schöner an als Salomonis Seide«. Es war, als wenn diese Musik mein Herz füllen und streicheln würde. Alles vibrierte, flimmerte; ein Zauber, der bis heute nichts von seinem Reiz verloren hat. Ein flüchtiger Gedanke daran, und wohlige Stimmung macht sich breit. Erste Herzensfreude, herüberstrahlend aus der Kindheit!

Oder Jahre später. Jeder kennt es, dieses phantastische Herzrasen, die glückliche Aufgeregtheit, wenn man sich zum ersten Mal verliebt. Ein Blick, Bruchteile einer Sekunde haben genügt, ein Empfinden der Glückseligkeit zu wecken. Von den Augen mitten ins Herz. Berauschende Freude nach dem erwiderten Lächeln und dazu »Wackelpuddingbeine«, Schmetterlinge im Bauch, trockener Mund und feuchte Hände: ein wundervolles Gefühl mit »mentalem Herzflimmern«, unvergesslich fürs Leben – wieder so eine Erfahrung, die Bleibendes stiftet, weil sie uns das Herz spüren lässt.

Irgendwann, in späteren Jahren, müssen wir dann aber auch die ganz andere Herzenserfahrung machen, Beklemmung, Druck und Angst. Das Berufsleben zumeist bringt dies in der modernen Welt mit sich. Überforderung, Ungerechtigkeit, Betrug treffen uns so, dass es einem im wahrsten Sinne des Wortes das Herz abschnürt. Jahrelang haben wir an einem Projekt gearbeitet, und plötzlich müssen wir erleben, wie ein anderer, einer, dem wir womöglich vertrauten, die Erfolge unter seinem Namen präsentiert, während wir noch vergebens nach den verschwundenen Unterlagen suchen. Viele müssen solche und ähnliche Erfahrungen immer wieder machen; und nicht immer sind unsere Herzen dem gewachsen. Vielfach reagieren sie mit Beklemmung, mitunter auch mit Infarkt, krankhaftem Herzflimmern oder Herzmuskelentzündungen. Das meiste davon lässt sich heute glücklicherweise wieder ausheilen. Was aber bleibt, ist die Erinnerung an den Druck auf Herz und Seele, an das schmerzhafte Empfinden in der Brust.

Ohne die Erfahrung von Liebe und Leid ist unser Herz nicht zu verstehen. Als bloßer Muskel lässt es sich nicht behandeln. Auch als Ärzte werden wir immer wieder daran erinnert. Erschüttert denke ich daran, wie mein Vater schrie, nachdem mein Bruder, der zweite von uns dreien, in seinen Armen gestorben war. Vergebens hatten wir versucht, seine Leukämie zu besiegen. Der Medizin waren Grenzen gesetzt. Damals musste ich schweren Herzens erkennen und verstehen lernen, dass leben zu dürfen eine Gnade und Sterben unser ständiger Begleiter ist. Am Ende hat das mein Herz erleichtert und befreit. Das Herz meines Vaters aber blieb gebrochen. Der Verlust hinterließ bis zu seinem baldigen Tod einen flimmernden Herzschmerz. Erst allmählich konnten wir das verstehen.

Auch dank solcher Erfahrungen weiß ich heute, dass unser Herz nicht nur eine Pumpe ist, so wie wir es in der medizinischen Ausbildung lernen. Als ein sogenanntes psycho-somatisches Organ reagiert es auf seelische Erschütterungen, auf positiven oder negativen Stress. Es schlägt den Takt des Lebens in einem sehr viel umfassenderen Sinn. An ihm hängen Anfang und Ende, auch wenn uns das oft erst in der Not bewusst werden mag. Wer einmal am Bett eines Herzkranken gesessen hat, weiß, wie viele Fragen da plötzlich auftauchen und dass dem Patienten, dem Menschen, mit anatomischen Erklärungen allein nicht geholfen ist. Wenn jemand beispielsweise Tage um Tage mit 41 Fieber gerungen hat, weil er eine Herzmuskelentzündung hatte, will er danach nicht nur hören, dass es sich um eine Myokarditis handelte, nicht bloß erfahren, welche Ursachen und Folgen das haben könnte, er will auch wissen, was das Herz überhaupt ist, was es mit unserer Seele und den Gefühlen, dem Glück der Liebe und mit den Ängsten des Todes zu tun hat. Seit Jahrtausenden schon kreisen die Gedanken der Menschen um diese Fragen, in der Philosophie, in der Kunst sowie in der Literatur und natürlich in der Medizin. Keine Kultur, in der der Herz-Kult nicht eine zentrale Rolle spielt, in der das Herz nicht in die Mitte des Lebens rückte. Wer vom Herzen spricht, berührt immer das Ganze und den Einzelnen zugleich, Empfindung und Verstand zusammen.

Das Organ hat seine eigene Geschichte. Und wer sie verstehen will, der muss die Grenzen der Naturwissenschaft überschreiten. Denn wir Menschen leben nicht nur vom Schlag unseres Herzens, wir fühlen es auch, wir spüren, dass es lachen und weinen, Purzelbäume schlagen oder zerreißen kann. Jeder erfährt das auf seine Weise durch Freude, Liebe, Schmerz und Leid. In zahllosen Kunstwerken, in Bildern, in Versen und Romanen ist diese Erkenntnis aufgehoben. Nur die Wissenschaft hat dies lange nicht wahrhaben wollen. Zum Glück aber gibt es unterdessen auch hierzu neueste Studien, die nun sogar naturwissenschaftlich beweisen: Das Herz fühlt!

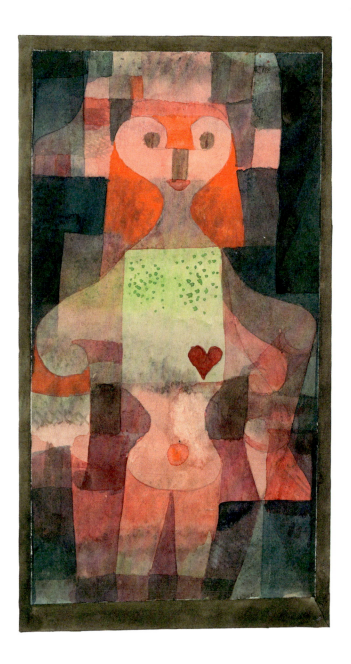

Teil I
In der Mitte das Herz

Bild auf vorhergehender Seite:
Paul Klee (1879–1940), Herzdame. Das Gemälde entstand
1922 und hängt heute in Luzern (Sammlung Rosengart).

Alles kommt vom Herzen her
Die Funktionsweise des gesunden Herzens

Das Herz ist die leibliche und die psychische, auch die mythische Mitte unseres Lebens, der Motor des Daseins, das gefühlte Zentrum des Ichs, der Seele und der Leidenschaft. Herz und Gefühl, Liebe, Freude und Schmerz gehören für uns zusammen. Über alle Grenzen hinweg besteht hier ein seltener Gleichklang der Kulturen seit Anbeginn. Seit jeher hat das Herz die Phantasie der Menschen beschäftigt, galt es ihnen als Symbol des Lebens und der Stärke. Bereits in steinzeitlichen Höhlenmalereien finden wir symbolische Andeutungen des Herzens, zum Beispiel im spanischen Altamira auf der Höhlenzeichnung eines Stieres oder auf den Fresken von El Pindal.

Schon in der Frühgeschichte und bei den Naturvölkern rankten sich Mythen und magische Rituale um das Herz, gab es erste Worte für das treibende Organ des Lebens. Die Indianer aus dem Mato Grosso in Brasilien sollen sogar über zwei verschiedene Worte für das Herz verfügt haben, über eines für das eigene und ein zweites für das Herz der anderen. Menschliche Beziehungen wurden als Herzensangelegenheit begriffen. Bei Freunden konnte man von der Kraft des Herzens profitieren, bei Feinden musste man sie fürchten und besiegen. Deshalb zelebrierten Naturvölker wie die Sioux-Indianer oder die Aschanti in Westafrika rituelle »Herzmahlzeiten«. Um die eigene Kraft, die körperliche und die geistige, zu verdoppeln, wurden die Herzen der Gegner verzehrt. Künstlerisch sublimiert, ohne den kannibalischen Vollzug, lässt sich dieser mythische Gehalt noch in der christlich-abendländischen Kultur finden. Siegfried etwa, auch der strahlende Held des »Nibelungenlieds«, kann die Spra-

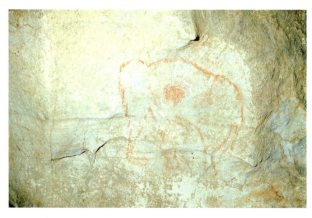

Das angeblich erste Herzmotiv der Weltgeschichte in den Höhlen von El Pindal in Spanien. Angeblich deshalb, weil es inzwischen Anlass zu der Vermutung gibt, dass ein begeisterter Forscher die Konturen im vorigen Jahrhundert mit roter Farbe nachgezeichnet, wenn nicht gar selbst eingefügt hat.

che der Vögel erst verstehen, nachdem er das Herz des Drachen Fafnir verschlungen hat, wie man in der nordischen »Edda« lesen kann.

Wer das Herz hat, dem gehört das Leben; und was er tut, das liegt ihm nachher auch »auf dem Herzen«, wie wir heute noch sagen. Philosophisch begründet wurde die Vorstellung schon von den alten Ägyptern. Für sie war das Organ nicht nur ein Muskel, sondern das Zentrum der Gefühle, der Vernunft sowie der Schuld, die man womöglich auf sich geladen hatte. Als herzlos galt, wer nichts von Wahrheit und Gerechtigkeit wissen wollte. Bei der Mumifizierung wurde das Herz, anders als die übrigen inneren Organe, dem Toten mit auf die Reise ins Jenseits gegeben. Vor dem Eintritt in die Ewigkeit sollte es von dem Totenrichter Osiris gewogen werden. War es zu schwer mit Schuld beladen, drohten Strafen in der Unterwelt: ein Mythos, den nachfolgende Kulturen auf vielfältige Weise adaptierten. Noch in der mittelalterlichen christlichen Volksreligion wurde der Brauch des »Seelenwiegens« gepflegt. Auch in den uralten Veden, den religiösen Dichtungen der Inder, ebenso wie in Homers »Ilias« oder den Glaubensvorstellungen verschiedener Kulturen, im Judentum, im Islam, im Buddhismus, in den unterschiedlichsten Denkmodellen und Welterklärungsversuchen wird unser Bewusstsein, das menschliche Selbstverständnis, mit dem Herzen verbunden. Deshalb auch ließen seit dem frühen Mittelalter Aristokraten über viele Jahrhunderte ihren Körper und das Herz getrennt bestatten. In Deutschland geschah das zum letzten Mal 1954 nach dem Tod der bayerischen Kronprinzessin Antonie von Luxemburg, deren Herz in Altötting begraben liegt. Geradezu nationalmythische Bedeutung erlangte im 19. Jahrhundert die Heimholung des Herzens von Frédéric Chopin (1818–1849): Während sein Körper auf dem Friedhof Père Lachaise in Paris begraben ist, ruht sein Herz in der Warschauer Heiligkreuzkirche.

Die Gehirne berühmter Menschen werden nach ihrem Tod bisweilen präpariert, um sie für die Forschung aufzubewahren. Mit dem Herzen dagegen pflegt die Nachwelt einen eher rituellen Umgang. Denn, so sagt Arthur Schopenhauer (1788–1860): »Im Herzen steckt der Mensch, nicht im Kopf.« Das »primum mobile« des Organismus, wie es Schopenhauer nennt, ist zur Metapher des Menschseins schlechthin geworden. Aus ihm beziehen wir die menschliche Orientierung, lange bevor der Kopf, die Ratio, unser Handeln und Verhalten zu bestimmen vermag. »Selbst in dem Leibe des Menschen / Gilt das Herz vor der Hand; die belebende Kraft ist im Herzen«, heißt es in den »Metamorphosen« des römischen Dichters Ovid (43 v. Chr.–17 n. Chr.). Anders gesagt: Am Anfang war nicht das Wort, sondern das Herz, im wörtlichen wie im übertragenen Sinn. Oft unterscheiden die Philosophen daher die Logik des Herzens vom scharfen Verstand. Selbst der Aufklärer Immanuel Kant (1724–1804), Präzeptor der kritischen Vernunft, schrieb, dass »das Herz dem Verstande die Vorschrift« gibt.

Hippokrates (um 460–370 v. Chr.), dem wir als Ärzte bis heute durch unseren Eid verpflichtet sind, hatte um 400 v. Chr.

das Gehirn als das Organ des Verstandes ausgemacht, nachdem es zuvor als bloßes Füllwerk, als eine müllartige Absonderung anderer Organe angesehen worden war, doch war damit der Ort der Seele noch nicht bestimmt – nicht unter den Ärzten. Dieses Problem bedurfte philosophischer Lösung, etwa durch Platon (427–348/47 v. Chr.), der einen Kompromiss fand, indem er die niederen seelischen Eigenschaften in Bauch und Unterleib, die Vernunft und unsterbliche Seele im Kopf, den Mut und die Gefühlswelt aber im Herzen verortete. Diese Drei-Seelen-Lehre wurde erst durch seinen Schüler Aristoteles (384–322 v. Chr) modifiziert. Der griechische Rationalist machte das Herz zum existentiellen Mittelpunkt des Menschen, wo wir bis heute den Sitz der Seele vermuten.

Die Überzeugung von der gestaltenden Kraft des Herzens gehört sozusagen zu den weltanschaulichen Prämissen der Menschheit. Jede Epoche, jede Kultur hat dieser aus der Erfahrung erwachsenen Erkenntnis auf ihre Weise Ausdruck verliehen. Weiter noch als die Ägypter, für die das Herz der Knoten war, der das Jenseits, das Göttliche und die Menschen verbindet, dachten die Inder, wenn sie glaubten, das Herz sei ein unendlicher Raum, in dem »der Herr des Weltalls« wohne und die Seele die Welt schaffen würde. Das Gleiche drückte auch Augustinus (354–430) in einem ganz anderen Kulturkreis aus, als er davon sprach, dass »die Liebe und das Licht Gottes in unsere Herzen« gegossen sei. In einem Gemälde von Stefan Lochner hält der Kirchenvater symbolisch »das Herz der Liebe« in der Hand.

Da wie dort, bei den Denkern des Altertums wie bei denen der jüngeren Geistesgeschichte, wurde und wird dem Herzen die höhere Vernunft, die Offenbarung des Menschlichen, die eigentliche, die »Herzensbildung« zugeschrieben. Der französische Philosoph Jean-Jacques Rousseau (1712–1778), ein Zeitgenosse Kants, ging bei seinen Überlegungen davon aus, dass das fühlende Herz, insbesondere die Liebe und Leidenschaft, der »theoretischen Vernunft« überlegen sei. Das Prinzip sittlicher Orientierung sei nicht durch Morallehren erkennbar, sondern

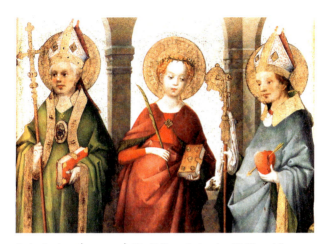

Stefan Lochner (1400–1451), *Die Heiligen Ambrosius, Cäcilia und Augustinus*: Das Herz des Augustinus wird vom Liebespfeil Gottes durchbohrt.

angeboren. Gott verlangt das Diktat des Herzens. Ganz ähnlich Voltaire (1694–1778), der seinem Leser zurief: »Bedenke, dass die ewige Weisheit des Allerhöchsten mit eigener Hand deinem innersten Herzen die natürliche Religion eingeprägt hat.«

Wesentliche Impulse unseres Handelns kommen nach den Vorstellungen vieler Kulturen aus dem zentralen Organ des Lebens, aus dem denkenden sowie aus dem fühlenden Herzen. Diese Einheit ist existenzbestimmend vom Anfang bis zum Ende, individuell und in unserem Verhältnis zueinander. Das Herz als Organ hat eine Bedeutung, die weit über das naturwissenschaftlich Fassbare hinausgeht. Reagierte es doch ständig und bisweilen durchaus bedrohlich auf emotionale Reize. Dass da nicht nur symbolische Verbindungen bestehen, haben Ärzte und Psychologen wie Sigmund Freud (1856–1934) oder C. G. Jung (1875–1971) Anfang des vorigen Jahrhunderts herausgefunden. Nicht zuletzt mit den Mitteln der Psychoanalyse konnten sie nachweisen, dass Gefühle und Gedanken oder gar traumatische Ereignisse, selbst wenn sie aus der Kindheit herrühren, sowohl das Bewusstsein als auch das Unbewusste beeinflussen und seelische sowie körperliche Reaktionen auslösen – negative, die der Behandlung bedürfen, aber auch positive, die wir uns viel zu selten bewusst machen.

Wenn wir ein anderes Herz direkt schlagen hören, regelmäßig und unbeirrbar, wenn wir es gar Haut an Haut spüren können, beruhigt uns das ungemein und schafft sofort ein Gefühl der Nähe und Geborgenheit. Als Fötus lagen wir unter dem Herzen der Mutter, geschützt und in Sicherheit; nach der Geburt lagen wir ihr am Herzen. Die emotionale Erinnerung daran begleitet uns ein Leben lang. Und immer dann, wenn wir jemandem so nahe kommen – körperlich oder seelisch –, dass wir seinen Herzschlag spüren oder hören, fühlen wir uns plötzlich wieder geborgen und froh, wie immer es uns sonst eben gehen mag. Überschäumende Fröhlichkeit erfasst uns in den Momenten glücklicher Verliebtheit, wenn unsere Herzen synchron zu schlagen beginnen, die Seelen im Gleichklang schwingen, zwei Menschen »ein Herz und eine Seele« sind.

Nur das eigene Herz, das kann man selbst nie schlagen hören, auch wenn man manchmal meint, es klopfe einem »bis zum Hals«. Was es mit diesen Tönen auf sich hat, ob und wann sie Anlass zur Sorge geben sollten, muss der Arzt mit dem geräuschverstärkenden Stethoskop heraushören, auskultieren, wie wir in der Medizin sagen. Bei keiner Untersuchung sonst lässt sich unmittelbarer erfassen, was uns erweckt und am Leben erhält. Dabei hatte sich der Anstoß zur Entwicklung dieses nützlichen Geräts eher zufällig ergeben, aus der Prüderie des 19. Jahrhunderts. Damals nämlich war es keineswegs üblich, dass man Patienten, geschweige denn Frauen, nackt untersuchte. In Pariser Krankenhäusern schüttelte man die Patienten und klopfte ihnen heftig auf die Brust bei Verdacht auf Wasseransammlung in der Lunge oder legte bei intensiver Lungenuntersuchung vielleicht einmal das Ohr auf den Rücken und den seitlichen Brustkorb. So geriet der französische Arzt René Théophile Laennec 1816 in eine Zwickmühle, als er eine hübsche junge Frau mit großem Busen auf Herz und Lunge untersuchen musste. Ihre Oberweite und

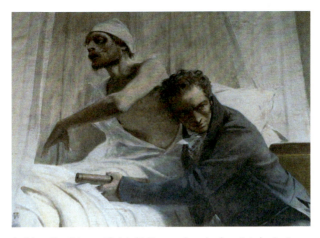

Auf dem Gemälde von Théobald Chartran legt der französische Arzt und Erfinder des Stethoskops René Laennec (1781–1826) sein Ohr an den Brustkorb eines Patienten, um dessen Herz abzuhören.

das darüber liegende Leinenhemd machten eine Klopfschalluntersuchung (Perkussion) des Herzens, wie sie seit 1761, erfunden von dem Wiener Arzt Leopold Auenbrugger (1722–1809), üblich war, unmöglich. Laennec selbst umschrieb die Situation später sehr diplomatisch: »Da sie [die Patientin] recht beleibt war, ließen sich mit dem Abklopfen des Brustraumes mit der Hand keine Erkenntnisse gewinnen. Das Alter und Geschlecht der Patientin erlaubten es mir nicht, die von mir oben beschriebene Untersuchung durchzuführen. Doch fiel mir in dieser Situation ein bekanntes akustisches Phänomen ein: dass man nämlich, wenn man das Ohr an das Ende eines Holzbalkens legt, noch das leise Kratzen einer Nadel am anderen Ende hören kann. So verfiel ich darauf, dass dieses physikalische Phänomen mir im vorliegenden Falle von Nutzen sein könnte.« Da er sein Ohr nicht einfach auf die Brust der Dame legen konnte – das wäre schlicht ein Skandal gewesen –, rollte Laennec ein Papierheft zum Trichter: Das Stethoskop, wörtlich übersetzt »Brustspion«, war erfunden. Schnell wurde dann das Papier durch einen Glaszylinder ersetzt und später mit einer Scheibe, einer Membran und zwei Schläuchen zum Weiterleiten des Schalls ausgestattet. Heute gehört das Stethoskop zu den Statussymbolen der Ärzte, ist es zum Zeichen ihrer medizinischen Kunst geworden.

Eine fast wartungsfreie Pumpe

Schlag um Schlag hält das Herz den Kreislauf des Lebens in Gang. Durch rhythmische Kontraktionen, durch den Wechsel von Systole und Diastole, Anspannung und Entspannung, pumpt es große Mengen Blut durch den Körper und die Lunge, versorgt so Muskeln, Gehirn, Organe und Gewebe. Der lebensnotwendige Sauerstoff oder Nährstoffe wie Kohlenhydrate, Fette, Eiweiße, Mineralien und Vitamine werden zu den Zellen getragen, Abfallprodukte abtransportiert. Unaufhörlich, ohne Unterbrechung muss dieser Kreislauf in Bewegung gehalten werden – einzig und allein durch das pumpende Herz. Es ist eins der ersten Organe, die in der Entwicklung des Embryos angelegt werden. Selbst wenn auf dem Ultraschallbild noch nicht mehr zu sehen ist als eine zuckende Ansammlung sich teilender Zellen: Das Herz schlägt schon ruhig, rhythmisch und fortdauernd.

Wer das im Rahmen einer Ultraschalluntersuchung auf dem Monitor beobachten kann, wird von Staunen und nicht selten von einem Gefühl atemloser Andacht ergriffen. Gut erinnere ich mich an den Schauer, der mir über den Rücken lief, als ich zum ersten Mal meinen noch ungeborenen Sohn, dieses winzige Wesen mit seinem pulsierenden Herzen, auf einem Bildschirm sah. Damals war ich noch Student; und später habe ich es auch als Radiologe immer wieder erlebt: Niemand kann sich der Faszination dieses menschlichen Werdens entziehen. Vor allem der Herzschlag der Mütter macht meist spürbare, wenigstens empfundene Sprünge des Glücks beim Anblick dessen, was da in ihnen, in der Geborgenheit ihres Leibes zu leben beginnt,

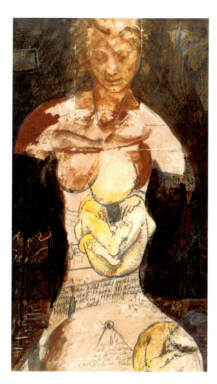

Maria mit dem Kind – ein zentraler Bestandteil katholischer Theologie, der anders als in der evangelischen Kirche der Weiblichkeit Ausdruck verleiht. Hier in einer zeitgenössischen Madonnendarstellung von Egbert Nocke, in der der Kopf des Kindes im Herzen der Mutter liegt. Mutter und Kind sind ein Herz und eine Seele, so könnte man meinen.

angetrieben von einem noch unvorstellbar kleinen Motor, dem Herzen.

Gläubige wie weniger gläubige, selbst ungläubige Menschen fühlen sich für Momente von einem Wunder der Schöpfung ergriffen, heute mehr denn je, da uns moderne bildgebende Verfahren wie die Ultraschalluntersuchung Einblicke erlauben, wie man sie sich früher nicht vorzustellen wagte. Dass dabei auch eine gewisse Vorsicht geboten ist, weil wir bisher nicht wissen, wie beispielsweise die hohen Schallwellen langfristig auf die Zellen im Allgemeinen und auf die Entwicklung des Gehörs im Besonderen wirken, sollte man bedenken.

Ohne unser Zutun entwickelt sich das Herz (lateinisch cor, griechisch kardía), soweit es denn gesund ist, zu einem kräftig agierenden Muskel. Denn nichts weiter ist dieses Organ rein anatomisch betrachtet. Anders jedoch als die Bein- oder Armmuskulatur können wir seine Tätigkeit nicht bewusst steuern. Selbsttätig erfüllt der Herzmuskel seine wesentliche Aufgabe: Blut zu pumpen. Deshalb bezeichnen wir das Herz umgangssprachlich gern als »Pumpe«. »Mit meiner Pumpe ist etwas nicht in Ordnung«, sagen wir, wenn wir körperlich Herzphänomene wie unregelmäßige Schläge wahrnehmen, oder »das ist mir auf die Pumpe geschlagen«, wenn wir unangenehme Ereignisse mit dem Herzen zu spüren meinen. Schließlich ist dieser robuste Muskel, diese Pumpe, auch ein besonders empfindsames Organ. Das Herz kann uns vor Angst »in die Hose rutschen« oder vor Traurigkeit schmerzen. Auch auf Freude, Liebe und Hass oder auf Wut reagiert es mit empfindlichen Ausschlägen, bei dem einen mehr, bei dem anderen weniger. Der Mutige spürt »Herzensstärke«, der Unsichere zittert vor »Herzensangst«. Dies, die Wechselfälle des Lebens zu verkraften, ist die zweite große Aufgabe des Herzens. Auch dafür brauchen wir das starke Zentrum unserer Existenz; darauf muss Verlass sein.

Allerdings hat sich diese Erkenntnis psychosomatischer Zusammenhänge im medizinischen Alltag erst langsam und nicht selten gegen erhebliche Widerstände durchsetzen müssen. Manchmal schien es fast, als würde die gesamte Menschheitserfahrung geradezu ausgeblendet. Ungeachtet dessen, was jene, die sich mit der Seele befassten, über deren Verbindung mit dem Herzen im Laufe der Geschichte herausgefunden haben, versteifte sich die Schulmedizin gerade in der jüngeren Geschichte auf eine rein naturwissenschaftliche Auffassung unseres zentralen Organs. Zu einem war das sicher eine der üblichen Abwehrreaktionen gegenüber dem Neuen, Unbekannten, in diesem Fall der Psychologie und der Psychoanalyse; zum anderen mag es, insbesondere seit der zweiten Hälfte des 19. Jahrhunderts, auch aus der Hoffnung resultiert haben, sich mit dem immer rascheren naturwissenschaftlichen Fortschritt einer gleichsam mathematisch zuverlässigen Diagnostik und Behandlung annähern zu können. Nur noch das Messbare, das apparatemäßig Erfassbare sollte gelten. Doch wie auch immer, auf jeden Fall haben sich die Erkenntnisse über den Zusammenhang von Psyche und Herzfunktion – das muss ich auch als bekennender Schulmediziner festhalten – langsamer durchgesetzt, als es im Interesse der Patienten wünschenswert gewesen wäre. Erst 1949 wurde unter Leitung von Alexander Mitscherlich (1908–1982) in Heidelberg die erste deutsche Abteilung für psychosomatische Medizin gegründet. Wenig später entstand die bio-psycho-soziale Richtung der Medizin, wesentlich begründet durch Thure von Uexküll (1908–2004). Dass sie bis heute unterschätzt wird, ist wiederum kritisch anzumerken.

Doch der Fortschritt ist nicht aufzuhalten, schon gar nicht in der Medizin. Seit kurzem gibt es die Disziplin der Psychokardiologie, ein medizinisches Fachgebiet, das die klassische Kardiologie mit der Psychologie vereint. Vor wenigen Jahren noch als Hokuspokus abgetan, finden neueste Studien dazu heute immer mehr Gehör. Spektakuläre Erkenntnisse und praktische Ergebnisse lassen auch hartgesottene Skeptiker umdenken. Ein Beispiel: Frauen, meist nach den Wechseljahren, können an einem sogenannten *Broken-Heart-Syndrom* (gebrochenes Herz) erkranken. Sie erleben dann die gleichen Vernichtungsgefühle und körperlichen Reaktionen wie bei einem Herzinfarkt, ohne dass bei der Herzkatheteruntersuchung die entsprechenden Durchblutungsstörungen der Gefäße zu finden sind. Auch der Herzmuskel zeigt sich weitgehend unauffällig. Nur die linke Herzkammer erweitert sich spontan. Der Ausfluss der Hauptschlagader erscheint relativ verengt, da sich die Herzspitze wie eine Aussackung (Aneurysma) erweitert und zu wenig Blut ins Gefäßsystem gepumpt wird. *Tako-Tsubo* wird dieses Krankheitsphänomen auch genannt, weil japanische Forscher, als sie das Phänomen entdeckten, die Form der betroffenen Herzen an eine kugelförmige Tintenfischfalle erinnerte. Ausgelöst wird die Erkrankung durch psychische Dauerbelastung oder ein plötzliches negatives Ereignis, das dazu führt, dass der Herzmuskel mit Stresshormonen überflutet wird. Die Folge: Der Muskel erlahmt und »leiert« aus. Es kommt zu den beschriebenen Störungen bei der Blutversorgung. Dass solche Attacken »nur« seelisch bedingt sind und meist glimpflich verlaufen, ändert nichts an dem Erleben von Bedrohung und den Angstzuständen der Patientinnen. Sind sie doch im Zentrum ihres Körpers getroffen: an der Pumpe, die alles versorgt – am fühlenden Herzen, in der menschlichen Mitte.

Das Zentrum und der ewige Fluss

Wann immer etwas zu bezeichnen ist, das zentrale Bedeutung hat, belegen wir es mit dem Bild des Herzens. Jede Kultur, jedes Staatswesen, jede Familie, jede Gemeinschaft besitzt ein Herz im übertragenen Sinn. Gesellschaften werden davon geprägt und entsprechen dem mit ihren Ritualen. Seit Menschengedenken wird das Zentrum der Macht als das Herz der Gemeinschaft begriffen. Baulich ist es meist im Herzen einer Stadt angesiedelt. Dass die meisten Hauptstädte, die pulsierenden Zentren der Länder, dann doch nicht in der geographischen Mitte liegen, müssen wir bei näherem Hinsehen oft mit Erstaunen feststellen. Die spontane Vorstellung will es so: Herz und Mitte gehören für uns zusammen, obwohl das anatomisch gesehen bestenfalls annähernd zutrifft. Schlägt doch das Herz eher links von der Mitte, hinter dem Brustbein auf Höhe der zweiten bis fünften Rippe, eingebettet in den Herzbeutel, der aus Bindegewebe besteht. Seitlich grenzen der rechte und der linke Lungenflügel an das Herz, unterhalb ist der Herzbeutel mit dem Zwerchfell verwachsen.

Das Herz selbst ähnelt nur annähernd seiner symbolischen Darstellung. Es hat die Form eines etwa männerfaustgroßen, asymmetrischen Kegels, spitz nach unten zulaufend. Die deutlich erkennbare Asymmetrie wird von den beiden Herzhälften bestimmt. Das Gewicht des Herzens beträgt bei einem gesunden Erwachsenen gut 300 Gramm. Das schwerste Herz, von dem wir wissen, wurde 1854 entdeckt und wog über zwei Kilo. Meist liegt das Gewicht von vergrößerten Herzen aber deutlich darunter, zwischen 1300 und 1500 Gramm. Im Gegensatz zur herkömmlichen Meinung sind diese extrem vergrößerten Herzen aber keine »Sportlerherzen«, sondern Resultate krankhafter Prozesse, Spätfolgen von Streptokokken-Angina, Rheuma, Syphilis oder Herzschwäche. Das Sportlerherz ist dagegen nicht krankhaft. Meist schlägt es ein Leben lang ausdauernder als andere Herzen, ist doch der Muskel kräftiger und leistungsfähiger, dank kontinuierlicher sportlicher Belastung. Plötzliche Todesfälle wie der des berühmten Radprofis und Tour-de-France-Gewinners Marco Pantani 2004 sind trotz anders lautender Berichte meist nicht auf ein Sportlerherz zurückzuführen, sondern auf unklare plötzliche Herzstillstände (sudden cardiac death), verursacht beispielsweise durch Rhythmusstörungen bei Überlastung, durch nicht ausgeheilte Vireninfektionen oder durch Medikamentenmissbrauch, sprich Doping. Bei Pantani war es wohl Kammerflimmern durch Kokainabusus. Aber auch anabole Steroide wie das männliche Geschlechtshormon Tes-

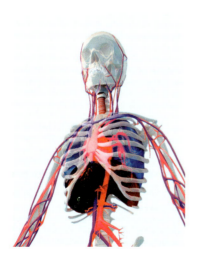

Das Herz sitzt in der Regel leicht nach links versetzt hinter dem Brustbein und ist durch den knöchernen Brustkorb vor äußeren Einflüssen geschützt. In unmittelbarer Nachbarschaft befinden sich die großen Gefäße, die Lunge, das Zwerchfell, die Leber und die Milz.

tosteron, das fatalerweise immer noch genommen wird, wenn man sich ein schnelleres Muskelwachstum erhofft, können zum Herztod führen, da sie den Herzmuskel und seine Funktion nicht unbeeinflusst lassen.

Aufgebaut als ein Hohlmuskel, besteht das Herz aus zwei Hälften, der rechten und der linken, die beide wiederum in eine Vor- und eine Hauptkammer geteilt sind – genauer: in den Vorhof und die Kammer. Zwischen den Hälften liegt die Herzscheidewand, die sich dann nochmals in die Vorhofscheidewand und die Kammerscheidewand unterteilt.

Das Blut fließt in jeder Herzhälfte nur in eine Richtung – nicht durch die Scheidewand in die rechte oder die linke Herzhälfte. Zwischen den Vorhöfen und den Kammern sowie den sich an die Kammern anschließenden Gefäßen befinden sich insgesamt vier Herzklappen, die man sich wie Rückschlagventile vorstellen kann. Sie regeln das Ein- und Ausströmen des Blutes. Die Herzscheidewand wiederum verhindert, dass ankommendes sauerstoffreiches und abfließendes kohlendioxidreiches Blut vermischt werden.

Das heißt: Aus der Lunge fließt durch vier Lungenvenen mit Sauerstoff angereichertes (arterielles) Blut in den Vorhof der linken Herzhälfte. Von dort aus gelangt es durch die Mitralklappe in die linke Kammer. Die Mitralklappe hat ihren Namen erhalten, weil ihre Form der liturgischen Kopfbedeckung von Bischöfen – der Mitra – ähnelt. Anschließend strömt das Blut durch einen Ausflusstrakt, die Aorten- oder Taschenklappe und die Hauptschlagader (Aorta), in den großen, den Körperkreislauf und von

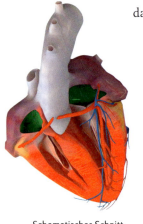

Schematischer Schnitt durch das Herz bei geschlossenen Vorhofkammerklappen. Vorhöfe (grün hervorgehoben), Kammern mit Klappenaufhängungen schließen an.

Alles kommt vom Herzen her

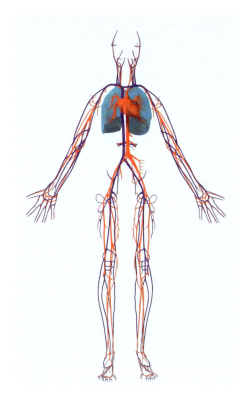

Das Herz-
Kreislauf-System

dort weiter ins Gewebe und die Organe. Hier wird dem Blut – genauer den roten Blutkörperchen – der Sauerstoff zum Funktionieren der Körperprozesse entzogen. Beim Verbrauch in den Zellen entsteht als Abfallprodukt unter anderem Kohlendioxid (CO_2). Das nunmehr sauerstoffarme und kohlendioxidreiche (venöse) Blut, das dann aus dem Körper in die rechte Herzhälfte zurückkommt, fließt zunächst in den Vorhof, danach durch eine weitere Klappe, die den Vorhof von der Kammer trennt. Mit drei Segeln verhindert diese Trikuspidalklappe den Rückfluss des Blutes in dem rechten Vorhof. Anschließend wird das Blut zur erneuten Anreicherung mit Sauerstoff in den kleinen, den Lungenkreislauf gepumpt. Um dieses System ohne Unterbrechung in Bewegung zu halten, muss der Herzmuskel Kräfte freisetzen, mit denen man auch ein kleines Wasserkraftwerk betreiben könnte. Immerhin beträgt die durchschnittliche Pumpleistung 7200 Liter pro Tag, ca. 2,5 Millionen Liter im Jahr, 180 Millionen Liter in einem siebzigjährigen Leben; und das alles bei meist wartungsfreiem Betrieb.

Die Musik des Herzens

Wo so viel Bewegung herrscht, entstehen Schwingungen, die sich auf die Brustkorbwand übertragen, so dass wir sie als Herztöne, als akustische Signale der Herzaktion, wahrnehmen können. Im Normalfall hört der Arzt dabei zwei Töne. Der eine ist dumpf und kommt zustande, wenn sich die Muskulatur zusammenzieht. Der zweite ist lauter und kürzer. Er entsteht, wenn die Blutsäule gleich nach dem Schließen der Taschenklappen in den Gefäßen vibriert. Mit Hilfe eines besonderen elektronischen Stethoskops lassen sich aber manchmal sogar bis zu vier Herztöne unterscheiden. Bei dem dritten Herzton hört man das in die Herzkammer einströmende Blut, der vierte ist nur selten als Ton der Kontraktion, des Zusammenziehens der Vorhofmuskulatur, wahrzunehmen. Sind außer diesen noch weitere Geräusche zu hören, lässt dies auf Veränderungen der Herzfunktion schließen. So ist zum Beispiel bei einem Geräusch in der Diastole, der Ruhephase des Herzens, ein Defekt der Herzklappen zu vermuten, etwa nach einer antibiotisch unzureichend behandelten Streptokokken-Angina mit anschließender Herzinnenhautentzündung (Endokarditis).

Das gesunde Herz indessen schlägt gleichmäßig, bei einem Erwachsenen normalerweise zwischen 60- und 80-mal pro Minute, 100 000-mal am Tag, 36 Millionen Mal im Jahr und 2,5 Milliarden Mal während eines siebzigjährigen Lebens. Dabei sorgt die genau abgestimmte Abfolge von Kontraktionen oder Schlägen in den Vorhöfen und Kammern dafür, dass pro Schlag jeweils ca. 80 Milliliter Blut in den Körper und Lungenkreislauf gepumpt werden. Wenn man davon ausgeht, dass das Herz in einer Minute durchschnittlich 70 Mal schlägt, kann man leicht ausrechnen, dass pro Minute mehr als fünf Liter Blut transportiert werden, was in etwa dem gesamten Blutvolumen des Körpers entspricht. Macht man sich gar die Pumpleistung in einer Stunde klar, so sind es ca. 336 Liter, die der Herzmuskel bewegt. Und das ist noch nicht alles. Denn die Pumpleistung erhöht sich bei körperlicher Anstrengung deutlich, bis auf das Fünffache unter extremen Umständen. Wie alle Muskeln muss das Herz, um diese Leistung erbringen zu können, auch selbst ausreichend mit Blut und Sauerstoff versorgt werden. Das übernehmen die Herzkranzgefäße (Koronargefäße). Sie entspringen aus dem Anfangsteil der Hauptschlagader knapp oberhalb der Aortenklappe, die den Blutfluss aus der linken Herzkammer regelt. Als rechte und linke Herzkranzarterie verzweigen sie sich über den gesamten Herzmuskel.

linke Koronararterie
rechte Koronararterie
Vorderwandarterie

Herzkranzgefäße: arteriell (rot), venös (blau).

Antrieb aus dem Nichts

Je genauer man sich das Herz anschaut, desto mehr erstaunt seine perfekte Konstruktion, ein verblüffend einfaches Funktionssystem und zugleich ein raffiniert gebautes Organ, Hightech der Anatomie, wenn man so will. Und ein ungelöstes Rätsel der Entwicklungsgeschichte noch immer. Bis heute wissen wir nicht wirklich, wie denn der Sinusknoten, der verborgene Taktgeber des Herzens, gestartet, wie und wodurch er programmiert wird. Es scheint, als seien uns der Herzschlag und sein Rhythmus geschenkt, woher und von wem auch immer. Arthur Schopenhauer gab seinerzeit eine metaphysische Erklärung: »Unermüdlich ist allein das Herz; weil sein Schlag und der Blutumlauf nicht unmittelbar durch die Nerven bedingt, sondern eben die ursprüngliche Äußerung des Willens sind.« Dieser Wille aber ist wiederum das nicht fassbare Prinzip einer idealistischen Philosophie. Eine »von Gott dem Menschen eingepflanzte Urkraft«, wie es der Amsterdamer Arzt, Chemiker und Naturforscher Johan Baptista van Helmont (1579–1644) definierte. Kann das sein? Oder wird der Herzschlag etwa durch eine *vis vitalis*, die in vielen Kulturen vermutete Lebenskraft, das Qi, die »Lebensenergie« des chinesischen Taoismus, erzeugt?

In den Nerven sei sie zu finden, die Lebenskraft, formulierte William Cullen (1710–1792), ein schottischer Arzt, der im 18. Jahrhundert den Begriff der Neurose prägte. Möglicherweise ist es aber auch unser vegetatives Nervensystem, das durch Spannung und Entspannung wie ein Uhrwerk unser Herz bewegt. Dagegen spräche freilich, dass ein aus dem Körper entnommenes Herz längere Zeit noch schlägt, obwohl Nerven und Gefäße abgetrennt wurden. Das autonom schlagende Herz, vielleicht doch ein Lebewesen, das eigenständig »lebt und spricht«, wie die ägyptischen Priester dachten? Haben die Azteken deshalb in rituellen Opferzeremonien Jünglingen das Herz herausgerissen – zu Ehren ihrer Gottheiten?

Fragen über Fragen und keine bündige Erklärung bisher für das Schlagen des Herzens. Entzieht sich dieses Phänomen unserem Verstand? Wird dieser Rhythmus womöglich außerhalb von uns erzeugt, durch Anziehungskräfte, wie wir sie bei Ebbe und Flut kennen? Oder ist das Herz ein sich selbst organisierendes autarkes System im menschlichen Körper, das sich kontinuierlich regeneriert, im Sinne der Chaostheorie Ordnung aus der Unordnung schafft? Ein eigener Kosmos, der über ein eigenes vernetztes Nervensystem verfügt, das vom Gehirn unabhängig ist, sich mit notwendigen Mikronährstoffen versorgt und diese speichert, gar über eine eigene Hormonproduktion verfügt oder im Bindegewebe Elektrizität erzeugt und, wie moderne Neurokardiologen annehmen, ein eigenes Gehirn, ein Herzgehirn besitzt, das fühlt, speichert und steuert?

Keiner weiß es bisher, keiner kann es sich erklären. Und dennoch geschieht immer das Gleiche: Kaum haben sich eine Eizelle und ein Spermium verbunden, beginnen schon nach wenigen Tagen einige Zellen zu pulsieren. Der Sinusknoten startet das Leben und hält es von nun an in Bewegung, nicht nur fortdauernd, sondern auch angepasst an die jeweiligen Lebensumstände. »Unwillkürlich« reagiert er auf unterschiedliche Beanspruchung und Befindlichkeiten des Körpers. Das heißt: Den Herztakt gibt der Sinusknoten zwar autonom vor, aus sich heraus, hinsichtlich der Frequenzwahl aber agiert er keineswegs autonom, sondern körpergesteuert. So kann er dem Herzen beispielsweise nicht von sich aus den Befehl geben, schneller zu schlagen, weil wir vor einer Gefahr davonlaufen müssen, oder langsamer zu schlagen, weil wir einem entspannenden Musikstück lauschen. Woher aber kommen die entsprechenden Befehle dann?

Funktional betrachtet, ist der Sinusknoten so etwas wie der Steuermann des Herzens, der oberste elektrische Taktgeber, der natürliche Herzschrittmacher. Der Begriff »Knoten« ist dabei etwas irreführend, weil man von ihm in Wahrheit nichts sehen oder ertasten kann. Vielmehr versteckt sich hinter der Bezeichnung ein ungefähr kirschkerngroßes Gebiet im rechten Vorhof, dessen spezialisierte Zellen in der Lage sind, sich selbst elektrisch zu erregen. Die so erzeugten elektrischen Signale werden dann über winzige Verteilerstrecken, das Erregungsleitungssystem, an die Herzmuskelzellen weitergegeben, die sich daraufhin gemeinsam in einer bestimmten, präzise koordinierten Abfolge zusammenziehen und entspannen. Der Herzschlag entsteht. Da dieses Erregungssystem durch elektrische Impulse angetrieben wird, kann man es, wenn es stillsteht, auch durch elektrische Stimulation wieder zum Laufen bringen, was sehr oft, aber nicht immer, gelingt. Viele Fälle des plötzlichen Herztods durch ein elektrisches Chaos der Herzerregung (Kammerflimmern) mit mechanischem Stillstand des Herzens und des Blutkreislaufs könnten jedoch vermieden werden, wenn an öffentlich stark frequentierten Orten wie in Fußballstadien, Bahnhöfen oder Flugplätzen mehr fachkundig bediente Defibrillatoren, auch Elektroschockgeräte genannt, für die Wiederbelebung zur Verfügung stünden.

Erbe aus Urzeiten

Als Rhythmusgeber des Herzens muss der Sinusknoten die Frequenz des Herzschlags und damit die Leistung der Pumpe bei der Blutversorgung des Körpers immer wieder den unterschiedlichsten Bedingungen, verschiedensten Einflüssen anpassen. Körperliche Belastungsänderungen spielen dabei ebenso eine Rolle wie wechselnde psychische Zustände. Dass unser Herz bisweilen zu rasen beginnt, ist aber zunächst ein Resultat der Entwicklungsgeschichte. Der Mensch hat jahrtausendelang in einer Umwelt gelebt, in der er ständig großen Bedrohungen ausgesetzt war. Tauchte plötzlich ein Säbelzahntiger auf, musste schnell gehandelt werden, Anspannung erfasste den Körper, schlagartig erhöhte sich der Energiebedarf. Die Sinnesorgane, Augen und Ohren, meldeten die wahrgenommene Gefahr an das Gehirn, woraufhin ein bestimmtes Hormon, das Adrenalin, verstärkt ausgeschüttet wurde. Wie ein Feuermelder wirken diese Botenstoffe. Die Moleküle des Stresshormons sorgen für Alarm im Blut. Schlagartig, im buchstäblichen Sinne mit dem Herzschlag, wird jede Zelle informiert und in Abwehrfunktion versetzt.

Binnen kurzem bringt das Adrenalin so alle Körperfunktionen auf Trab, das Herz pumpt schneller, mehr Sauerstoff erreicht die Muskeln, Energiereserven werden aus Leber und Muskeln in Form von Zucker mobilisiert, die Muskeln spannen sich an, damit sie rascher reagieren können zum Absprung oder zur

Verteidigung. Auch das Sehen wird schärfer, das Gehör verbessert sich, der Mensch agiert schneller – hoffentlich schnell genug, um der Gefahr noch rechtzeitig zu entkommen. Diese Art von Beschleunigung des Herzschlags hat unser Überleben als Art gesichert. Als Verhaltensmuster ist es in unser Erbgut eingegangen, auch wenn es unterdessen nicht mehr die Säbelzahntiger, sondern Überforderung, Stress, Mobbing und andere Formen psychischer Belastung sind, die das körperliche Krisenmanagement auslösen, den Herzschlag antreiben und unser Herz schlimmstenfalls rasen lassen.

Heute wie damals, im Schlafen wie im Wachen, immer unterliegt die Aktion des Sinusknotens – und damit der Eigenrhythmus des Herzens – den Einflüssen unseres gesamten unbewussten vegetativen Nervensystems. Alles, was wir tun, geistige wie körperliche Tätigkeit, verändert den Herzschlag. Jede Gefühlsschwankung wird registriert und in Herzrhythmus umgesetzt. Gleich, ob es um Angst oder Freude, Druck oder Entlastung geht, immer kommt es zu einer Anpassung, und immer geschieht sie als unbewusster Reflex, vermittelt über Zehntausende von Kilometern jener vegetativen Nervenbahnen, die zwischen dem Gehirn, dem Rückenmark, den Organen und dem Herzen verlaufen.

Sicherlich hat auch Ihr Herz schon einmal schneller geklopft, nicht nur bei körperlicher Anstrengung, sondern weil Sie verliebt, aufgeregt, erschrocken waren. Oder Ihr Herzschlag ist wieder langsamer geworden, weil Sie jemand in den Arm genommen hat. Wie sensibel unser Herz reagiert, kann jeder selbst erleben; und das Wissen darum kann jedem helfen, mit mancher Herzattacke fertig zu werden. Auch wenn es unabhängig von unserem Willen schlägt, ist das Herz doch ein Organ, mit dem wir sehr viel bewusster leben sollten, als wir das gemeinhin tun. Wir brauchen ja nur auf die eigene Sprache zu hören, um zu erkennen, wie sehr wir nicht nur körperlich auf das Herz angewiesen sind. Oder weshalb sonst sollten wir »herzliche« Grüße versenden, uns etwas »zu Herzen nehmen«, von »Herzen ergriffen« sein oder »Herzschmerz« erleiden, wenn wir uns unglücklich verlieben. Und warum gar sollte uns das »Herz brechen«, wenn wir verlassen werden, schmerzlichen Verlusten nachtrauern; warum sagen wir von einem bösen Menschen, dass er »herzlos« sei, während wir dem guten das »große Herz« nachrühmen? Das alles zeigt doch, dass unser Herz sehr viel mehr ist als ein Muskel, der sich sezieren lässt. Um es zu begreifen, muss man es ganzheitlich betrachten, gleichsam als ein Sinnesorgan der besonderen Art, als das mit der sensibelsten Wahrnehmung überhaupt. Denn, so heißt es in Antoine de Saint-Exupérys (1900–1944) zauberhafter Erzählung vom »kleinen Prinzen«, »man sieht nur mit dem Herzen gut«.

Geh aus mein Herz und suche Freud
Die gelösten und ungelösten Rätsel der Herzsteuerung

> Geh aus, mein Herz, und suche Freud
> In dieser lieben Sommerzeit
>   An deines Gottes Gaben;
> Schau an der schönen Garten Zier,
> Und siehe, wie sie mir und dir
>   Sich ausgeschmücket haben.
>
> Die Bäume stehen voller Laub,
> Das Erdreich decket seinen Staub
>   Mit einem grünen Kleide;
> Narzissus und die Tulipan,
> Die ziehen sich viel schöner an
>   Als Salomonis Seide.
>
> (…)
>
> Ich selbsten kann und mag nicht ruhn,
> Des großen Gottes großes Tun
>   Erweckt mir alle Sinnen:
> Ich singe mit, wenn alles singt,
> Und lasse, was dem Höchsten klingt,
>   Aus meinem Herzen rinnen.

Drei Strophen aus dem »Sommergesang«, dem alten Kirchenlied von Paul Gerhardt (1607–1676), dessen Verse mir bis heute in den Ohren klingen. Was in der ersten Zeile stand – »Geh aus, mein Herz, und suche Freud« –, konnte ich schon als Kind unmittelbar empfinden. Es war, als würde mein Herz gestreichelt. Aber kann das überhaupt sein? Oder bin ich schwärmerischer Sinnestäuschung erlegen, wenn ich mit der Melodie im Ohr fröhlich aus der Kirche lief, sonntags nach dem Gottesdienst? Kann unser Herz tatsächlich von Gefühlen bewegt werden? Sind Worte wie »herzerfrischend« oder »herzerschütternd« mehr als poetische Bilder, reflektieren sie tatsächliche, experimentell nachweisbare psychosomatische Zusammenhänge zwischen den sinnlichen Eindrücken und der Herztätigkeit? Und wenn ja, wie haben wir uns das vorzustellen, über welche Erregungsleitungen funktioniert das? Was haben die Nerven mit dem Herzen zu tun? Schließlich gehören sie eindeutig zum Gehirn und zum Rückenmark – einerseits. Andererseits ist dieses *Zentralnervensystem* eben auch das zentrale Steuerungssystem unseres ganzen Körpers. Es muss auch irgendwie mit dem Herzen verbunden sein, etwa so wie die elektronische Steuerung einer Zentralheizung, wo der Betrieb der Umlaufpumpe ständig mit den Informationen der Raumsensoren abgeglichen wird.

Sicher, das ist ein stark vereinfachter Vergleich, viel mehr als eine vage Vorstellung des Grundprinzips kann er kaum vermitteln. Denn tatsächlich haben wir es beim menschlichen Körper mit einem sehr viel komplexeren System zu tun, so dass mechanistische Erklärungsversuche allemal zu kurz greifen. Hat doch unser Nervensystem eine ganz andere Fülle unterschiedlichster Funktionen und Informationen zu verarbeiten und differenziert weiterzuleiten. Freude, Trauer, Angst, Stress, Schmerz, körperliche Erschöpfung, alles muss so vermittelt werden, dass die Organe entsprechend reagieren können und das Herz damit fertig wird.

Um dies zu gewährleisten, arbeiten zwei wesentliche Systeme unseres Körpers zusammen: das unwillkürlich tätige *vegetative* und das bewusst gesteuerte *somatische Nervensystem*; gemeinsam bilden sie das Zentralnervensystem. In ihm verlaufen die Erregungsleitungen, Hochgeschwindigkeitsbahnen für die elektrischen Steuerungsimpulse zwischen dem Gehirn und den Körperstrukturen. Während das somatische Nervensystem alle körperlichen Vorgänge steuert, die dem Willen unterworfen

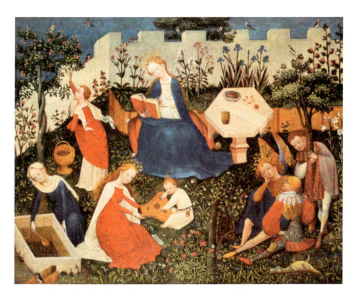

Das »Paradiesgärtlein«, Werk eines unbekannten Meisters um 1410, berührt durch die Lieblichkeit der Natur und die Anmut der Menschen. Jesus zu Füßen Marias und der Brunnen links unten stehen für den »Quell des Lebens«. Die harmonische Szene wirkt herz-beruhigend.

sind – Muskelbewegungen zum Beispiel –, lässt sich das vegetative Nervensystem kaum bewusst steuern. Autonom regelt es die gesamte, lebensnotwendige Organtätigkeit, unter anderem Atmung, Herzschlag, Stoffwechsel, Kreislauf und Verdauung. Zudem bilden diese »Lebensnerven« noch eine »unbewusste« Brücke zwischen Gehirn und Körper, vom fühlenden System zu den Organen einschließlich Haut und Herz. Wer kennt nicht den Erregungsschauer, der einem über den Rücken läuft und Gänsehaut erzeugt, in Gefahrensituationen genauso wie bei besonders freudigen Erlebnissen. Meist stockt gleichzeitig der Atem, und der Herzschlag beschleunigt sich; Kinder machen sich bisweilen vor Schreck sogar in die Hosen, Erwachsene in Todesangst ebenso. Oder das Herz bleibt einem einfach stehen, man erleidet eine sogenannte *neurokardiale Synkope*. Dies alles sind Phä-

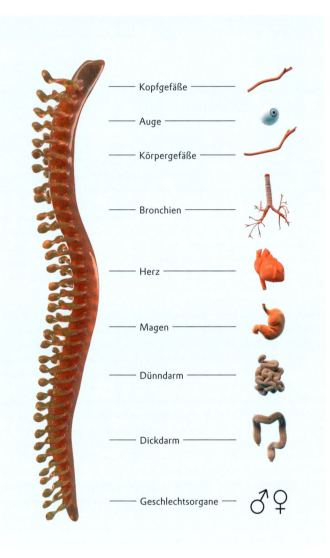

Das vegetative Nervensystem (Sympathikus und Parasympathikus) ist über mehrere 10 000 Kilometer lange Vernetzungen mit allen Organen – auch den Hormone bildenden Strukturen – verbunden, die ständig miteinander reagieren.

Geh aus mein Herz und suche Freud

nomene unseres unbewusst und spontan reagierenden vegetativen Nervensystems, das in der Vernetzung mit Verstand und Gefühlswelt als psychovegetatives System bezeichnet wird.

Wenn man etwa bedenkt, wie wenig Einfluss wir darauf haben, wie stark wir bei Scham erröten oder bei Angst erblassen, gewinnt man eine ungefähre Vorstellung von der Autonomie, der Unabhängigkeit unseres vegetativen Nervensystems, wobei diese »Autonomie« insofern relativ ist, als bei der Steuerung des vegetativen Systems neben den Nerven weit über hundert verschiedene Hormone in hochkomplizierten Regelkreisen mitwirken. Hormone sind chemische Botenstoffe, die in kürzester Zeit und geringen Konzentrationen sozusagen schlagartig Informationen zwischen den Organen oder anderen Körpergeweben übermitteln. Sie wirken entweder lokal im Gewebe oder beeinflussen wie das bei Stress freigesetzte Adrenalin den ganzen Körper, indem sie im Blutkreislauf zirkulieren. Ohne diese Hormone funktioniert nichts. Sie reagieren genauso auf vegetative Reize, wie sie selbst die Nerven und anderes Gewebe stimulieren. Erzeugt werden sie an ganz verschiedenen Stellen des Körpers, etwa im Gehirn, in der Nebennierenrinde oder in den Geschlechtsorganen. Welche Auswirkungen diese immer stärker diskutierten hormonellen Gegebenheiten auf den persönlichen Gesundheitszustand haben, kann nur der Facharzt, der Endokrinologe, klären. Wenn man aber weiß, dass immer wiederkehrende Symptome wie zu schneller Herzschlag, Durchfall, Schwitzen, erhöhte Körpertemperatur, Bluthochdruck, psychische Erregungszustände oder Austrocknung der Haut auf eine Überfunktion der Schilddrüse hinweisen könnten, bekommt man eine Ahnung von der Vielschichtigkeit der körperlichen Steuerungsprozesse, vom vernetzten Funktionssystem Mensch.

Welch herzliche Sympathie

Wie auf alten Papyrusrollen nachzulesen ist, hatten bereits ägyptische Gelehrte 1700 v. Chr. Nerven und Blutgefäße als Kanäle beschrieben, ohne deren Funktion schon genau zu kennen. Eine Beziehung der Nerven zum Herzen wurde in diesen Schriften, den ältesten medizinischen Dokumenten überhaupt, allerdings noch nicht hergestellt. Darüber sollte zwischen den Ärzten noch über Jahrtausende Uneinigkeit bestehen. Erst im 17. Jahrhundert fanden Anatome durch die Präparation von kleinsten Nerven-Verästelungen im Bereich des Herzens Indizien für eine neuronale Vernetzung. Als Beweis jedoch genügte das vielen nicht. Sie hielten dagegen, dass das Embryoherz ja schon in einem kleinen Zellhaufen schlage, lange bevor Nervenbahnen überhaupt sichtbar seien. Damit folgten sie weiter der antiken Auffassung, insbesondere den Ansichten des griechischen Arztes Galen (129 – ca. 210). In Pergamon, wo das Heiligtum des Asklepios, des Gottes der Heilkunde, stand, hatte er gelehrt und unter anderem eine Vernetzung von Herz und Nervengewebe kategorisch ausgeschlossen.

Auch der mythologisch und historisch bedeutsame Ort ihrer Verkündigung mag dieser falschen Annahme eine so fortdauernde Bedeutung verliehen haben. Erst im 19. Jahrhundert sollte sie anhand von Tierexperimenten endgültig widerlegt werden. Durch mechanischen Druck auf die kleinen Nervenäste in der Nähe des Herzens gelang es dabei, den Pulsschlag zu senken oder das Herz sogar zum Stillstand zu bringen. Mit größeren und kleineren Tieren wurde nun umfangreich experimentiert, bis dann 1845 die Brüder Ernst Heinrich (1795–1878) und Eduard Friedrich Weber (1806–1871) den endgültigen Beweis für ein feines Nervennetzwerk des Herzens erbrachten. Zwei Jahrzehnte später konnte Elie de Cyon (1842–1912) die Nervenendigungen im Herzen nachweisen. Die Rätsel waren vorerst gelöst, erste Schritte auf dem Weg zur Erklärung der Herzreaktion auf die unterschiedlichsten äußeren oder psychischen Einflüsse getan, indem man zwei gegensätzliche Reiz-Systeme des Herzens entdeckt hatte.

Der eine Teil dieses unbewussten Nervensystems, das in Stressmomenten auch die Adrenalin-Produktion startet, ist der *Sympathikus*. Dieser Nerv, dieses System verdankt seinen Namen – fast will es ironisch anmuten – ausgerechnet dem Arzt, der die Herz-Nerven-Vernetzung so entschieden verneint hat, nämlich Galenos von Pergamon, der den Nerv zwar schon beschrieb und bezeichnete, aber noch glaubte, ihn allein dem Informationsaustausch zwischen den anderen Organen zuordnen zu müssen. Auf das Herz hatte der Sympathikus nach seinen Vorstellungen keinen Einfluss. Für ihn bestand unser zentrales Organ aus einem gleichsam unabhängigen Netzwerk unterschiedlich verlaufender Muskelfasern, die eine eigene, von den Nerven völlig unbeeinflusste Rhythmik haben. Und damit behielt er in einem gewissen Sinn sogar recht, wenigstens insofern, als sich die Herzaktion der bewussten Skelettmuskel-Steuerung durch das Gehirn entzieht. Heute allerdings wissen wir, nicht zuletzt dank der jungen Disziplin der Neurokardiologie, dass es sehr wohl eine starke Beeinflussung der Herztätigkeit durch das andere, das unbewusste vegetative Nervensystem gibt. Das war für Galen, den Denker des Altertums, noch schlicht unvorstellbar, obwohl er das Herz an sich samt seinen Funktionselementen bis hin zu den Klappen schon sehr genau beschrieb. Bis in die Renaissance hinein wurde er unter anderem auch deshalb als eine der höchsten medizinischen Autoritäten verehrt.

Dass Galen den Namen *Sympathikus*, abgeleitet vom griechischen *sympátheia*, was so viel wie »Mitgefühl« bedeutet, wählte, um damit auf die verbindende Funktion des Nervs zwischen den Organen (außer dem Herzen) anzuspielen, können wir nur vermuten. Erwiesen ist dagegen, dass die Sympathikus-Nerven aus der zentralen Sympathikus-Bahn des Rückenmarks entspringen, sozusagen etagenweise mit den Segmentnerven, die unsere Muskeln beleben. Entlang der Wirbelsäule bilden sie ein Nervengeflecht, den sympathischen Grenzstrang. Von hier aus verzweigen sie sich zu den Organen und Gefäßen, auch zur Hauptschlagader (Aorta), und von da weiter über kleinere Gefäße bis zum Herzen. Ähnlich wie das Gefäßsystem vernetzt dieses unwillkürliche Nervensystem alles mit allem. Aneinandergereiht ergäben diese Erregungsleitungen eine Strecke von mehreren 10 000 Kilometern. Die Informationen, die über sie vermittelt werden, verwandeln Emotionen in körperliche Reaktionen; nur so können wir zum Beispiel Gänsehaut bekommen. Auch das hatte Galen schon herausgefunden.

Der Sympathikus ist also eine »Erregungsleitung« im wahrsten Sinne des Wortes. Einfluss nimmt er vor allem auf die hormonausschüttenden Drüsen und die glatte Muskulatur in den Wänden des gesamten Magen-Darm-Trakts und der arteriellen Blutgefäße. Das ist, wie wir bereits gesehen haben, nicht nur in Gefahrensituationen entscheidend für unser Überleben. Ebenso entscheidend ist aber auch das zweite System, das der Erregungshemmung. Der Sympathikus hat einen Gegenspieler: den *Parasympathikus* oder auch *Vagus*, der, ganz allgemein betrachtet, eine beruhigende oder bremsende Wirkung hat. Wenn der Körper zur Ruhe kommen soll, bewirkt dieser Nerv beispielsweise, dass die Erregungsleitung zum Herzen ebenso wie der Pulsschlag oder die Darmbewegungen verlangsamt werden. Anders als der Sympathikus nimmt der Vagus seinen Ausgang im unteren Hirnstamm und verläuft dann durch eine Schädelbasisöffnung in der seitlichen Region des Halses entlang der Halsschlagader. Bevor er aber weiter zum Bauch läuft, um etwa den Magen-Darm-Bereich zu erregen, zweigen von ihm noch einmal eigenständige Herzäste ab, die das Herz über die großen Gefäße erreichen. Entdeckt haben dieses System, wie schon kurz erwähnt, die Gebrüder Weber im 19. Jahrhundert, indem sie es durch mechanischen Druck im Tierexperiment manipulierten, was bis zum Tod der Tiere durch Herzschlagverlangsamung führen konnte.

In ihrem abgestimmten Wechselspiel beeinflussen Sympathikus und Parasympathikus das Regulationssystem all unserer

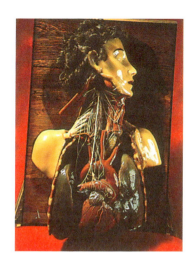

Nachmodellierter offener Brustkorb aus Wachs. Der netzförmige feine Verlauf des Parasympathikus (Vagus) mit seinen vielen gelblichen Ästen zu den Gefäßen und Organen ist plastisch dargestellt.

Organe, den ganzen Körper von Kopf bis Fuß mit Haut und Haar, auch unser Herz, wie wir heute wissen. Ausgehend vom Prinzip des Dualismus, haben chinesische Gelehrte und Ärzte bereits vor einigen tausend Jahren das System von Yin und Yang entwickelt, dessen Interpretation verschiedener Körpersignale mit den Symptomen von Sympathikus und Parasympathikus übereinstimmt. Zwar kannten sie noch nicht das Nervensystem, hatten es aber doch schon verstanden, die Erscheinungen und Reaktionen des Körpers vorausweisend zu interpretieren. So beispielsweise, indem sie verschiedene vegetative Symptome wie kalte Füße, Hörstörungen und Schmerzen der Wirbelsäule in einen Zusammenhang brachten und eine ganzheitliche Medizin- und Therapielehre entwickelten. Denken wir nur an die Akupunktur, die mit ihren Nadeln genau an den Punkten ansetzt, an denen sich Schaltstellen des vegetativen Nervensystems befinden könnten. Und von diesem nun wissen wir, dass es u. a. auch unser Erregungsleitungssystem im Herzen beeinflusst, etwa als Beschleuniger sowie als Verlangsamer der Herzfrequenz.

Das alles leuchtet unmittelbar ein und ist die logische Erklärung eines Funktionszusammenhangs. Aber wie so oft in der

Medizin sind damit bei weitem noch nicht alle Rätsel der Schöpfung gelöst, gibt es Phänomene, die unerklärlich scheinen. Wieso, fragen wir uns auch heute noch, schlägt ein verpflanztes Herz sofort nach der Transplantation, ohne dass Nervenendigungen neu verbunden werden müssen. Könnte dies also der Beweis für ein eigenständiges kleines »Herzgehirn« sein, wie es 1991 der Neurokardiologe John Andrew Armour in einer wissenschaftlichen Abhandlung beschrieb? Das von ihm vermutete »Herzgehirn« soll über 40 000 eigene Nervenzellen und Bahnen haben, die untereinander kommunizieren und über ihr eigenes vegetatives und hormonelles System möglicherweise selbst das Gehirn beeinflussen. Ebenso kann der Herzschlag aber auch durch zirkulierende Hormone und nervliche Stimulation angeregt werden oder durch einen externen Herzschrittmacher, wenn das Herz selbst zu langsam schlägt. Das alles könnte wiederum gegen Armour sprechen.

Schon Anfang der siebziger Jahre des vorigen Jahrhunderts hatten die französischen Wissenschaftler Yves Gahery und Denise Vigier den *Nervus vagus* einer Katze stimuliert und dabei festgestellt, dass die Aktivität bestimmter Hirnnerven verringert wurde. Daraus war dreierlei zu folgern: erstens, Herz und Gehirn leben unabhängig voneinander; zweitens, das »kleine Herzgehirn« beeinflusst seinerseits Gehirn und Zentralnervensystem. Und wenn das Herz diese Strukturen stimuliert, warum sollte es dann – drittens – nicht auch den Darm und alle anderen Organe beeinflussen? Gibt es womöglich eine Vernetzung in alle Richtungen, bei der das Herz so ursächlich wirken kann wie das Gehirn oder das Nervensystem, entsprechend der jeweiligen Situation? Ist es am Ende mein fühlendes, freudig erregtes Herz, das nach dem Singen von »Geh aus, mein Herz, und suche Freud« die Haut erschauern lässt und die Muskulatur stimuliert?

Hier gibt es noch vieles zu entdecken und zu erforschen. Sicher können wir bisher nur sagen: Da das vegetative Nervensystem eng mit unserem Gefühlszentrum im limbischen System des Gehirns verbunden ist, beeinflussen unsere Gefühle direkt die

Aktion des gesamten vegetativen Nervensystems, sowohl stimulierend als auch dämpfend. So nimmt die Herzfrequenz dank des Sympathikus zu, wenn wir Wärme spüren, bei Kälte nimmt sie durch die Vermittlung des Parasympathikus ab. Die Pupillen stellen sich vor Freude weit (Sympathikus) und verengen sich bei starker Sonnenstrahlung (Parasympathikus). Wenn man in Extremsituationen seinen Körper genau beobachtet, kann man selbst feststellen, dass gleichzeitig immer verschiedene Körperreaktionen vom vegetativen Nervensystem beeinflusst werden. Denken wir nur wieder an das Verliebtsein: Die Pupillen weiten sich, die Herzfrequenz nimmt zu, der Blutdruck steigt, der Blutkreislauf beschleunigt sich, die Hände werden feucht, das Verliebtheitsgefühl nimmt zu. Eines ergibt sich aus dem anderen. Das Herz scheint uns bis zum Hals zu schlagen.

Stress ist lebensnotwendig

Ein sehr anschauliches Beispiel für dieses komplexe Zusammenspiel des unwillkürlichen vegetativen Nervensystems mit dem Herzen und den anderen Organen bietet die Stressreaktion des Körpers. Bei allen Menschen läuft sie gleich ab, und meist fassen wir unter dem Begriff »Stress« all das zusammen, was uns in irgendeiner Weise positiv (Eustress) herausfordert oder negativ (Disstress) belastet. Psychologen weisen ausdrücklich darauf hin, dass Stress an sich nicht schädlich ist, der Mensch ihn im Gegenteil braucht, um leben und sich fortentwickeln zu können. Nur ein Zuviel an Stress oder eine Belastung vor allem durch negativen Stress, dessen Ursachenbewältigung sich dem eigenen Vermögen tatsächlich oder vermeintlich entzieht, wirkt sich irgendwann schädlich aus, unterschiedlich von Mensch zu Mensch. Gleichwohl können wir dankbar sein, dass der Körper zur Stressreaktion fähig ist, erlaubt sie uns doch eine sehr schnelle Anpassung beispielsweise an plötzlich auftretende Gefahrensituationen. Davon war schon an anderer Stelle die Rede.

Einer der Ersten, die sich wissenschaftlich mit den körperlichen Abläufen bei Stressbewältigung befassten, war der 1907 in Wien geborene und 1982 in Montreal verstorbene Arzt Hans Selye. Kurz zusammengefasst hat er Folgendes beschrieben: Im Augenblick einer äußeren Bedrohung gerät der Körper in Sekundenbruchteilen in einen inneren Alarmzustand. Die Kontraktion der kleinen Haarmuskeln in der Haut führt zur Aufrichtung der Haare, dem Erschrockenen stehen die Haare »zu Berge«, er bekommt eine Gänsehaut. Die Pupillen weiten sich, um die Wahrnehmung zu schärfen und das Gesichtsfeld zu verbreitern. Das Hören wird sensibler. Die Darmmuskulatur wird entspannt, die Verdauung gehemmt. Herztätigkeit und Atmung werden angeregt. Die herznahen Arterien verengen sich, die Herzfrequenz steigt, ein erhöhter Blutdruck sorgt für eine größere Umlaufgeschwindigkeit des Blutes und damit für eine bessere Durchblutung der Muskeln. Die Muskulatur wird stärker mit Sauerstoff und Nährstoffen versorgt. Um mehr Sauerstoff ins Blut zu befördern, beschleunigt sich auch die Atmung. Verstärkt werden rote Blutkörperchen aus den blutbildenden Geweben geschwemmt, um noch mehr Sauerstoff transportieren zu können.

Diese stressbedingte Erhöhung der Grundversorgung bewirkt eine höhere Körperkerntemperatur, wodurch wiederum die notwendigen chemischen Reaktionen schneller ablaufen. Andererseits muss zugleich durch Absondern von Schweiß eine Überhitzung verhindert werden. Das dem Morphium ähnliche körpereigene Hormon Endorphin wird ausgeschüttet, um die Stimmungslage zu steigern und das Schmerzempfinden zu dämpfen. Weitere Hormone wie Kortisol werden zusätzlich freigesetzt. Sie stabilisieren die stressabhängigen Stoffwechselvorgänge, vor allem die Bereitstellung von Energie durch Zucker (Glukose) oder Fette. Hält die Bedrohung unvermindert an, läuft der Körper weiter auf Hochtouren, bis er irgendwann nicht mehr kann. Dann ist der Mensch völlig erschöpft, im schlimmsten Fall »bricht er zusammen«. Ausgelöst werden derartige Stresskaskaden sowohl durch äußere körperliche als auch durch psychische Bedrohung und Überlastung, durch Angst, Wut oder Furcht. Selbst umweltbedingte Stressoren wie Lärm, Hitze, Verkehrshektik oder Luftverschmutzung können eine verhängnisvolle Rolle spielen. Das Burnout-Syndrom ist wohl die bekannteste Erscheinungsform eines stressbedingten Zusammenbrechens in unserer modernen Gesellschaft.

Welche Herzrhythmusstörungen der durch negative Gefühle verursachte Stress nach sich ziehen kann, wie er unser ganzes Vegetativum bedroht, haben die Neuro- und Psychokardiologie inzwischen vielfach nachgewiesen. Ebenso ist wissenschaftlich belegt, dass positive Gefühle einen harmonischeren Herzrhythmus, körperliches Gleichgewicht und Wohlbefinden erzeugen. Einer neueren Studie zufolge sind Männer in unglücklichen Beziehungen doppelt so gefährdet, einen Herzinfarkt zu erleiden, wie glücklich gebundene. Über die Messung der Herzfrequenz in Bezug auf Variabilität und Rhythmus können Psychokardiologen mittlerweile sogar schon vorausweisende Aussagen zur emotionalen Lage und zum Stress einzelner Patienten machen und damit womöglich auf eine Bedrohung hinweisen, noch bevor sie dem Betroffenen selbst bewusst geworden ist.

Dem Herzen ein Schnippchen schlagen

Aber muss es immer erst so weit kommen, dass nur der Arzt noch helfen kann, wenn die »Pumpe« nicht mehr mitmachen will? Gibt es keine Möglichkeit, unser Herz bewusst zu stärken, es fitzumachen für die unvermeidliche Stressbewältigung? Gibt es gar keinen Weg, die Frequenz unseres Herzschlags zu beeinflussen?

Jahrzehntelange Forschungen haben ergeben, dass wir durchaus imstande sind, in bestimmten Situationen unseren Pulsschlag – bei gesunden Menschen ist er mit der Herzfrequenz identisch – den Anforderungen anzupassen, das heißt, ihn zu senken oder zu erhöhen. Indische Heiler sollen diese Kunst seit Jahrtausenden beherrschen. Erwiesen ist: Zur Vorsorge eines Herzinfarkts können Herzpatienten, die zur Aufregung neigen und damit ihre Herzfrequenz unbewusst erhöhen, durch Entspannungsübungen oder durch Meditation der sonst üblichen Aufwallung vorbeugen und ihren Herzschlag bewusst beruhigen. Dazu bedarf es nicht einmal besonderer Tricks, man muss nur einiges wissen, um die Körperreaktionen wieder in den Griff zu bekommen. Manchmal hilft es schon, bei leichtem Herzrasen ein Glas kaltes Wasser zu trinken. Durch die Kälte werden nicht nur die Speiseröhre, sondern auch das umliegende Gewebe gekühlt und somit zugleich der Parasympathikus stimuliert. Er reagiert direkt auf die Kälteempfindung, indem er die Herzfrequenz senkt. Dieselbe Reaktion kann man hervorrufen, indem man den Druck im Brustraum ändert. Das gelingt durch mehrfaches intensives, tiefes Ein- und Ausatmen.

Aber auch die Meditation, also das Stillwerden durch Atemübungen, durch beruhigende Musik, kann die Zahl der Herzschläge nachweislich verringern. Möchten wir uns hingegen in Schwung bringen und die Herzfrequenz wieder steigern, wenn der Blutdruck abgesackt ist, hilft es, die Hände mit kaltem Wasser zu waschen. Dadurch ziehen sich die Blutgefäße zusammen, so dass – gesteuert vom Sympathikus – Blutdruck und Herzfrequenz ansteigen. Genauso kann es hilfreich sein, eine Treppe zu steigen oder eine Tasse Kaffee zu trinken. Auf die ganz ähnliche Wirkung des Nikotins sollte man wegen der bekannten Nebenwirkungen lieber nicht setzen. Dann doch eher auf das Küssen, denn auch das reizt den Sympathikus, eine herzanregende Hormonausschüttung zu veranlassen. Angenehmer und belastender Stress liegen also, rein körperlich betrachtet, gar nicht so weit auseinander.

Was das Herz erregt

Dirigent, Taktgeber und Steuermann all dieser Herzerregung ist der *Sinusknoten*, ein kleines Wunderwerk aus speziellen Herzmuskelfasern, das ich weiter oben bereits genauer beschrieben habe. Seine besonderen Zellen werden auch als Schrittmacherzellen bezeichnet. Und es sind genau diese Zellen, die bei manchen Menschen im Laufe ihres Lebens ermüden und dann durch einen *Herzschrittmacher* unterstützt werden müssen.

Minimal schneller als die nachfolgenden Leitungen und Zellen des Erregungsleitungssystems befiehlt der Sinusknoten dem Herzen: »Jetzt zieh dich zusammen und pump das Blut aus den Kammern!« Um diese Funktion ausüben zu können, braucht der Sinusknoten die Verbindung zu einem zweiten wichtigen elektrischen Taktgeber des Herzens – dem *AV-Knoten (Atrioventrikularknoten)*. Dieser liegt in der Scheidewand zwischen den Vorhöfen direkt vor den Herzkammern und sendet die elektrischen Impulse über weitere Leitungsstrukturen bis zur Herzspitze. Der AV-Knoten ist der einzige Punkt, von dem aus im Normalfall das elektrische Signal von den Vorhöfen zu den Herzkammern weitergeleitet werden kann. An allen anderen Stellen des Herzens sind die Muskelzellen der Vorhöfe und der Kammern durch eine Bindegewebsplatte getrennt und elektrisch voneinander isoliert. Der AV-Knoten bündelt deshalb die elektrischen Reize, die vom Sinusknoten

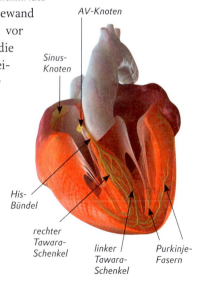

Übersicht über das Erregungsleitungssystem (gelb) im Herzmuskel.

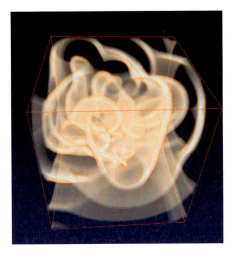

Simulation von chaotischen Wellenmustern, hier bei einem Herzflimmern. Das Herz schlägt diffus in alle Richtungen.

über die Herz-Vorhöfe geleitet werden, um sie dann mit winziger Verzögerung weiterzuleiten. Dadurch verzögert sich kurzzeitig die Kontraktion der Kammer gegenüber der der Vorhöfe. So führt dieser Mechanismus schließlich zu einer koordinierten Blutabgabe durch Muskelkontraktion (Systole) und Muskelerschlaffung (Diastole) der Vorhöfe und Kammern des Herzens.

Kurz vor Ende der Erholungszeit können allerdings einzelne Muskelzellen eher erregt werden. Tritt in dieser Phase ein elektrischer Störimpuls auf, der viele Zellen gleichzeitig stimuliert, kann ein rasend schneller Herzschlag entstehen und bis zum lebensbedrohlichen *Kammerflimmern* führen. Tritt diese Störung auf, dann kann das Herz unter Umständen nicht mehr schlagen. Es besteht Lebensgefahr. Hier kann ein Stromstoß von außen helfen, den chaotisch schnellen Herzschlag mit einem Elektroschock zu überspielen, so dass die autonome Herzfunktion wieder einsetzen kann. Wie ein Starterkabel von Batterie zu Batterie den Motor des Autos bei Ausfall der Batterie anspringen lässt, so kann das Herz durch einen Stromstoß wieder »in Gang gesetzt« werden. Allerdings gelingt dies nicht immer und nicht unter allen Voraussetzungen. Der Defibrillator überspielt hierbei »schockartig« die elektrischen Flimmeraktivitäten und gibt dem Sinusknoten die Chance, wieder die Führung zu übernehmen.

Die körpereigene »Zellbatterie«

Es ist fast wie in der modernen Informationsgesellschaft. Alles hängt an der perfekten Organisation der Kommunikationsprozesse. Ohne sie wäre unser Körper nicht lebensfähig; chemische und elektrische Vorgänge müssen zusammenspielen, um den Informationsaustausch zwischen dem Nervensystem und dem Herzen, den Organen, dem Gehirn permanent aufrechtzuerhalten. Auf dem Verständnis dieser Prozesse bauen Diagnosen und Therapien auf. Jede Zelle hat eine Außenwand, die Membran, eine komplexe Struktur aus Eiweißen (Aminosäuren) und Fetten (Lipiden). Sie schützt das Innere der Zelle und gewährleistet dank einer gewissen Durchlässigkeit zugleich den Stoffwechsel, also den Austausch in beide Richtungen. Zu diesem Zweck sind die Zellmembranen von kleinsten Kanälen durchzogen. Technisch betrachtet, arbeiten sie wie Schleusen, die elektrisch aufgeladene Teilchen, Ionen, passieren lassen. Hierbei handelt es sich entweder um negativ geladene Mineralsalze wie Chlorid oder um positiv geladene wie Natrium, Kalium und Kalzium. Kalzium etwa sorgt dafür, dass sich bestimmte Fasern innerhalb einer Muskelzelle zusammenziehen, während Kalium zur Stabilität der Membran selbst beiträgt und ihre Funktionsfähigkeit unterstützt.

Durch den minimalen elektrischen Strom, der dabei fließt, kommt es zu einem ständigen Ladungswechsel der Zellen zwischen Aktion und Ruhe, im Herzen zwischen Kontraktion und Entspannung. Hat die Zelle einen elektrischen Impuls erhalten, ist sie in der Regel für den Bruchteil einer Sekunde unempfänglich für einen weiteren Reiz. Während dieser Unerregbarkeitsphase (Refraktärzeit) vollzieht sich der Ladungsaustausch durch die Membran.

Wenn das Herz stolpert

Aus vielerlei Gründen kann es geschehen, dass Herzmuskelzellen sich spontan elektrisch entladen und damit einen elektrischen Reiz erzeugen. Geschieht dies, bevor der Sinusknoten einen neuen Impuls sendet, kann es zu einem Extraschlag kommen, der dem regulären Herzschlag vorausgeht oder nachfolgt. Das Herz schlägt dann einen kleinen Purzelbaum: Zwischen dem vorangegangenen Herzschlag und dieser frühzeitigen *Extrasystole* bleibt der Herzkammer zu wenig Zeit, sich mit Blut zu füllen. Infolgedessen wird kaum Blut in die Körperschlagader gepumpt, die Pulswelle bleibt in diesem Augenblick flach. Dies bedeutet, der Puls ist nur zart oder gar nicht zu fühlen. Die Extrasystole zieht häufig eine verlängerte Pause bis zum nächsten Herzschlag nach sich. Währenddessen nimmt das Herz eine größere Menge Blut auf und presst sie in die Schlagadern. Der Schlag nach der Extrasystole wird meist stärker empfunden.

Wer schon einmal solch eine Extrasystole erlebt hat, kennt dieses Gefühl gut: Der erste Herzschlag danach schlägt einem bis in den Hals. Man hat dann das (unangenehme) Gefühl, das Herz habe kurz ausgesetzt – was nicht ganz richtig ist, wie wir jetzt wissen. Betroffene schildern dieses Gefühl oft als Herzstolpern. Dies ist jedoch kein Grund zur Beunruhigung: Jeder Mensch hat hin und wieder Extrasystolen, als Kind und mit zunehmendem Lebensalter häufiger. Manche bemerken sie nicht einmal, andere ängstigen sich bei jedem Extraschlag. Meist hilft auch hierbei sportliche Betätigung, wenig Alkohol, Verzicht auf Rauchen und genügend Schlaf.

Schlägt das Herz so langsam, dass der Puls unter 50 Schläge pro Minute sinkt, spricht man von einer *Bradykardie*. Ob das Herz nur langsam oder tatsächlich *zu* langsam schlägt, kann nur in einer Einzelfallbetrachtung beurteilt werden. Kinder, Jugendliche und junge Erwachsene können nachts schon mal einen langsamen Puls haben. Treibt ein Sportler beispielsweise auf hohem Niveau Ausdauersport, dann schlägt sein Herz im Ruhezustand sehr kräftig und bewegt ein durchschnittliches Blutvolumen bei nur 40 Schlägen pro Minute Ruhepuls. Manchmal werden Menschen ohnmächtig, weil sich ihr Herzschlag immer wieder dramatisch verlangsamt. In solchen Fällen wird meist ein *Herzschrittmacher* implantiert, der statt des Sinusknotens oder der elektrischen Leitungen das Herz erregt.

Ein schneller Pulsschlag ist normalerweise ein üblicher Regulationsmechanismus des Körpers. Der Herzmuskel leistet bei körperlicher Betätigung mehr, um den erhöhten Bedarf des Körpers an Nährstoffen und Sauerstoff zu decken. Er erreicht auch gern einmal 180 oder mehr Schläge pro Minute. Es pocht jetzt kräftig im Brustkorb, wir atmen schneller und schwitzen. Auch in einer intensiven Stresssituation kann dies geschehen. Schlägt das Herz auf Dauer zu schnell und erreicht über 100 Schläge pro Minute, dann liegt eine *Tachykardie* vor. Die Ursache einer nicht durch körperliche Belastung erzeugten Tachykardie muss gründlich ermittelt werden. Tritt sie anfallsartig auf oder normalisiert sich nicht, ist von einer Erkrankung auszugehen.

Dramatisch kann eine Beschleunigung der Herzschläge und die fehlende Koordination des Rhythmus durch den Sinusknoten werden, wenn das Herz mit Schlägen zwischen 200 und 500 pro Minute zu rasen beginnt. Wenn dies die Kammern betrifft, ist ein lebensbedrohliches *Kammerflimmern* eingetreten. Eine sofortige Defibrillation zur Vermeidung des *plötzlichen Herztodes* ist nötig.

Wenn die Vorhöfe von einer extrem schnellen Erregung betroffen sind, sprechen wir von *Vorhofflimmern*. Bei unregelmäßigem Herzschlag fließt das Blut meist nicht gleichmäßig. In Abschnitten des Herzens, können sich Wirbel bilden, in denen das Blut langsamer fließt oder steht. Hier entstehen Blutgerinnsel, die in den Körperkreislauf, besonders aber zum Gehirn ausgeschwemmt werden können. Gefürchtete Folge ist dann der *Schlaganfall*, eine Unterversorgung bestimmter Hirngebiete mit Blut und damit Sauerstoff.

Bei wiederholtem Vorhofflimmern wird den Patienten im-

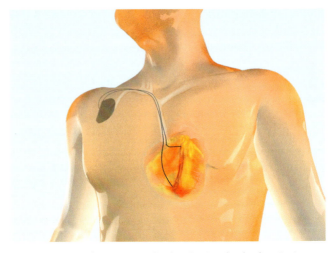

Der Herzschrittmacher mit seinen Sonden. Der Impulsgeber liegt in einer Hauttasche unter dem Schlüsselbein, die beiden Sonden sind im Muskelgewebe des Herzens verankert. Sie wurden über einen Katheter durch die Schlüsselbeinvene und im Verlauf durch die obere Hohlvene eingebracht.

mer häufiger eine neue Verödungstechnik empfohlen, bei der der Arzt eine kleine Elektrosonde in die Vorhöfe einführt und die betroffenen elektrischen Störzentren im Herzen mit kleinen Hitze- oder Kältereizen verödet (Katheterablation).

Lebensretter EKG

Die elektrischen Erregungen des Herzmuskels, die Herzströme, lassen sich mit einem EKG *(Elektrokardiogramm)* auf der Köperoberfläche messen und als Herzstromkurve darstellen. Ein Kurvenausschlag bildet die Ausbreitung und Rückbildung der elektrischen Spannungsänderungen in den Vorhöfen und Kammern des Herzens graphisch ab. Abweichungen, unregelmäßige Kurvenausschläge, können unter anderem einen Herzinfarkt erkennen lassen. Zahllose Menschen verdanken ihr Leben der

Entdeckung dieser Diagnosemöglichkeit. Der niederländische Arzt und Nobelpreisträger Willem Einthoven schuf dafür die Grundlage und entwickelte um 1900 die ersten Geräte zur Erstellung eines EKG.

Heute können wir uns kaum noch vorstellen, mit welchem Aufwand die Herzerregung damals gemessen werden musste und wie mühsam es war, die Zacken des EKG-Signals Schritt für Schritt zu interpretieren. Noch 1920 war es eine schwirige Aufgabe, ein EKG anzufertigen. Die Maschinen dafür waren so groß, dass man Nebenräume brauchte, um sie aufstellen zu können. Die Arbeitsanleitung dazu will uns unterdessen geradezu kurios anmuten. In einem Buch des Kardiologen Arthur Weber aus dem Jahre 1926 findet sich folgende Darstellung: »Die Extremitäten werden mit breiten Handtüchern, die mit recht warmer Kochsalzlösung getränkt und die die ganz linke Wade bzw. die beiden Unterarme und noch z.T. die Oberarme bedecken, in einfacher Lage umhüllt, mit ein oder zwei weiteren Touren wickelt man das Leinensäckchen von ungefähren Maßen 5:20 cm ein. Diese Säckchen sind mit einem Brei aus Bolus alba, mit konzentrierter Zinksulfatlösung angerührt, gefüllt. Dazu kommt

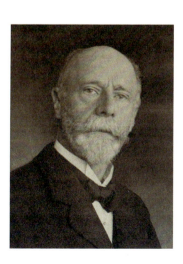

Der holländische Arzt Willem Einthoven (1860–1927) entwickelte maßgeblich die Elektrokardiographie (EKG) zur Erfassung von Rhythmus-, Reizbildungs- und Erregungsleitungsstörungen im Herzen.

noch ein amalgamierter Zinkstab, dessen oberes Ende die zugebundene Öffnung des $ZnSO_4$-Tonsäckchens überragt.« Und so weiter, und so weiter. Heute liest man so etwas mit Verwunderung; und dennoch sind keine hundert Jahre seither vergangen – Jahrzehnte eines rasanten medizinischen Fortschritts, der unsere Lebenserwartung deutlich erhöht hat. Auch das sollten wir uns, Ärzte wie Patienten, bewusstmachen, wenn wir das EKG als ein Standardverfahren nutzen – mit Computerauswertung und mit Maschinen, die so klein sind, dass sie für ein Langzeit-EKG bei ambulanter Behandlung 24 Stunden am Körper getragen werden können. Selbst telefonische Datenübermittlungen sind möglich.

Mit Hilfe der hochentwickelten EKG-Technik können wir heute die elektrische Herzerregung äußerst präzise diagnostizieren, Fehlsteuerungen frühzeitig erkennen und damit einen wesentlichen Beitrag zu Prävention leisten, ganz wie es Einthoven vorschwebte, als er das Verfahren in seinen Grundzügen entwickelte. Vermutlich konnte er sich nicht vorstellen, dass man einmal in der Lage sein würde, schon im Mutterleib ein EKG des Embryos zu erstellen. Seit beinahe 20 Jahren arbeite ich selbst mit mehreren Arbeitsgruppen an einem Verfahren, das es erlaubt, ein EKG berührungsfrei, das heißt ohne das Aufkleben von Elektroden, durchzuführen. Im Ergebnis dieser Forschungen können wir jetzt bei einem Embryo ab der 20. Woche die Herzströme aufzeichnen. Dabei wird mit 61 virtuellen Elektroden die elektrische Herzerregung erfasst, genauer, das winzige magnetische Feld, das um die Entladungen der Herzmuskelzellen entsteht. Wie sensibel die Geräte bei einer solchen Messung reagieren müssen, kann man sich vorstellen, wenn man bedenkt, dass die Wirkung dieses Magnetfeldes schon beim Erwachsenen sehr viel geringer ist als die des Erdmagnetfeldes, auf das der Kompass reagiert. Trotzdem können wir die Signale des schlagenden Embryoherzens aus dem EKG der Mutter extrahieren.

Der apparative Aufwand für dieses Verfahren ist freilich noch enorm und teuer. Perspektivisch aber sollte auch der Ein-

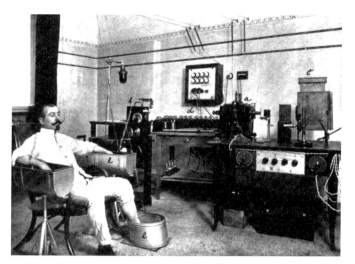

Historisches Foto einer EKG-Messung von Einthoven

satz des dafür entwickelten Biomagnetometers zum medizinischen Standard werden. Ermöglicht er doch die denkbar früheste Diagnose von Schädigungen des Erregungsleitungssystems. Auch beim Problem drohender Frühgeburten kann dieses pränatale EKG hilfreich sein. Nicht zu reden vom Nutzen bei der Erforschung des Erregungsleitungssystems überhaupt. Denn auch beim Embryo gehen wir heute davon aus, dass er in seiner Entwicklung psychischen Einflüssen unterliegt. Und vielleicht können wir bald schon herausfinden, ob und wie sein Herz auf diese Einflüsse reagiert, ob es vielleicht sogar schon »fühlt« und welche Signale es dann seinerseits aussendet. Vielleicht ist ja bereits die von uns gemessene zwischenzeitliche Synchronisation des Herzschlages zwischen Mutter und Kind ein erster Hinweis auf das Fühlen beider Herzen oder ein Wohlfühlen des Kindes im Mutterleib. Am Ende können wir das Herz doch nur in seiner Komplexität, als das zentrale Lebensorgan schlechthin, begreifen – immer ein Stückchen mehr.

Alles fließt – panta rhei
Die Gefäße und der Blutdruck

„Blut", sagt Mephisto in Goethes »Faust«, »ist ein ganz besonderer Saft.« Nichts kann ihn ersetzen. Der Teufel wusste, wer »mit einem Tröpfchen Blut« unterschreibt, hat sich fürs Leben gebunden, im Guten wie im Bösen. Die sprichwörtliche »Blutsbrüderschaft« war ein in vielen Kulturen gepflegtes Ritual. Sein Blut fürs Vaterland zu vergießen galt einmal als höchste Ehre. Um das Blut ranken sich Mythen und Geschichten seit Jahrtausenden. Denn: ohne Blut keine Bewegung, kein Dasein. Selbst das unermüdlich schlagende Herz stirbt, wenn der Blutstrom versiegt. Zwar kann es, wie wir gesehen haben, auch außerhalb des Körpers noch eine kurze Zeit weiterschlagen, doch erschöpft es sich in diesem Leerlauf sehr schnell.

Nur das fließende Blut hält uns am Leben. Sein Fließen, sein »Kreislauf« ist zum Symbol geworden. Philosophen haben versucht, mit dem Fließen des Wassers im Fluss die Welt zu erklären. Zum geflügelten Wort wurde der auf den Griechen Heraklit zurückgeführte Ausspruch »panta rhei«, »alles fließt«. Das heißt, die Natur ist ein ewiger Fluss, in den der Mensch mit seinem eigenen Kreislauf eingebunden wird. Obwohl er scheinbar derselbe bleibt, ist dieser Fluss in ständiger Veränderung begriffen. Alles fließt davon und strömt zugleich nach – auch im Blutkreislauf. Nur so, indem dieser ständig neue Nährstoffe, Sauerstoff und anderes mehr den Zellen zuführt und Verbrauchtes abtransportiert, kann er Leben schaffen und erhalten, dafür sorgen, dass sich das Bestehende in der Veränderung erhält. Etwa alle sieben Monate wird ein Großteil der Zellen unseres Körpers ausgetauscht. Und dennoch bleiben wir dieselben, fühlen, den-

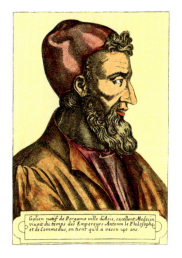

Der griechische Arzt Galen (129 bis ca. 210 n. Chr.) verfasste zwei einflussreiche Schriften über das Herz. Obwohl sich seine Vorstellungen schließlich als falsch erweisen sollten, waren sie bis zum Beginn des 17. Jahrhunderts gültige Lehrmeinung. Erst mit der Entdeckung des Blutkreislaufs durch William Harvey sollte sich das um 1620 ändern.

ken und handeln wir weiter wie zuvor. Erst bei einer Unterbrechung dieses Kreislaufs, bei einer Unterversorgung bestimmter Gehirnregionen mit frischem, sauerstoffreichem Blut kann es zu psychischen, auch physischen Veränderungen kommen, wie nach einem Schlaganfall oder nach Durchblutungsstörungen.

Die existenzerhaltende Wirkung eines Blutkreislaufs, der Energieträger zu den Organen transportiert und Verbrauchtes ausschwemmt, wurde schon früh erkannt. Auch wenn die Vorstellungen von der Zusammensetzung und Funktion des Blutes im Mittelalter noch nicht zutreffend waren, so wusste man doch: Blut fließt in einem weitverzweigten System aus Adern durch den Körper. So schrieb die heilkundige Äbtissin Hildegard von Bingen im 12. Jahrhundert: »Wenn die Adern des Menschen voll Blut sind, müssen sie von schädlichem Schleim und dem Saft ihrer Verdauung durch einen Einschnitt gereinigt werden. Wenn aber die Ader eingeschnitten wird, erbebt das Blut wie in plötzlicher Angst, und was dann zuerst herauskommt, ist kein reines Blut; Eiter und Blutverdauung fließen gleichzeitig aus, und darum hat der Aderfluss verschiedene Farben, weil er Eiter und Blut ist.«

Heute wissen wir, dass sich die Adern in Arterien und Venen unterteilen. Wird eine Arterie, also eine vom Herzen wegführende Ader verletzt, spritzt das Blut mit Druck heraus, wird dagegen eine zum Herzen hinführende Vene verletzt, fließt oder sickert es nur. Die Stärke der einen wie der anderen Adern reduziert sich mit ihrer Verzweigung. Nah am Herzen, wo viel Blut »umgeschlagen« wird, sind sie vergleichsweise dick, mit wachsender Entfernung werden sie dünner. Vereinfacht gesagt, führen diese Kanäle wie das Wasserversorgungssystem einer Stadt bis zu den äußersten Punkten des Körpers, um frisches Blut hin- und verbrauchtes abzutransportieren. Dabei sind Arterien und Venen meist paarweise, in einem parallelen Netzwerk angelegt, verbunden mit dem unablässig pumpenden Herzen bilden sie das Herz-Kreislauf-System.

Die Arterien: vom Herzen weg

Mit dem Griechen Galen, von dem bereits im Zusammenhang mit dem Erregungsleitungssystem des Herzens die Rede war, glaubte man lange, dass das Blut durch ein wellenartiges Hin- und-her-Schaukeln des Herzens bewegt werde, vergleichbar dem von Druck und Sog bewegten Wasser beim Gezeitenwechsel der Meere. Die Gefäße selbst hatten demnach ausschließlich eine durchleitende Funktion, den Puls bestimmte das Herz. Zwar waren schon zwei Gefäßsysteme bekannt, von denen man aber annahm, dass sie eins waren, verbunden durch eine löchrige Herzscheidewand. Was die Quelle des Blutes betrifft, so gingen Galen und unzählige Medizinergenerationen nach ihm davon aus, dass die Leber den ganzen Körper mit neuem Blut versorgen würde.

Galens partielle Fehleinschätzung rührte wesentlich daher, dass es ihm noch nicht möglich war, seine anatomischen Annahmen durch eine Obduktion – auch Sektion oder Autopsie genannt, also die Öffnung von Leichen – zu überprüfen. Nicht,

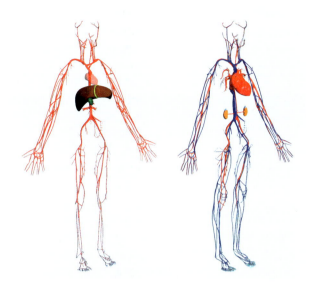

Galen postulierte eine lebenslange Bildung von Blut aus der Leber. Das Blut wurde seiner Meinung nach durch eine löchrige Herzscheidewand in den Körper transportiert.

dass es an den technischen Voraussetzungen dafür gefehlt hätte, schließlich konnte man auch schon Tierkörper öffnen. Was die eingehende pathologische Untersuchung damals noch grundsätzlich untersagte, waren vielmehr die religiös geprägten Moralvorstellungen vieler Kulturen. Wer das Verbot, sich an der Schöpfung zu vergreifen, missachtete, hatte unter Umständen sogar die Todesstrafe zu fürchten. Noch Leonardo da Vinci (1452–1519) musste seine anatomischen Studien an heimlich beschafften Leichen bei Nacht und in versteckten Kellergewölben durchführen. Die Möglichkeiten der Forschung blieben zwangsläufig begrenzt, selbst für diesen Renaissancegelehrten, dessen anatomische Zeichnungen gleichwohl zum Großartigsten zählen, was es auf diesem Gebiet gibt.

Ein Irrtum wird korrigiert

Erst der flämische, familiär aus der Region des heutigen Ruhrgebiets stammende Arzt Andreas Vesal (lateinisch Vesalius: »aus Wesel«) korrigierte die aus der Antike überlieferte Lehrmeinung Galens. Vesals anatomische Studien hatten ergeben, dass die Herzscheidewand entgegen der bisherigen Annahme eben keine Löcher für das einfache Durchströmen des Blutes hat. Er postulierte daher ein »Durchschwitzen« des Blutes vom rechten ins linke Herz. Sein Lehrbuch »De humani corporis fabrica«, »Vom Bau des menschlichen Körpers«, wurde zu einem wegweisenden Standardwerk. Ermöglicht wurde dieser Fortschritt durch den Rückgriff auf einen Erlass aus dem Jahr 1231. Darin hatte der deutsche Kaiser Friedrich II. (1194–1250) die Obduktion zu Forschungszwecken erlaubt, allerdings beschränkt auf die Leichen hingerichteter Schwerverbrecher, die sich Vesal noch Jahrhunderte später bei Nacht vom Galgen schneiden musste. Nachdem der geniale Mediziner Mitte des 16. Jahrhun-

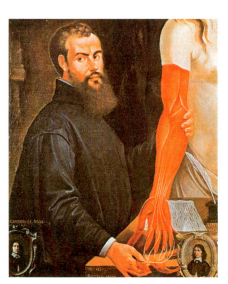

Andreas Vesalius (1514–1564), der Begründer der modernen Anatomie. Seine Familie stammte aus Wesel (lat. Vesalius).

derts schließlich als Leibarzt an den streng katholisch ausgerichteten spanischen Hof berufen wurde, musste auch er seine anatomischen Forschungen einstellen.

Der spanische Arzt und Theologe Miguel Serveto y Reves (Michael Servetus, geb. 1511) – Entdecker des kleinen Blutkreislaufes – wurde 1553 in der Schweiz gar noch auf dem Scheiterhaufen hingerichtet, nicht wegen seiner medizinischen Forschung, wohl aber wegen einer Geisteshaltung, die diese ermöglicht hatte. Dass schon der arabische Arzt Ibn an-Naftis im 13. Jahrhundert den Kreislauf des Blutes durch die Lunge entdeckt hatte, war in Europa jahrhundertelang unbekannt.

Langsam, nur Stück für Stück konnte sich die empirisch erforschte gegen die geglaubte Wahrheit durchsetzen. Erst dem Engländer William Harvey (1578–1657) ist dann im 17. Jahrhundert mit der Entdeckung des großen Blutkreislaufes und seiner »Anatomischen Abhandlung über die Bewegung des Herzens und des Blutes von Tieren« der entscheidende Durchbruch gelungen. Von nun an stand fest, dass man bei den Adern zwischen *Arterien* und *Venen* unterscheiden muss. Harvey war der Erste, der eine Sektion an einem lebenden Hund durchführte. Durch das pulsierend herausschießende Blut erkannte er, dass das Herz eine Pumpe ist, die den Körper mit Blut versorgt. Mathematisch errechnete er, dass die dafür benötigte Blutmenge unmöglich, wie noch Galen angenommen hatte, durch die Leber produziert werden konnte. Auch diese exakt wissenschaftliche Begründung durch mathematische Berechnungen in Biologie und Medizin war für die damalige Zeit revolutionär. Die Kritik an Wiliam Harveys Entdeckung hielt noch lange an. Jahrzehnte später erst wurde von dem italienischen Anatom Marcello Malpighi (1628–1694) das filigrane Gefäßnetzwerk der Kapillaren entdeckt und damit endlich die Verbindungsstelle von arteriellem und venösem Blut gefunden. Ein Rätsel, das Harvey noch nicht hatte lösen können, da es zu seiner Zeit noch kein Mikroskop gab. Dennoch gilt William Harvey heute als Entdecker des großen Blutkreislaufs.

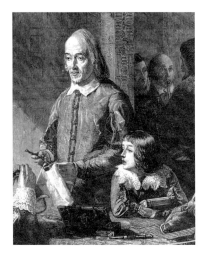

Nach der Erfindung der Flüssigkeitspumpe im 16. Jahrhundert fand der englische Anatom William Harvey (1578–1657) die gültige Erklärung für den analog funktionierenden Blutkreislauf. Mit den Begriffen von Pumpe und Schläuchen konnte er das System erstmals adäquat beschreiben.

Der Begriff Arterie ist abgeleitet vom griechischen »artãn«, was sich mit »aufhängen« übersetzen lässt und deshalb als Bezeichnung für die am Herzbeutel »angehängten« Blutgefäße gewählt wurde. Zur Ernährung der Zellen transportieren sie vor allem Sauerstoff, der in den roten Blutkörperchen und da wiederum an den roten Blutfarbstoff *Hämoglobin* gebunden ist. Das Hämoglobin enthält Eisen. Durch die Verbindung mit Sauerstoff oxidiert das Eisen ähnlich wie Metall, das rötlich rostet.

Die größte aller Arterien ist die *Aorta*, die Hauptschlagader. Bei einem Erwachsenen misst sie durchschnittlich 30 bis 40 Zentimeter in der Länge und bis zu drei Zentimeter im Durchmesser. Man kann sich die Aorta wie einen Spazierstock vorstellen: Oberhalb des Herzens schlägt sie zunächst einen Bogen und führt anschließend gerade nach unten bis in den Beckenbereich. Weitere Arterien verzweigen sich von der Aorta aus über den gesamten Körper. Umgangssprachlich werden die Arterien oft auch als Puls- oder Schlagadern bezeichnet. Bei ihrer Berührung, zum Beispiel am Hals, an den Schläfen oder am Handgelenk, kann man deutlich das Pulsieren des Herzschlags fühlen.

Da die Arterien je nach Lage verschiedene Aufgaben haben,

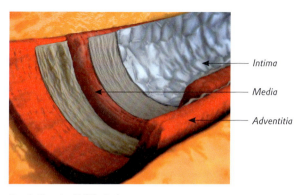

Der Aufbau der Gefäßwände
Innenwand mit einer einzigen Zellschicht ausgekleidet (Intima)
Muskuläre Zwischenschicht (Media)
Bindegewebige Außenhülle (Adventitia)

unterscheiden sie sich in ihrem Aufbau. Die großen, herznahen Gefäße haben elastische Gefäßwände. Durch ihre Schwingungsfähigkeit sorgen sie dafür, dass der pulsierende Blutfluss aus dem Herzen – erzeugt durch den rhythmischen Herzschlag – in eine gleichmäßige Strömung umgewandelt wird. Das verhindert gefährliche Blutdruckschwankungen in den umliegenden Organen. Die kleineren Arterien, die weiter vom Herzen entfernten *Arteriolen*, werden auch »Widerstandsgefäße« genannt und haben eine andere, schwere Aufgabe zu erfüllen: Sie müssen gewährleisten, dass der Blutdruck bis ans Ende der Gefäßverzweigungen aufrechterhalten wird. Deshalb sind sie vergleichsweise muskulös ausgebildet.

Sowohl die größeren als auch die kleineren Arterien können ihren Durchmesser verändern. Wenn wir Kälte spüren, plötzlich in eine beängstigende Situation geraten oder großem Stress ausgesetzt sind, ziehen sich die Arterien zusammen. Dies regelt die Automatik des vegetativen Nervensystems über die Erregungsleitungen der Nervenbahnen, die die Gefäße durch den ganzen Körper begleiten. Reflektorisch wird der Sympathikus gereizt. Es kommt zu einer Steigerung der Herzschlagfrequenz,

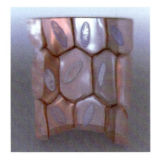

Über die Kapillarzellen können die flüssigen Bestandteile des Blutes, der Sauerstoff und die Nährstoffe durch feinste Poren einer einzigen Zellschicht ins Gewebe transportiert werden. Blutzellen werden zurückgehalten.

die zusammen mit der Erhöhung der Wandspannung der Arterien eine Blutdruckerhöhung bewirkt. Sobald wir uns jedoch körperlich und geistig wieder entspannen, weiten sich die Arterien, die Herzerregung sinkt. Dies geschieht ebenso bei Wärme. Wann immer sich unsere emotionale Lage oder unsere Betätigung verändert, passen sich der Durchmesser der Arterien und die Herzleistung den neuen Bedingungen an.

Die Venen: zum Herzen hin

Wie aber verhält es sich mit den *Venen*, lateinisch venae, was mit dem Wort Blutadern zu übersetzen ist? Tatsächlich wurden sie wohl ursprünglich als die Adern schlechthin angesehen. Sind diese Gefäße, die das verbrauchte Blut zum Herzen zurückführen, doch schon äußerlich – am besten auf dem Handrücken – deutlicher, nämlich blau zu erkennen. Der blaue Eindruck kommt dadurch zustande, dass das venöse Blut weniger von Sauerstoff gesättigt ist und deutlich mehr Kohlendioxid enthält, also dunkler aussieht. Die Gefäße erscheinen blau, da die roten Farbanteile des Lichts von der Haut geschluckt werden. Gerade bei blassen und hellhäutigen Menschen wirken die Venen deshalb sehr bläulich. Bei den spanischen Adeligen fiel das besonders auf. Zum einen hatten sie meist hellhäutige nordische Vorfahren, zum anderen mieden sie die Sonne, um mit ihrer nicht gebräunten, blassen Haut zu zeigen, dass sie von vornehmem Stand und nicht zu grober Landarbeit gezwungen waren. Das Hervortreten der blau anmutenden Venen war nichts als ein (bio)logisches Phänomen, das dem spanischen, später auch dem französischen und dem deutschen Adel das Attribut »blaublütig« eintrug. Tatsächlich hat das Ganze nichts mit höherer oder gar königlicher Abstammung zu tun. Im Blut ist keine Geschichte aufgehoben.

Die Venen haben je nach Körperlage bis zu zwei Zentimeter Durchmesser. Anders als die Arterien besitzen sie eine weniger ausgeprägte muskuläre Wand. Dafür verfügen einige über sogenannte Venenklappen. Sie verhindern, dass das verbrauchte Blut zurückfließt oder sich, wenn wir stehen oder gehen, in den Füßen staut.

Von den Großen zu den Kleinen

Die meisten Venen sind Begleitvenen, das heißt, sie verlaufen parallel zu den jeweiligen Arterien. Parallel zur Aorta, der größten Arterie, verläuft die größte Vene, die *Hohlvene (Vena cava)*. Kleine klappenlose Venen heißen *Venolen*. Sie gehören mit den Arteriolen zu den dünnsten, mit bloßem Auge noch wahrnehmbaren Blutgefäßen. Täglich sehen wir sie bei uns oder anderen als feinste rötlichblaue Netzeichnungen in der weißen Augenhaut.

Die sogenannten *Kapillaren*, auch *Haargefäße*, sind schließlich die allerkleinsten und feinsten Blutgefäße. Sie liegen zwischen den Arterien und den Venen, sind nur ca. 0,5 Millimeter lang und haben bloß einen Hauch von einem Durchmesser, bis zu einem tausendstel Millimeter. Dieser Hohlraum ist beispielsweise bei den Lungenkapillaren gerade so groß, dass die roten Blutkörperchen (Erythrozyten) eins nach dem anderen passieren können. Durch die unglaublich feinen Gefäßwände der Kapillaren gelangen der Sauerstoff sowie die im Blut aufgelösten Nähr-

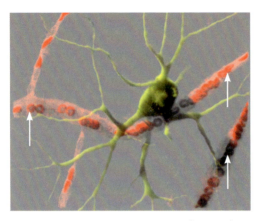

Kapillaren zur Versorgung der Nervenzelle (gelbgrün), in denen einzelne rote Blutkörperchen (Pfeile) hintereinander aufgereiht sind.

stoffe zu den Zellen. Gleichzeitig erfolgt die Abgabe des »Zellmülls« in umgekehrte Richtung. Zur »Entsorgung« wird er über die Venen zur Leber, in die Nieren, den Darmtrakt, aber auch in die Haut abtransportiert.

Das Unsichtbare sichtbar machen

Heute mögen all diese Zusammenhänge einfach, selbstverständlich, jedenfalls logisch anmuten. Doch das war nicht immer so. Wie lange hat es gedauert, die Medizin auf unseren Stand zu bringen. Welche Widerstände waren und sind noch immer zu überwinden. Ist es doch eben erst gute 100 Jahre her, dass wir uns ein wirkliches Bild vom Inneren des menschlichen Körpers machen können, die Möglichkeit haben, ihn im wahrsten Sinne des Wortes zu durchschauen. Beinahe zufällig sind 1895 die ersten Röntgenbilder entstanden, als Wilhelm Conrad Röntgen (1845–1923) in seinem Würzburger Labor vor einem Leuchtschirm stand, während er mit einer luftleeren fluoreszierenden Röhre experimentierte. »Herr Professor, ich kann Ihre Knochen sehen!«, soll ein völlig verblüffter Hausdiener damals gerufen haben. Ein Menschheitstraum hatte sich erfüllt. Plötzlich konnte man in den Körper hineinschauen, sein verborgenes Innenleben sichtbar machen. Die medizinische Entwicklung beschleunigte sich danach in einem unvorstellbaren Tempo. Den ersten folgten immer bessere, schärfere und aussagekräftigere Bilder, bis zu drei- und vierdimensionale Ansichten, bewegte 3-D-Bilder wie im Zeichentrickfilm. Zum Röntgenverfahren, für das sein Erfinder 1901 mit dem ersten Nobelpreis für Physik geehrt wurde, kamen weitere Erfindungen bildgebender Verfahren. Heute können wir nicht nur die inneren Organe sehr genau in Schnittbildern statisch abbilden, sondern auch das schlagende Herz dreidimensional beobachten und das fließende Blut sichtbar machen. Röntgenverfahren – auch die *Computertomographie* gehört dazu – werden inzwischen zunehmend durch die *Kernspintomographie* ersetzt, da sie noch sehr viel genauere Bilder ermöglicht. Ganz abgesehen davon, dass sie mit keinerlei Strahlenbelastung verbunden ist.

Zur Sichtbarmachung der Gefäße durch Röntgentechniken allerdings musste noch ein eigenes Verfahren, die *Angiographie*, entwickelt werden. Denn anders als die Knochensubstanz können Adern, Arterien, Venen, Herzkranzgefäße, auch Lymphbahnen die Röntgenstrahlung nicht absorbieren, so dass man sie an sich auch nicht erkennen kann. Deshalb werden im Verfahren der Angiographie Kontrastmittel in die Gefäße eingebracht, und zwar direkt in den zu untersuchenden Gefäßabschnitt. Dies muss äußerst präzise und schnell geschehen, da die sichtbarmachende Wirkung der verwendeten Kontrastmittel (oft stark verdünnte

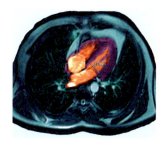

MRT-Bild vom Herzen in horizontaler Schnittführung. Zu sehen sind beide Kammern (rot-lila) und beide Vorhöfe (gelb).

Jodlösungen) nur wenige Sekunden anhält. Unter Zuhilfenahme der Durchleuchtung werden zuerst dünne Schläuche, die Katheter, in die arteriellen Gefäße geschoben. Durch sie gelangen die Kontrastmittel zu der jeweiligen Untersuchungsstelle, in die Herzkranzgefäße, in die Arterien, in die Venen. Je nach Einsatzort unterscheidet man zwischen *Angio-* oder *Arteriographie* bei den Arterien, *Koronarangiographie* bei den Herzkranzgefäßen und *Phlebographie* bei den Venen. Meist werden die Katheter dazu über die Leistenarterie oder die Leistenvene eingebracht. Auch therapeutische Instrumente und Implantate wie Klappenersatzmaterialien oder Stimulatoren wie Herzschrittmachersonden lassen sich so einführen.

Routinemäßig werden in Deutschland mittlerweile mehr als 850 000 Links-Herzkatheteruntersuchungen pro Jahr durchgeführt, Tendenz steigend. Aber nur bei einem Drittel der Fälle wird die Angiographie zugleich zur Therapie genutzt, etwa zur Erweiterung verengter Gefäße mit Hilfe eines Ballonkatheters. Welche Anforderungen derartige Behandlungen an die interventionellen Therapeuten, die sie durchführen, stellen, kann man sich leicht ausmalen. Immerhin müssen sie den Ballonkatheter nicht nur in ein bedrohlich verengtes, hauchdünnes Herzkranzgefäß einführen – sie müssen ihn dort auch mit Druck aufpumpen. Damit nicht genug: Um die so geweitete Gefäßwand zu stabilisieren, muss noch ein millimetergroßes Drahtgeflecht, ein Stent, eingeschoben werden. Und bei all diesen Maßnahmen ist schließlich darauf zu achten, dass der Stent nicht die Adern verletzt oder das dahinter liegende Gefäßsystem nicht minderdurchblutet wird, da sonst ein plötzlicher Infarkt droht.

Im Selbstversuch zum Nobelpreis

Dass derartig komplizierte Eingriffe überhaupt möglich und schon Standard sind, ist immer wieder dem Mut Einzelner zu verdanken, genialer Forscher, die sich oft gegen den massiven

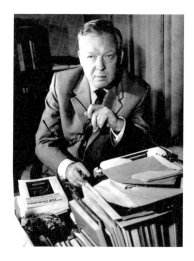

Werner Forßmann gilt als Erfinder der Herzkatheterisierung. Im Selbstversuch schob er sich 1929 über die Armvene einen Gummischlauch bis zu seiner rechten Herzkammer. Mit diesem im Röntgenbild festgehaltenen Experiment trug er maßgeblich zur Entwicklung der minimal-invasiven nicht operativen Verfahren bei. 1956 wurde Forßmann für seine anfangs umstrittene Pionierleistung mit dem Nobelpreis für Medizin ausgezeichnet.

Widerstand der zeitgenössischen Lehrmeinung durchsetzen mussten. Obwohl es ihm sein damaliger Chef, der berühmte Chirurg Ferdinand Sauerbruch (1875–1951), ausdrücklich verboten hatte, unternahm Werner Forßmann (1904–1979) im Jahr 1929 den ersten von neun Selbstversuchen einer Herzkatheterisierung. Vor dem Röntgenschirm schob er sich eine Sonde über den Arm bis ins Herz, um die Herzkranzgefäße sichtbar zu machen. Viele seiner Kollegen verspotteten ihn daraufhin mit Formulierungen wie »Man schiebt sich keine Fahrradspeichen ins Herz«. Vernichtend abfällig kommentierte Ferdinand Sauerbruch die wissenschaftliche Arbeit seines Schülers Werner Forßmann, als er schrieb: »Mit einem derart lächerlichen Kunststück habilitiert man sich vielleicht in einem Zirkus, aber nicht an einer ordentlichen deutschen Klinik.« Werner Forßmann wurde von der Charité in Berlin verwiesen. Seine wissenschaftliche Laufbahn war beendet. Erst Jahrzehnte danach erreichte ihn eine späte Ehrung. 1956, als der Herzkatheter schon in vielen Ländern eingesetzt wurde, erhielt Forßmann, inzwischen praktizierender Urologe in Bad Kreuznach, zusammen mit den beiden Amerikanern André F. Cournand (1895–1988) und Dickinson W. Richards (1895–1973), den Nobelpreis für Medizin. Ein Verfahren, das in Deutschland abgewertet worden war, fand höchste internationale Anerkennung, nachdem man es 1939 in den USA wiederaufgegriffen hatte.

Ein anderer Pionier der Kardiologie, Andreas Grüntzig, 1939 in Dresden geboren, führte 1977 in der Schweiz einem 38-jährigen Patienten mit heftigen Herzschmerzen infolge einer Herzkranzgefäßverengung erstmals einen von ihm entwickelten Ballonkatheter über die Leiste bis ins Herz. In der Engstelle blies er den wurstartigen Plastikschlauch auf. In Sekundenschnelle verschwand das Hindernis, die Verkalkung wurde in die Gefäßwand gedrückt, die mechanische Kompression des verengenden Belags schuf Platz für einen neuen Kanal. Die erste Bypass-Mini-Operation hatte stattgefunden. Die großartige Entwicklungsleistung für die hochgradig effektive Behandlung von Gefäßverengungen im Herzen sprach sich schnell herum. Andreas Grüntzig selbst aber nützte das wenig. Keine europäische Universität wollte ihn berufen. Im Gegenteil, er wurde geschnitten, nachdem sein begeisterter Patient mit einem Boulevardblatt über die erfolgreiche Behandlung gesprochen hatte. Die Kollegen von Grüntzig fanden das nicht passend. Nur mit Mühe konnte der Forscher einen einzigen Beitrag zur Ballondilatation von Herzkranzgefäßen, PTCA (Perkutane Transluminale Coronare Angioplastie), in der Zeitschrift der Schweizerischen kardiologischen Gesellschaft unterbringen. Ganz anders die Reaktion in Amerika, wo der Wissenschaftler bereits 1978 auf verschiedenen Kongressen bejubelt wurde. Enttäuscht verließ Andreas Grüntzig Europa, um ab 1980 am berühmten Charles Dotter Institute in Oregon weiterzuforschen. Als er 1985 bei einem Flugzeugabsturz umkam, betrauerte die wissenschaftliche Welt den Verlust eines großen Forschers. Seine Erfindung wurde zum Segen für unzählige Menschen.

Gegen den Strom

Wie viel Durchhaltevermögen einer braucht, wenn er in der Medizin neue Methoden einführen will, erfährt seit längerem auch der amerikanische Physiker Douglas Boyd. Anfang der neunziger Jahre des vorigen Jahrhunderts entwickelte er den schnellsten Computertomographen der Welt. Damit können erstmals schnell arbeitende Organe und Strukturen wie die Herzkranzgefäße präzise und scharf dargestellt werden. Verengende kalkhaltige Ablagerungen in den kleinen Herzkranzgefäßen lassen sich berührungslos sichtbar machen, obwohl sich auch mit dem Ultrafast-CT nicht alles feststellen lässt, zum Beispiel bestimmte Fette und Thrombozytenablagerungen auf den Plaques. Das zeigt aber nur, wie notwendig die Kombination verschiedenster Untersuchungsverfahren und die Anerkennung wirklicher Neuerungen ist. Dennoch wurde auch der ultraschnelle Computertomograph zunächst noch reflexartig von der Zunft abgelehnt. Wie seinerzeit Ferdinand Sauerbruch und Kollegen gegen die Einführung der diagnostischen Katheteruntersuchung mobilmachten, so üben sich deren Vertreter nun im Widerstand gegen den schnellen Computertomographen. Teilweise mag das aus ärztlichem Verantwortungsbewusstsein gesche-

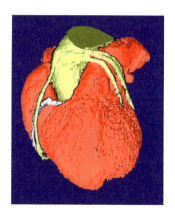

Historisches Bild aus der *Pionierzeit der 3-D-Bildnachverarbeitung* von Kardio-CT-Angiographien aus meiner Forschergruppe. Es handelt sich um eine der ersten Aufnahmen, die ich bereits 1991 gemacht habe. Zu sehen ist ein stark verkalktes Herzkranzgefäß (weiß, links im Bild) mit einem von der Hauptschlagader aus verlaufenden Bypass (gelb) als Umgehungskreislauf bis zur nicht eingeengten Stelle am unteren Herzrand. Rechts im Bild weitere Bypässe (gelb).

hen, weil man aus Sicherheitsgründen lieber auf das mittlerweile bewährte, vielfach erprobte Verfahren setzen möchte, ebenso dürfte es dabei aber um die Verteidigung erworbener Pfründe gehen. Die Angst, dass mit der Einführung des Neuen jene Verfahren, auf die man sich selbst spezialisiert hat, zurückgedrängt werden könnten, spielt bei solchem nur scheinbar fachlichen Schlagabtausch seit jeher eine große, wenn nicht die entscheidende Rolle.

Für das starre Festhalten an einmal eingeführten Methoden gibt es keine Rechtfertigung, ganz gleich, wie revolutionär diese Verfahren zur Zeit ihrer Einführung selbst einmal gewesen sein mögen. Alles muss immer aufs Neue geprüft und optimiert werden. Wir dürfen unsere Errungenschaft, wie Hegel sagt, nicht nur bewahren oder gar konservieren. Wir müssen sie zugleich weiterentwickeln und gegebenenfalls überwinden. Nur in der Veränderung kann sich die Welt erhalten. Das Leben braucht den Fluss: Und der Blutkreislauf gibt uns dafür das beste Beispiel.

Das kommunizierende System: der Blutkreislauf

Wenn man sich unseren »Kreislauf« näher anschaut, ist zuerst festzustellen, dass es sich hier um zwei Kreisläufe handelt: den Lungen- und den Körperkreislauf. Auch die vereinfachte Annahme, dass in den Arterien immer nur sauerstoffreiches Blut fließe, in den Venen dagegen immer sauerstoffarmes, bedarf einer Einschränkung.

Wie die schematische Darstellung zeigt, gelangt das sauerstoffarme Blut, das auch Stoffwechselprodukte aus der Zellproduktion mit sich führt, durch kleinere und größere Venen und schließlich durch die Hohlvene aus dem Körper in die rechte Herzhälfte. Dort wird es gesammelt und durch die Lungenarterie, die so heißt, weil alle vom Herzen wegführenden Adern als Arterien bezeichnet werden, weiter in die Lunge gepumpt. CO_2 wird abgeatmet und dem Blut wieder Sauerstoff zugeführt.

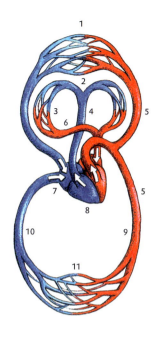

Doppelter Blutkreislauf
1 Kapillargefäße im Kopf
2 Lungenkreislauf
3 Kapillargefäße in der Lunge
4 Lungenarterie
5 Körperkreislauf
6 Lungenvene
7 rechter Vorhof
8 rechte Herzkammer
9 Körperarterie (Aorta)
10 Körpervene
11 Kapillargefäße im Körper

Dann fließt das nunmehr mit Sauerstoff angereicherte Blut in die linke Herzhälfte, und zwar durch die Lungenvene, die so heißt, weil alle zum Herzen hinführenden Adern als Venen bezeichnet werden. Insgesamt wird dieser kurze Weg des Blutes zwischen Herz und Lunge als kleiner Kreislauf oder Lungenkreislauf definiert. Da, wo er endet, in der linken Herzhälfte, beginnt mit der Aorta der andere, der große oder Körperkreislauf, durch den das sauerstoffreiche Blut zu den Zellen gelangt.

Nicht zuletzt unsere Körperwärme wird dabei geregelt. Wenn uns kalt ist, ziehen sich die Blutgefäße, die dicht unter der Hautoberfläche liegen, zusammen und lassen weniger warmes Blut durchfließen. Die Haut erblasst und kühlt ab. Wird uns dagegen warm, sei es durch körperliche Anstrengung, durch scharfes Essen oder durch leidenschaftliche Erregung, ist die Haut wieder gerötet, weil stärker durchblutet. Die Gefäße haben sich geweitet. Wir können Wärme abgeben, andere etwas von »der beständigen Wärme in unserem Herzen« spüren lassen, wie der Philosoph René Descartes (1596–1650) einmal schrieb. Übrigens derselbe Descartes, der streng rationalistisch von der »Maschine Mensch« sprach, womit er unfreiwillig Auffassungen Vorschub leistete, die schließlich zu einer naturwissenschaftlichen Entseelung der Medizin führten. Oder wie anders sollte man sich die Allmachtsphantasien unserer modernen Apparatemedizin erklären? Auch ihnen liegt ein Menschenbild zugrunde, das den Körper mechanistisch, eben als reparaturfähigen Apparat begreift.

Dabei ist jeder Mensch so viel mehr, eine Einheit aus Körper, Seele und Geist. Nicht nur die realen, die messbaren Temperaturen, auch die Gedanken können uns frieren oder schwitzen lassen. Auch auf die Psyche reagiert der Kreislauf feinfühlig. Mit unserer inneren Haltung können wir direkt oder indirekt Einfluss auf den Körper nehmen, begrenzt sogar auf das vegetative Nervensystem. Fixieren Sie sich nur einmal auf die Vorstellung, es sei ziemlich kalt im Raum, dann können Sie schon bei 20 °C leicht zu frieren beginnen. Konzentriert man sich indessen auf das Gefühl »warm«, wird man das gleiche Raumklima bald wieder ganz angenehm empfinden. Unbewusstes, Gefühle und Denken sind nicht vom Körper zu trennen. Sie beeinflussen das Vegetativum, wie umgekehrt dieses unbewusste Nervensystem unsere Empfindungen, unser Denken und Handeln beeinflusst. Naturwissenschaftlich können wir uns das noch nicht ausreichend erklären – wer weiß, wann und ob es uns überhaupt je gelingen wird. Auf jeden Fall aber gibt es sie, diese psychosomatischen Zusammenhänge. Sie können uns das Leben leicht- oder schwermachen, das Herz erfreuen oder bedrücken.

Wenn der Fluss sich ändert

Wie wir gesehen haben, hängen Leben und Wohlbefinden ganz besonders an der Funktionstüchtigkeit unseres Herz-Kreislauf-Systems. Kommt es hier zu Störungen, etwa zu einer *Thrombose*, wenn Blutgerinnsel eine Vene verstopfen, oder zu einer *Embolie*, einen durch Blut- oder Fettpfropfen verursachten Gefäßverschluss, hat das oft schlimme bis tödliche Folgen. Auch können Arterien im Laufe der Jahre verfetten und verkalken. Die *Arteriosklerose* zählt zu den bekanntesten und weitverbreiteten Alterskrankheiten. »Du verkalkst doch langsam«, bekommen wir manchmal zu hören, wenn jemand uns uncharmant eine verlangsamte Reaktion vorwirft. Tatsächlich zeigen die Gefäße, die direkt das Gehirn versorgen, infolge spezieller Strömungsverhältnisse eine besondere Anfälligkeit für die Arteriosklerose.

Die Ursachen dafür sind zunächst Abnutzungserscheinungen, winzige Risse, die im Laufe des Lebens, mit fortschreitendem Alter – aber auch durch Infekte, chronische Entzündungen, hohen Blutdruck, Diabetes –, in der inneren Arterienschicht entstehen. Unser Körper, darauf programmiert, sich selbst zu heilen, versucht, diese Schäden wieder zu beheben, indem er unter anderem kleine Blutplättchen – die Thrombozyten – an den Bruchstellen ablagert. Allerdings funktioniert das nur teilweise. Es kommt zu Verklumpungen, die schützenden Endothelzellen der inneren Schicht werden durchlässig, so dass die darunter liegenden Schichten unmittelbar mit dem Blut in Kontakt kommen. Sie quellen auf, Inhaltsstoffe des Blutes lagern sich ab. Dabei handelt es sich aber nicht, jedenfalls nicht in erster Linie um Kalk, wie der umgangssprachliche Begriff der »Verkalkung« glauben macht, sondern vorwiegend um Fette und Bindegewebe. Der sprichwörtliche Kalk setzt sich dann später als Calcium-Fettsäuren-Verbindung ab. Fachsprachlich werden derartige Gebilde als *Plaques* bezeichnet.

Dass sich die Arterien mit dem Fortschreiten dieses Prozesses immer mehr zusetzen, im Durchmesser enger werden und die Rohre im wahrsten Sinne des Wortes verstopfen, eine ausreichende Blutversorgung aller Regionen des Herzens nicht mehr gewährleistet ist und damit die Blutzirkulation reduziert wird, kann man sich leicht vorstellen. Bis zu einem gewissen Grad ist jedoch unser Organismus in der Lage, diese Gefäßverengungen

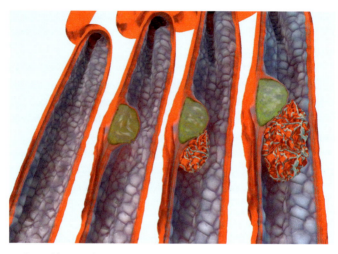

Entwicklungsstadien eines Plaques: kleinste Verletzungen der inneren Gefäßschicht (Intima); Fett- und Kalkeinlagerungen in der Gefäßwand (Plaque); Thrombenanlagerung; Gefäßverschluss durch einen Thrombus.

auszugleichen, indem er das betroffene Gebiet über eine andere Arterie versorgt. Der Körper baut sozusagen Umleitungen. Je weiter und schneller die Verengungen aber fortschreiten, desto aussichtsloser ist die körpereigene Reparatur.

Insgesamt unterscheidet man bei dieser Entwicklung nach den Einteilungen der Weltgesundheitsorganisation drei Stadien der Arteriosklerose. Im ersten Stadium werden lediglich leichte Fettablagerungen an den Gefäßwänden diagnostiziert. Das zweite Stadium ist erreicht, wenn sich bereits Plaques gebildet haben. Werden diese nicht durch entsprechende Behandlung abgebaut, führt das zur Verhärtung und immer weiteren Verengung der betroffenen Blutgefäße. Im schlimmsten Fall unterbinden die Plaques die Blutzirkulation vollständig, das dritte Stadium der Arteriosklerose ist erreicht. Die Plaques können auf- oder abreißen. Das Blut kann Fett- und Kalkpartikel wegspülen, oder das Blut gerinnt an der aufgerissenen Oberfläche. Dadurch wird die nachfolgende Gefäßbahn verstopft. Dieser plötzliche

Verschluss einer Blutbahn führt zum Herzinfarkt, zum Schlaganfall oder, je nachdem, wo die Verstopfung passiert, zum Absterben anderer Zellen.

Abgesehen davon, dass eine Arteriosklerose, wenn sie an Hals- und Hirngefäßen auftritt, zur Verlangsamung und Veränderung der Denkprozesse führen kann, drohen in ihrem dritten Stadium schwere Folgeerkrankungen. Treten die Gefäßverengungen am Herzen auf, kann eine *Angina Pectoris* entstehen, ist eine Gehirnarterie betroffen, kommt es in aller Regel kurzfristig zu Ausfällen von Nerven oder Gehirnleistung oder zum *Schlaganfall (Apoplex)*, wovon später noch die Rede sein wird. Doch auch in anderen Körperteilen kann eine schwere Arteriosklerose lebensbedrohlich werden. Verengte Nierenarterien verursachen eine Einschränkung der Blutreinigungsleistung der Niere, der Blutdruck steigt. Verengungen in den Beinen können stark schmerzhafte Durchblutungsstörungen bis hin zum offenen »Raucherbein« bewirken, was nicht selten zum Absterben von Zehen oder sogar Füßen führt.

Es ist also unbedingt ratsam, den Zustand der Gefäße rechtzeitig abklären zu lassen, um gezielte Vorsorge treffen zu können. Das gilt umso mehr, als es normalerweise keine spürbaren Symptome gibt, die auf eine Arteriosklerose hinweisen. Lediglich die »Verkalkung« in den Beinen ist manchmal spürbar, was oft zu einer Verwechslung mit der Wirbelkanaleinengung, der Spinalkanalstenose des Rückens, führt. Wegen der stark schmerzenden Muskulatur müssen die Betroffenen schon nach wenigen Schritten eine Gehpause machen, damit der unterversorgten Muskulatur wieder Sauerstoff zugeführt werden kann. Weil das so aussieht, als würden die Menschen ständig stehen bleiben, um sich umzuschauen, spricht der Volksmund auch von der »Schaufensterkrankheit« – eine Verharmlosung dieser schweren arteriellen Verschlusskrankheit, die in anderen Bereichen, beim Befall der Bauch- und Beckenarterien, unter anderem auch Erektionsstörungen hervorruft.

Für all das gibt es unterschiedliche Ursachen, und nicht jeder muss in gleichem Maß davon betroffen sein. Abgesehen von einer familiären Vorbelastung sind die gefährlichen Ablagerungen in erster Linie eine Folge falscher Ernährung und mangelnder Bewegung, also Resultate ungesunder Lebensweise. Vor allem voluminöses, zu fettes Essen führt nicht nur zu Übergewicht, sondern auch zu einem erhöhten Spiegel bestimmter, die Arteriosklerose beförderdender Cholesterine. Mit besonderer Sorge ist in diesem Zusammenhang festzustellen, dass in der modernen Konsumgesellschaft zunehmend jüngere Menschen von der Arterienverkalkung betroffen sind, insbesondere dann, wenn sie zur Risikogruppe der Raucher gehören. Wirken doch die Bestandteile des Tabaks sehr anregend auf die Bildung von arteriellen Plaques. Nicht zu reden von der Schädigung der Gefäßinnenwände durch erhöhten Blutdruck, ebenfalls eine Folge von Nikotinkonsum, mangelnder Bewegung und falscher Ernährung. Dass die Gefäße durch dauerhaft erhöhte Blutzuckerwerte langfristig geschädigt werden, wissen die Diabetiker. Verkalkungen der Augenarterien sind im Vorstadium einer Erblindung, die des Fußes im Vorfeld einer Amputation zu finden. Die große Rolle, die das Fehlverhalten bei alledem spielt, erlaubt es uns aber auch, mit einer bewussteren Lebensweise entsprechend vorzubeugen, sei es mit einer Umstellung der Ernährung oder mit viel körperlicher Aktivität. Zwar kann man die Gefahr der Arteriosklerose damit nicht völlig bannen, das Risiko lässt sich jedoch erheblich senken.

Der Gefäßverkalkung vorbeugen

Zu den bekannten Risikofaktoren gehört das Cholesterin. Manchen hat sein Cholesterinspiegel schon in Angst und Schrecken versetzt, Herzinfarkt, Schlaganfall, plötzlichen Tod befürchten lassen. Und natürlich besteht bei dramatisch erhöhten Werten Anlass zu ernster Sorge. Generell aber können wir auf das Cholesterin nicht verzichten. Es ist lebensnotwendig und in allen

Zellen vorhanden. Der Organismus braucht es zum Aufbau der Zellwände sowie zur Bildung der Gallensäure, die für den Fettstoffwechsel benötigt wird. Von der Galle, griechisch Chole, ist auch die Bezeichnung Cholesterin abgeleitet, das weiter an der Bildung von Hormonen und Vitamin D teilhat. Cholesterin wird in der Leber gebildet, unabhängig davon, ob wir es mit der Nahrung aufnehmen oder nicht. Als chemische Substanz gehört es zu den Lipiden, den Fetten, die weder in Wasser noch in Blut löslich sind. Damit diese Fette dennoch in die verschiedenen Körperregionen gelangen können, binden sie sich an bestimmte Proteine, Eiweiße, weshalb man auch von Lipoproteinen (Fett-Eiweiß-Verbindungen) spricht.

Prinzipiell unterscheiden wir zwischen »guten« und »schlechten« Cholesterinen. Das letztere, das unter bestimmten Umständen schaden kann, ist das LDL-Cholesterin. Es trägt Fett in die Peripherie des Körpers, wo es sich schließlich an vorgeschädigten Stellen der Gefäßwand ablagert, mehr oder weniger sichtbar. Nun ist Fett grundsätzlich kein Schadstoff, sondern eine Energiereserve des Körpers, eine Vorsorge für schlechte Zeiten sozusagen. Wenn die LDL-Konzentration jedoch zu hoch wird, führt das früher oder später dazu, dass sich Cholesterin an den Gefäßwänden ablagert. Deshalb hat der Körper vorsorgend bereits einen eigenen Schutzmechanismus entwickelt. Das zweite, das »gute« Cholesterin, das High-Density-Lipoprotein (HDL), tritt auf den Plan. Ausgestattet mit einer höheren Dichte, sorgt es für den Rücktransport der Fette von der Körperperipherie zur Leber, wo dann der Fettabbau erfolgt. Je höher also der HDL-Spiegel im Blut eines Menschen ist, desto höher ist sein Schutz vor arteriosklerotischen Erkrankungen. Bei Frauen sollte der HDL-Wert deshalb nicht unter 45 mg/dl liegen, bei Männern nicht unter 40 mg/dl, während der LDL-Wert bei beiden Geschlechtern 130 mg/dl nicht übersteigen sollte.

Mit Druck durch den Körper

Nicht weniger wichtig als die beschriebenen biochemischen Prozesse ist der physikalische Vorgang unseres Blutkreislaufes, bei dem etwa fünf Liter Blut pausenlos in Bewegung gehalten werden. Im Zusammenspiel mit der Elastizität und dem Durchmesser der Gefäße bestimmt die Kraft des pumpenden Herzmuskels dabei den Druck, mit dem das Blut vorankommt: unseren Blutdruck, das ist der physikalische Druck in den herznahen Schlagadern. Gemessen wird er fast immer an der Arterie im Oberarm, etwa auf der Höhe des Herzens. Bei jedem Herzschlag bewegt er sich zwischen einem Maximal- und einem Minimalwert. Zieht sich der Herzmuskel zusammen und pumpt das Blut in die Gefäße, erzeugt er den höheren systolischen Wert. Erschlafft er wieder, so dass Blut ins Herz nachfließen kann, ist der niedere, diastolische Wert messbar.

Das zu diesem Zweck eingesetzte Standardmessgerät wurde in seiner prinzipiellen mechanischen Funktionsweise 1896 bei einem Ärztekongress vorgestellt. Entwickelt hatte es der italienische Kinderarzt Scipione Riva-Rocci (1863–1937). Die Bewunderung, mit der man seine Erfindung aufnahm, galt nicht zuletzt dem Umstand, dass das Verfahren unblutig funktionierte. Die Messung erfolgt mit einer Oberarmmanschette, die eine gleichmäßige zirkuläre Kompression ermöglichte. Anfangs bestand diese Manschette aus einem Stück Fahrradschlauch, das mit einem Gummiball aufgeblasen wurde. Mit tastenden Fingern konnte der Arzt den Puls der Arterie am Handgelenk fühlen. Der russische Militärarzt Nikolai Sergejewitsch Korotkow (1874–1920) verbesserte die Methode 1905, indem er durch den Einsatz eines Stethoskops die Verwirbelungsgeräusche, die bei der Kompression der Arterien entstehen, hörbar machte.

Weil die ersten Geräte zur Überprüfung des Blutdrucks mit einer Quecksilbersäule (chemisches Zeichen = Hg) arbeiteten, werden die Messwerte noch heute in mmHg angegeben (Millimeter der Quecksilbersäule). Moderne Messgeräte verwenden zwar kein Quecksilber mehr, die historische Einteilung der Messwerte wurde dennoch beibehalten. Der mit der Manschette am Oberarm »nach Riva-Rocci« gemessene Blutdruck wird »RR« abgekürzt.

Und nun, drückt der Druck?

Zwischen normalen und erhöhten Blutdruckwerten ist keine ganz eindeutige Grenze zu ziehen, die deutlich machen könnte, ab wann ein Wert risikoreich ist. Noch normal sind in Ruhesituationen systolische Oberwerte von 130 bis 139 und diastolische zwischen 85 und 89 mmHg. Viele Menschen bemerken gar nicht, dass ihr Blutdruck erhöht ist, oder können die Symptome wie Schwindel, Kopfschmerz, Müdigkeit nicht deuten. Andere wieder empfinden eine gewisse Unruhe im Körper, haben heiße Ohren, Druck in Hals oder Zähnen. Einige leiden unter Nasenbluten oder Kopfschmerzen. Doch das sind die Ausnahmen. Normal ist das Gegenteil, das Nichtempfinden. Bluthochdruck (Hypertonie) tut einfach nicht weh. Das ist mitunter das Problem. Deshalb sollte man ab einem bestimmten Alter, und gerade wenn man bestimmte Risikofaktoren hat, seinen Blutdruck mehrfach im Jahr überprüfen lassen. Das gehört zum Standardprogramm der Gesundheitsvorsorge wie der Besuch beim Zahnarzt. Immerhin leidet in den modernen Industriestaaten ein Viertel der Menschen an erhöhtem Blutdruck. Allein in Deutschland sind das 20 Millionen, von denen ein Großteil nicht einmal weiß, in welcher Gefahr er womöglich schwebt. Bei 50 Prozent aller Herzinfarkte und zwei Dritteln aller Schlaganfälle ist der hohe Blutdruck maßgeblich beteiligt. Schon wenn der Blutdruck regelmäßig über 140/80 liegt, ist ärztliche Hilfe, unter Umständen eine medikamentöse Intervention angezeigt, streng nach der Anweisung des Arztes. Viel zu oft setzen Patienten, kaum dass der Blutdruck gesunken ist, die verschriebenen Medikamente wieder ab. Nach vorliegenden Schätzungen tun das 50 bis 80 Prozent der Behandelten, ohne zu bedenken, dass dies längerfristig Infarkt, Schlaganfall und mehr nach sich ziehen kann. Plötzliche Ausschläge nach oben können dann infolge der abgebrochen Behandlung ganz unerwartet auftreten. Liegen die Werte dabei über 200 oder gar 210/120 mmHg, spricht man von einer hypertensiven, das heißt lebensbedrohlichen *Hochdruckkrise*, die ärztlicher Überwachung im Krankenhaus bedarf, weil unter anderem die akute Gefahr einer Gehirnblutung oder eines Herzinfarkts besteht. Meist treten derartige Bluthochdruckkrisen bei Patienten ein, die ohnehin unter *Hypertonie* (Bluthochdruck) leiden. Sie werden vielfach durch unregelmäßige Tabletteneinnahme oder Medikamentenabschwächung infolge von Durchfall, Erbrechen, Nierenerkrankungen ausgelöst. Alkohol- und Nikotinbelastungen sind weitere Risikofaktoren. Gelegentlich kann es auch vorkommen, dass der Blutdruck schon beim Arztbesuch spontan ansteigt, vor Aufregung, aus Unsicherheit und Angst. Dieser »Weißkittel-Hochdruck« ist mir selbst durchaus vertraut. Aus Erfahrung weiß ich, dass sich mein Blutdruck früher beim Erscheinen des Arztes veränderte.

Um nach einem Anfangsverdacht festzustellen, ob jemand wirklich unter Bluthochdruck leidet, gibt es zwei Methoden. Bei der ersten wird über 24 Stunden ein Messgerät angelegt, um ein Langzeit-RR aufzeichnen, bei dem in regelmäßigen Abständen, etwa alle 15 Minuten, der Blutdruck gemessen wird, häufig in Verbindung mit einem Langzeit-EKG. Diese Langzeitmessung lässt Rückschlüsse darauf zu, wann und unter welchen Umständen der Blutdruck steigt und wann er wieder abfällt. Hat jemand beispielsweise auch während der nächtlichen Schlafphase zu hohen Blutdruck, so könnte es dafür bereits manifeste organische Ursachen geben. Häufig liegt bei nächtlich erhöhtem Blutdruck eine Atemstörung vor (Schlafapnoe), die der Betroffene selbst gar nicht bemerkt. Steigt der Blutdruck lediglich während der täglichen Arbeitsphase an, um gegen Abend wieder abzusinken, könnte eine stressbedingte körperliche oder gar chronisch psychische Belastung wie Mobbing am Arbeitsplatz ursächlich sein, was dann wieder anders zu therapieren wäre als der Bluthochdruck infolge einer Arteriosklerose.

Die zweite Möglichkeit, Bluthochdruck relativ zuverlässig festzustellen oder auszuschließen, bietet die Selbstmessung entweder in einer Apotheke unter Anleitung oder zu Hause. Hierzu sollten aber nur geeichte, vom Fachhandel vertriebene Geräte verwendet werden, am besten die mit dem Prüfsiegel der Hochdruckliga oder der Deutschen Hypertoniegesellschaft. Die Messungen müssen unbedingt über den Zeitraum von einer Woche mehrmals täglich immer zur gleichen Zeit durchgeführt und dokumentiert werden, um sie nachher zuverlässig mit dem Arzt auswerten zu können. Sollte dabei ein zu niedriger Blutdruck *(Hypotonie)* festgestellt werden, so kann auch das manches erklären, zum Beispiel Abgeschlagenheit, Konzentrationsschwäche, Schwindelgefühl, Schweißausbrüche oder gelegentliche Ohnmachtsanfälle. Anders jedoch als der zu hohe ist der zu niedrige Blutdruck in den allermeisten Fällen eine zwar oft unangenehme, aber harmlose Erscheinung. Sportliche Betätigung oder auch heiß-kalte Wechselbäder zur Stimulation des vegetativen Nervensystems können Abhilfe schaffen.

Dem Herzen zuliebe

Ein chronisch erhöhter Blutdruck, die arterielle *Hypertonie*, kann vieles und Schwerwiegendes nach sich ziehen: Herzinsuffizienz, Erkrankungen der Herzkranzgefäße, Herzinfarkt, Schlaganfall, Niereninsuffizienz, Netzhautschäden, Raucherbeine. Was da noch alles auf uns zukommt, vor welchen Herausforderungen unser Gesundheitswesen noch stehen wird, kann man sich ausmalen, wenn man weiß, dass schon heute jeder Zweite jenseits des 50. Lebensjahres von Hypertonie betroffen ist und auch immer mehr junge Menschen unter dieser Krankheit leiden. Der größte Teil der Bevölkerung in den Industriestaaten liegt mit steigendem Alter im Bereich der leichten Hypertonie. Etwa 20 Prozent der Patienten, meist in höherem Alter, leiden unter mittlerem, etwa zehn Prozent unter schwerem Bluthochdruck. Und je mehr der Blutdruck ansteigt, desto größer ist das Erkrankungsrisiko. Liegt er beispielsweise bereits im erhöhten Wertebereich und steigt nur um 10 mmHg an, so erhöht sich das kardio-vaskuläre Risiko, also das Risiko, am Herz oder an den Gefäßen zu erkranken, erheblich. Zwar gibt es auch eine erbliche Veranlagung für den Bluthochdruck. Ist ein Elternteil davon betroffen oder leiden gar beide daran, liegt das eigene Erkrankungsrisiko, statistisch gesehen, bei etwa 50 Prozent. Ob der Bluthochdruck allerdings wirklich auftritt und welchen Verlauf die Erkrankung nimmt, hängt dann aber sehr stark von der persönlichen Lebensweise ab. Es gibt nur wenige andere Erkrankungen, denen man in vergleichbar guter Weise vorbeugen kann, weil sie ähnlich zivilisationsbedingt sind.

So glücklich wir über den erreichten Wohlstand sein können, so gefährlich kann er uns werden, wenn wir seinen Versuchungen bedenkenlos erliegen. Es wird – man kann das nicht oft genug sagen – viel zu viel und falsch gegessen. Unser Körper ist darauf nicht eingestellt, nicht auf das viele Fleisch und nicht auf die überzuckerten Leckereien. Er braucht keinen Alkohol, sondern Obst und Gemüse. Er will sich bewegen und nicht vor dem Fernseher oder Computer stillsitzen. Sicher, das alles gehört inzwischen zu unserem Leben. Und wir wollen hier nicht der strengen Askese das Wort reden. Auch Spaß und die Freude am Genuss gehören zu einem gesunden Leben. Wir sollten nur nicht die Chance vertun, im Wissen um die Gefahren etwas bewusster mit unserem Körper umzugehen. Wir haben nur diesen einen und den nur für die kurze Zeit unseres irdischen Lebens. Übergewicht und Bewegungsmangel müssen nicht sein. Wenn wir beides vermeiden, zumindest wesentlich reduzieren, machen wir es unserem Herz leichter, länger zu schlagen und den Kreislauf des Lebens in Gang zu halten.

Wenn der Fluss versiegt
Angina Pectoris, Herzinfarkt und Schlaganfall

Die »Hand aufs Herz« zum Schwur oder zu ausdrucksvoller Wahrheitsbekundung, das ist eine Geste, die ganz spontan Vertrauen weckt. Wer sein Herz berührt, zeigt, dass er sich tief innerlich betroffen fühlt, manchmal durch eine große Freude, öfter durch erfahrenes Leid. Kaum ein Künstler, scheint mir, hat das ergreifender dargestellt als Edvard Munch in dem Bild »Loslösung«. Sichtlich vom Schmerz gebeugt, fasst sich ein Mann ans Herz. Es blutet ihm. Die Finger sind rot gefärbt. Grell kontras-

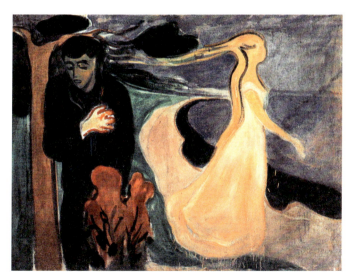

Trennungsschmerz wird im Herzen empfunden. Der norwegische Maler Edvard Munch (1863–1944) stellt das Herz (hier sogar das »blutende« Herz) als Zentrum der Gefühlswelt dar.

tieren sie mit dem Blond einer Frau, die stolz erhoben von ihm wegzugehen scheint. Eine Szene der Trennung, die auch eine der Sehnsucht sein könnte. Die eindringliche Wirkung entsteht durch den Griff nach dem Herzen. Man glaubt förmlich zu spüren, wie es dem Mann die Brust zusammenschnürt, wie sein Herz verkrampft. Mit der Intuition des Künstlers hat Munch in das Innere des Menschen geschaut, seinen Schmerz sichtbar gemacht. Der diagnostische Blick des Malers offenbart mehr, als bei der schnellen Wahrnehmung der Äußerlichkeit zu erkennen ist. Ohne dieses Bestreben, mehr erfassen zu wollen, tiefer zu blicken, wäre große Kunst ebenso wenig denkbar wie ein hilfreiches ärztliches Wirken – die Heilkunst, wie man früher sagte. Und hegen beide, Künstler und Arzt, nicht eine gemeinsame therapeutische Hoffnung, wollen sie nicht beide für den Menschen da sein? Der eine, indem er mit Medikamenten, mit körperlicher Behandlung und seelischem Verständnis hilft, und der andere, indem er ästhetisch berührt, mit Musik und Tanz, mit bildender Kunst und Literatur? Angewiesen sind wir auf die einen wie auf die anderen, auch wenn wir es oft erst in Krisensituationen merken, erst in seelischen oder in körperlichen Ausnahmezuständen spüren, dass wir ein Herz haben.

Wenn das Herz schmerzt: Angina Pectoris

Normalerweise, rein körperlich betrachtet, können wir unser Herz nicht fühlen. Wer in jüngeren Jahren über Herzschmerzen klagt, hat fast immer einen schmerzenden Nerv an Brustwirbelsäule oder Rippen, manchmal auch Sodbrennen. Für einen kurzen Moment empfindet er beim Einatmen heftigen Schmerz. Vorsichtiges Stretching, ein behutsames Dehnen der Muskeln mit Einrollen der Schultern und Strecken des Oberkörpers lösen diesen Schmerz schnell wieder. Gefährlich ist das nicht, ganz anders als der wirkliche Herzschmerz: der *Herzkrampf*, die Angina Pectoris – ein Begriff, der nicht grundlos Schrecken erzeugt. Nur dass es sich dabei, streng genommen, um ein Symptom, nicht um eine Krankheit handelt. Die Übersetzung des Terminus Angina Pectoris lautet »Brustenge«. Und genau darauf deuten die mit ihr verbundenen Schmerzen hin: Die Blutgefäße, die den Herzmuskel versorgen, sind meist infolge einer Arteriosklerose verengt. Dieses Krankheitsbild, das die Angina-Pectoris-Anfälle auslöst, wird als *koronare Herzkrankheit (KHK)* bezeichnet. Nicht rechtzeitig erkannt und behandelt, entwickelt sie sich zum Auslöser einer Herzschwäche, eines Infarkts oder Kammerflimmerns, womöglich mit plötzlichem Herztod. Statistisch ist die koronare Herzkrankheit die häufigste Todesursache in den Industrieländern, verantwortlich für rund ein Drittel aller Todesfälle. Bei einer besseren medizinischen Aufklärung könnten die Zahlen niedriger sein. Viel mehr Menschen wüssten dann, wie sie dem vorbeugen könnten, oder zumindest, auf welche Anzeichen sie wie reagieren müssten und wann es angezeigt ist, sofort den Arzt aufzusuchen. Deshalb wollen wir uns hier noch einmal an die Physiologie des Herzens erinnern:

Durch den teilweisen Verschluss einer Herzkranzarterie (rot) kommt es zu einer Blutunterversorgung des Herzmuskels. Dies kann zu einer Schmerzkaskade führen, die sich als Brustschmerz (Angina Pectoris) äußert.

Koronargefäße sind jene kranzförmigen Arterien und Venen, die den Herzmuskel mit sauerstoffreichem Blut versorgen und verbrauchtes Blut wieder abführen. Die linke Koronararterie »beliefert«, grob gesehen, den vorderen und den Seitenwandbereich des Herzens, die rechte den hinteren. Gemeinsam ist allen Koronararterien, dass sie Endarterien sind. Das heißt, in ihrem jeweiligen Versorgungsgebiet existieren keine weiteren Arterien oder Querverbindungen, die den Muskelabschnitt versorgen könnten. Fällt eine Koronararterie durch Verstopfung aus, besteht höchste Gefahr für das Herz, weil die unterversorgten Gebiete binnen kurzem abzusterben drohen, anders als zum Beispiel beim Hund oder vielen Wildtieren, bei denen die Hauptarterien durch Querverbindungen wirksam vernetzt sind.

In den allermeisten Fällen meldet sich das Herz zuvor aber noch mit einem alarmierenden Schmerzanfall. Das ist dann die gefürchtete Angina Pectoris. Diese Attacken treten plötzlich und manchmal schon Jahre vor einem Herzinfarkt auf. Der Schmerz kann als Stechen, Bohren oder Brennen wahrgenommen werden und den Eindruck vermitteln, als würde das Herz von einer großen Faust oder einem Schraubstock umklammert. Betroffene berichten über Empfindungen, als würde ihnen die Brust zusammengepresst oder die Kehle zugeschnürt. Große Angst bis hin zur Todesangst gehört zu den häufigen Begleiterscheinungen, verbunden oftmals mit innerer Rastlosigkeit, Schweißausbrüchen und Atemnot. Aber auch das glatte Gegenteil ist möglich: geringer bis gar kein Schmerz. Diabetiker vor allen müssen mit dieser zusätzlichen Gefährdung, dem trügerischen Ausbleiben der Alarmsignale infolge krankhaft veränderter Nervenleitungen, rechnen.

Überwiegend jedoch, im Normalfall, treten die aufgezählten Schmerzen in der Region unter dem Brustbein auf, weshalb viele Patienten mit der Hand, häufig zur Faust geballt, auf diesen Bereich drücken. Oft ist das der erste Hinweis darauf, dass es sich bei den Schmerzen um einen Angina-Pectoris-Anfall handeln könnte. Meist ist davon die linke Brustseite, teilweise die rechte betroffen, verbunden mit Ausstrahlungen bis in die Schultern und Arme, den Hinterkopf, den Kiefer, den Ober- und Unterbauch. Wie das möglich ist? Ganz einfach, die vom Herzen wegführenden Nervenleitungen laufen über den Wirbelsäulen-, den Spinalkanal zum Gehirn, wo noch viele andere Nervenbahnen »andocken«. Daher wird der Herzschmerz nicht unbedingt als solcher wahrgenommen, zumal dann, wenn er so etwas wie Leber-, Gallen- oder Magenbeschwerden auslöst. Doch auch der umgekehrte Fall kann eintreten: Schmerzen, die von diesen Organen ausgehen, wechseln auf die Nervenbahnen des Herzens und lassen den Betroffenen befürchten, dass er an einer koronaren Herzkrankheit leidet.

Die Beschwerden eines sogenannten stabilen Angina-Pectoris-Anfalls treten überwiegend bei körperlicher Anstrengung und großem seelischen Stress auf, aber auch nach dem Essen oder bei extremer Kälteeinwirkung. In all diesen Situationen muss sich der Herzmuskel mehr anstrengen als gewöhnlich, der Sauerstoffbedarf steigt. Nach dem Essen etwa wird mehr Blut in den Verdauungsorganen gebraucht. Bei großer Kälte will der Körper auch die äußeren Regionen mit erhöhtem Blutdurchfluss warm halten, was ihm nur durch eine gesteigerte Herzfrequenz gelingt. Die so verursachten Beschwerden lassen wieder nach, sobald die Betroffenen zur Ruhe kommen. Medikamentöse Unterstützung gewähren dabei Nitro-Präparate. Bei Beginn des Anfalls unter die Zunge gesprüht, wird das Medikament rasch in den Kreislauf aufgenommen und führt zu einer Erweiterung der Koronararterien. Die drohende Unterversorgung wird vorübergehend ausgeglichen, der Schmerz lässt nach.

Männer sollten allerdings beachten, dass die Nitro-Präparate zugleich eine blutdrucksenkende Wirkung haben. Zusammen mit Mitteln zur Stimulation der Sexualität eingenommen, können sie einen lebensbedrohlichen Cocktail ergeben, selbst dann noch, wenn die Einnahme der Potenzmittel schon 72 Stunden zurückliegt. Den behandelnden Arzt offen darüber zu informieren kann angesichts eines Angina-Pectoris-Anfalls lebensentscheidend sein. Von Bedeutung ist darüber hinaus, welche Nahrungs- und Genussmittel gerade konsumiert wurden. So kann Kaffee bei den genannten Vorschädigungen eine Angina Pectoris genauso auslösen, wie Pampelmusen (Grapefruit) die Wirkung von Herzmedikamenten verändern können. Meist wird dadurch der Abbau von Medikamenten verlangsamt, und es kommt zu Überdosierungen – individuell stark schwankend. Deshalb rät die Deutsche Herzstiftung, auf Grapefruitgenuss zu verzichten, wenn man als Herzkranker Medikamente einnehmen muss.

Von einer instabilen Angina Pectoris sprechen wir sowohl dann, wenn die Anfälle häufiger und auch in Ruhephasen auftreten, wenn immer öfter und immer mehr Nitro-Präparate benötigt werden, als auch dann, wenn der Anfall zum ersten Mal auftritt und der Patient noch nicht therapeutisch eingestellt ist. In solch einer Situation muss sofort der Notarzt gerufen werden. Bei einer Angina Pectoris helfen keine Hausmittel! Wichtig ist eine sofortige und umfassende Diagnoseerhebung vom Internisten oder noch besser vom Kardiologen. Mit Hilfe eines EKG und von Laboruntersuchungen wird zunächst geklärt, ob sich ein Herzinfarkt ereignet hat. Das EKG allein ist zu »grob« in der Diagnostik und nur für größere Infarkte geeignet. Anhand der Ergebnisse der Blutuntersuchungen wird entschieden, ob jemand sofort eine Koronarangiographie bekommen sollte. Enthält das Blut bestimmte Eiweiße, zum Beispiel das spezielle Herz-Troponin, so ist das ein Beleg dafür, dass tatsächlich ein Infarkt vorgefallen ist. Das heißt, die Herzmuskelzellen wurden so geschädigt, dass Troponine ausgeschwemmt werden konnten.

Mit Sprengstoff gegen den Herzschmerz: Nitroglyzerin

Nitroglyzerin ist eines der ältesten noch immer verwendeten Arzneimittel bei Herz-Kreislauf-Erkrankungen. Schon bevor es Alfred Nobel 1867 für seine Erfindung des Sprengstoffs Dynamit nutzte, wurde Nitroglyzerin zur Behandlung der Angina Pectoris eingesetzt. Allerdings wusste man lange nicht, wie man sich die entspannende/entkrampfende Wirkung des Präparates erklären sollte. Erst gegen Ende des vorigen Jahrhunderts konnten die amerikanischen Wissenschaftler Robert Francis Furchgott

(1916–2009), Louis J. Ignarro (geb. 1941) und Ferid Murad (geb. 1936) das Rätsel lösen. Bei ihren Forschungen, für die ihnen 1998 der Nobelpreis verliehen wurde, hatten sie Folgendes herausgefunden: Beim Abbau des Nitroglyzerins im Stoffwechsel wird Stickstoffmonoxid freigesetzt. Dies verursacht eine Entspannungs- und Kontraktionshemmung der Koronararterien, sie erweitern sich. Gleiches geschieht mit anderen großen und kleinen Blutgefäßen. Dadurch werden Gefäßwiderstand und Gefäßspannung gesenkt. Dank dieser Gefäßerweiterung sammelt sich das Blut verstärkt in den großen Venen. Es gelangt weniger zurück zum Herzen, seine Belastung sinkt, der Schmerz lässt nach. Doch so hilfreich das Nitroglyzerin bei der Behandlung der Angina Pectoris ist, so wenig vermag es gegen die Ursachen eines später drohenden Herzinfarkts auszurichten: Verkalkte Arterien kann es nicht wieder »aufsprengen«. Dazu bedarf es anderer Kräfte, wie wir noch sehen werden.

Hilfe mit dem Luftballon: die Dilatation

Wenn die Labor- und EKG-Analysen eines Patienten unauffällig sind, obwohl die typischen Angina-Pectoris-Schmerzen anhalten oder wiederkehren, müssen die Beschwerden mit Hilfe moderner Bildgebung genauer ergründet werden. Zur Verfügung stehen dafür dieselben Verfahren wie bei der Untersuchung einer Arteriosklerose:

1. der Ultraschall (Echokardiographie), mit dem die Größe des Herzens, die Dicke der Muskulatur, das gepumpte Blutvolumen des Herzens, der Zustand der Klappen und das Strömungsverhalten des Blutes untersucht werden,
2. die Kernspintomographie oder MagnetResonanzTomographie (MRT), mit der die Durchblutung und die Vitalität des Herzmuskels gemessen werden,
3. die ultraschnelle Computertomographie (CT) zur Diagnose einer Herzkranzgefäßeinengung,

4. die minimal-invasive Herzkatheteruntersuchung, die Koronarangiographie, die den gesamten Gefäßbaum mit Nebenästen auf einen Blick darstellt und mit deren Hilfe die Einengungen, die Stenosen, auch sofort behandelt werden können.

Die Entscheidung, welches Verfahren angezeigt ist, muss von Fall zu Fall getroffen werden. Und nicht immer werden die Ärzte Zeit haben, dies vorher mit den Angehörigen oder anderen Begleitpersonen detailliert zu besprechen. Das hat nichts mit mangelndem Verständnis oder gar mit menschlicher Kälte zu tun. Es zählt in solchen Situationen jede Minute. Höchste Konzentration ist gefordert, erst recht, wenn die interventionellen Kardiologen die verengten Herzkranzgefäße weiten. Bei diesem Verfahren, wir haben es an anderer Stelle im Zusammenhang mit der Arteriosklerose schon kurz beschrieben, wird ein Ballon vorsichtig in den betroffenen Gefäßabschnitt geschoben. Ist der Ballon sicher in der verengten Stelle platziert, folgt die zweite Phase des Eingriffs, das »Aufpumpen«. Allerdings nicht mit Luft, sondern mit einer Flüssigkeit, denn Luft würde, sollte sie aus dem Ballon entweichen, eine Luft-Embolie und damit einen Infarkt der anschließenden Gefäßbahn verursachen. Die Gefäßerweiterung, die Dilatation, erfolgt, um den ursprünglichen Durchmesser des Gefäßes möglichst annähernd wieder zu erreichen. Die verschließenden Ablagerungen, das Konglomerat aus Kalk, Fett und Blutplättchen, wird dabei in die Gefäßwand gedrückt. Anschließend wird der Ballon abgelassen, der Führungsdraht gezogen und das Blut kann wieder ungehindert fließen.

Die Komplikationsrate bei der *Ballondilatation* liegt mittlerweile unter einem Prozent. Auch verläuft die oft ambulant durchgeführte Behandlung in aller Regel mit geringen Beschwerden und dauert selten länger als eine Stunde. Patienten mit einer Allergie auf Kontrastmittel werden vorher mit speziellen antiallergischen Medikamenten versorgt. Mit einer größeren Wunde an der Einstichstelle in der Leiste, von wo aus der Katheter mit dem Ballon und den nötigen Instrumenten bis zum Herz vorgeschoben wird, ist nicht zu rechnen. Sie wird nach der Gefäßerweiterung mit einem Druckverband versorgt. Sichtbar bleibt nur ein vorübergehender Bluterguss. Der Oberschenkel kann nach einigen Tagen manchmal blau, grün und gelb anlaufen, da aus der betroffenen Arterie immer noch einige Zeit Blut ins umliegende Gewebe sickert. Deshalb der Druckverband.

Obwohl die Erfolgsrate solcher Ballondilatationen sehr hoch ist, kann es sein, dass sich – besonders bei einer ungesunden, die Arteriosklerose befördernden Lebensweise – im Laufe der Zeit die Gefäße erneut verengen, an derselben oder einer anderen Stelle. Dann kann ein erneuter Versuch unternommen werden. Die Behandlung lässt sich mehrfach wiederholen.

Scheint eine einfache Ballondilatation nicht stabil genug oder besteht Sorge, dass die oberflächlichen Gefäßschichten wieder einreißen oder sich erneut Plaques bilden, dann besteht die Möglichkeit, zur Unterstützung einen *Stent* – in Einzelfällen auch mehrere hintereinander oder nebeneinander in anderen Gefäßabschnitten – einzusetzen. Der Stent ist ein feines, gitterförmiges Metallgeflecht, das zunächst über den Ballon gestülpt wird. Es entfaltet sich gleichzeitig mit dem Ballon und wird so in die Gefäßwand gedrückt, die es nachher wie eine Tunnelröhre stabilisiert, um den freien Durchfluss des Blutes zum Herzmuskel und damit dessen Sauerstoffversorgung zu garantieren.

Inzwischen gibt es Stents, die gleichsam prophylaktisch wirken. Das heißt, sie sind mit einem das Wachstum der Zellen hemmenden Medikament beschichtet, um so einer überschießenden Reparatur- und Bindegewebsreaktion, die einen erneuten Gefäßverschleiß hervorrufen könnte, entgegenzuwirken. Biologisch abbaubare Stents lösen sich sogar auf, was einem auf den ersten Blick wie ein Qualitätsverlust vorkommen mag. Tatsächlich aber führt der natürliche Abbau dazu, dass die eingesetzte Prothese – der Stent – im Laufe der Zeit wieder von selbst verschwindet und kein Fremdkörper mehr vorhanden ist. Es kann sich dann besser eine neue Gefäßinnenschicht bilden, eine sehr intelligente und ökologisch bedeutsame Innovation. Aber gleich, welcher Stent verwendet wird, sein Einsatz ist so ungefährlich wie die gesamte Ballondilatation. Der Patient spürt ihn nicht und wird durch ihn in keiner Weise eingeschränkt. Im Gegenteil, das Herz kann wieder kräftiger schlagen. Doch nicht in jedem Fall lassen sich die Probleme mit Ballon und Stent dauerhaft beheben. Eine weitere Behandlung und Untersuchung/Überwachung ist dringend und stets erforderlich.

Die Umleitung führt zum Ziel: der Bypass

Manchmal ist der Gefäßdurchmesser, zumal wenn Stents erneut verstopft sind, so gering, dass selbst das dünnste Schlauchsystem nicht mehr hindurchgeführt werden kann. Dann muss, Fortschritt hin oder her, doch wieder auf die Technik zurückgegriffen werden, die schon vor der Erfindung des Herzballonkatheters Standard war, auf die Bypassoperation. Schon der aus dem Englischen entlehnte Begriff *Bypass*, zu Deutsch Umleitung, verrät, was da geschieht: Das Blut wird unter Umgehung der Engstelle zur Herzmuskulatur geleitet, und zwar durch eine zusätzlich verlegte »Ersatzröhre«. Anders als bei der Ballondilatation bedarf es dazu allerdings einer Operation unter Vollnarkose. Dabei wird ein Stück aus einer gesunden oberflächlichen Arterie oder Vene, beispielsweise einer Beinvene, entnommen. Häufig wird auch die Brustwand-Arterie verwendet, um eine Umleitung zwischen Hauptschlagader und verengtem Herzkranzgefäß herzustellen. Welche Gefäße dafür in Frage kommen, ist individuell zu entscheiden, da nicht alle Gefäße bei jedem Patienten gleich gut ausgebildet und verwendbar sind.

Während des chirurgischen Eingriffs am offenen Herzen, noch immer die Regel bei einer Bypassoperation, muss dieses vorübergehend »stillgelegt« werden. Die Herz-Lungen-Maschine erhält dann den Kreislauf aufrecht. Bei kleineren Eingriffen, wenn beispielsweise nur ein einziges Herzkranzgefäß betroffen ist, wird heute auch schon mit minimal-invasiven endoskopischen Techniken gearbeitet. Bei einer solchen »Schlüsselloch-Operation« erfolgt der Eingriff vom seitlichen Brustkorb her durch kleine Röhrchen. Sie sind das elektronisch verlängerte Auge des Operateurs und der Kanal zur Einführung seiner Instrumente. Die große Brustkorberöffnung entfällt, die Wundpflege wird sehr viel einfacher, der kosmetischen Nachsorge bedarf es kaum mehr. Einzelne Zentren haben sich bereits kleine roboterartige Unterstützungssysteme zugelegt, damit die endoskopischen Eingriffe noch zielsicherer erfolgen können. Dennoch, trotz dieser verheißungsvollen Fortschritte, ist von Fall zu Fall zu entscheiden, welche Operationsmethode die richtige ist, um die Funktionstüchtigkeit des Herzens wiederherzustellen – und das kann nach wie vor auch der klassische Bypass mit großer Brustkorberöffnung sein, aber auch eine Ballondilatation mit oder ohne Stent oder eine Kombination beider Methoden.

Wenn nichts mehr geht: der Herzinfarkt

Ein letzter Griff ans Herz. Niemand will so sterben. Aber häufiger, als man denkt, geschieht es, besonders früh morgens. Denn in den ersten Frühstunden noch vor dem Aufwachen steigt die

Blutgerinnungsaktivität, Blutklümpchen können sich bilden und den gefürchteten Infarkt auslösen. Wie gefährlich er tatsächlich ist, zeigt die Statistik des Robert Koch-Instituts in Berlin. Nach ihren Angaben sterben 90 Prozent der Betroffenen, die nicht behandelt werden, Männer wie Frauen, in den ersten Tagen nach einem Herzinfarkt, ca. 60 Prozent noch vor dem Eintreffen im Krankenhaus. Dagegen haben Herzinfarktpatienten, die schnell in eine gute kardiologische Abteilung kommen, heute eine exzellente Prognose. Die Sterblichkeitsrate in der Klinik hat sich drastisch reduziert, verglichen mit der Zahl vor 25 Jahren. Auch die Gesamtsterberate ist deutlich zurückgegangen, und sie könnte noch geringer sein, wenn die Anzeichen für einen Herzinfarkt immer rechtzeitig beachtet würden.

Nach wie vor führt das Verhaltensmuster »abwarten und gesundbeten«, »ist ja alles nicht so schlimm«, »wird gleich besser« viel zu oft in die tödliche Sackgasse. Deshalb wieder und wieder die Aufforderung: Bei allen Frühsymptomen einer Herzbelastung sofort das Krankenhaus aufsuchen, lieber einmal zu viel als zu wenig. Früherkennung ist Lebensrettung.

Das Absinken der Gesamtsterberate in den letzten 30 Jahren kann nach Aussagen des Berliner Robert-Koch-Instituts zwar auf die gezielte Behandlung mit Stents und medikamentöser Therapie zurückgeführt werden, und sicher spielt auch die veränderte, sportlich aktivere Lebensweise vieler Menschen eine Rolle, insgesamt aber werden ärztlicher Rat und Therapiekonzepte nach wie vor zu wenig befolgt. Die große Mehrzahl der von 2001 bis 2003 an einem Herzinfarkt Verstorbenen waren dokumentierte Bluthochdruckpatienten. Etwa 50 Prozent litten zuvor an einer Fettstoffwechselstörung, bei den stationär behandelten Herzpatienten waren es sogar über 75 Prozent. Hier besteht ganz offensichtlich ein enormer, geradezu lebensrettender Aufklärungsbedarf. Wann endlich, frage ich mich immer wieder, werden sich die Bildungspolitiker dazu durchringen, einen fundierten Gesundheitsunterricht in die Lehrpläne unserer Schulen aufzunehmen? Wenn man das Phänomen des Herzinfarkts erst durch die Selbsterfahrung kennenlernt, ist es meist zu spät. Dann erlebt man nur noch die Bedrohung: Das beklemmende Gefühl der Enge im Brustraum, starke Schmerzen bis in den Oberbauchbereich, oftmals ausstrahlend in die Schultern, in den linken, seltener den rechten Arm, den Kiefer, den Unterbauch, den Rücken. Fünf Minuten und länger kann das dauern. Erbrechen, Schweißausbrüche, Atemnot und panische Todesangst sind typische Begleiterscheinungen eines Herzinfarkts, ebenso wie Erblassen und kalter Schweiß.

Der ganze Körper ist in Aufruhr. Das Herz pumpt nicht mehr richtig, es kann zu Rhythmusstörungen, Kammerflimmern, zu Blutdruckabfall bis hin zu Bewusstseinsverlust und plötzlichem Tod kommen. Anders als bei einem Angina-Pectoris-Anfall bessert sich der Zustand des Patienten auch nicht, nachdem Nitroglyzerin verabreicht wurde.

Patienten haben mir berichtet, wie es ist, wenn das Herz zerreißt. Gut erinnere ich mich an einen Mann, der mir nach seinem Herzinfarkt Folgendes erzählte: Er war ein sehr erfolgreicher Geschäftsführer. Mit einem Partner hatte er unter vielen Entbehrungen seine eigene Firma aufgebaut. Der Partner hatte während eines Auslandsaufenthaltes erspartes Geld von dem gemeinsamen Firmenkonto genommen und damit ein neues Unternehmen gegründet. Dies wurde meinem Patienten während seiner Abwesenheit übermittelt. Zum gleichen Zeitpunkt hatte er mit einem fieberhaften Infekt zu kämpfen. Die Nachricht traf ihn wie ein Schlag. Sein Herz verkrampfte sich. Ein unbändiger Schmerz, als durchbohre ihn ein Messer, ließ ihn mit Todesangst ohnmächtig werden.

Die grundsätzliche körperliche Ursache des Infarkt-Geschehens, bei dem das Herz mit weniger Sauerstoff versorgt wird, als es braucht, ist in den weitaus meisten Fällen ein Blutgerinnsel, ein *Thrombus*. An den verkalkten Stellen der Herzkranzarterie, also in den bereits beschrieben Plaques, haben sich kleine Risse gebildet. Um sie wieder zu schließen, schickt der Körper

Blutplättchen dorthin. Dabei werden chemische Botenstoffe freigesetzt, die weitere Blutplättchen anlocken. Es entsteht ein Gerinnsel, das die Blutbahn verstopfen kann. Außerdem können Plaques platzen und Fett, Kalk sowie Blutklümpchen in die Gefäßbahn geschwemmt werden. Dann wird die »letzte Wiese«, so nennt man den zarten Gefäßbaum hinter den Hauptstämmen der Kranzarterien, mit diesen Partikeln verstopft. Die zu versorgenden Muskelabschnitte sterben ab.

Nun befinden sich in unserem Blut aber auch gerinnungshemmende Faktoren, die es meist schaffen, ein Blutgerinnsel aufzulösen. Ist dies nicht der Fall und hält die Unterversorgung für einige Stunden an, so stirbt das betroffene Herzmuskelgewebe ab. Die Kontraktilität, das Schlagen, das Zusammenziehen und Entspannen des Herzmuskels, kommt zum Erliegen. Ein Herzinfarkt ist die Folge. Bei der Notversorgung zählt jede Minute, denn je länger das Gebiet nicht mit Blut, das heißt mit Sauerstoff, versorgt wird, desto mehr Gewebe stirbt ab.

Schlagen Frauen-Herzen anders?

Dass dieses dramatische Geschehen Frauen wie Männer gleichermaßen treffen kann, haben wir bereits gesagt. Es stimmt prinzipiell. Und dennoch sind Frauen, solange sie die Wechseljahre noch nicht erreicht haben, den Männern gegenüber im Vorteil. Durch ihre Hormonproduktion werden sie bis zum Klimakterium vor einem Herzinfarkt eher geschützt. Danach sind sie nicht minder gefährdet als die Männer, vielleicht sogar mehr, weil sie ein anderes, weniger dramatisches Schmerzempfinden haben und deshalb die Bedrohung später wahrnehmen. Zwei Drittel der Frauen erleben einen Herzinfarkt ganz ohne Brustschmerzen. Ihre Symptome sind Erschöpfung, Atemnot, (linksseitige) Schmerzen im Oberbauch, häufig aber nur Übelkeit und Erbrechen, was nicht selten zur verhängnisvollen Verwechslung mit einer Vergiftung oder Infektion führt. Ein Drittel mehr

Frauen als Männer schafft es nicht lebend ins Krankenhaus, auch ist dort der medikamentöse und invasive Behandlungserfolg merklich geringer. Gleiches gilt für die Langzeitüberlebensprognose, da der Gesundheitszustand vieler Frauen zum Zeitpunkt des Infarktes insgesamt schlechter ist als der der Männer, vielleicht auch das eine Folge der größeren Leidensfähigkeit vieler Frauen.

Dass die Risikofaktoren für einen Herzinfarkt bei Männern und Frauen generell unterschiedlich zu bewerten sind, hat vor einiger Zeit die gemeinsam von Medizinern und Ernährungswissenschaftlern erstellte CORA-Studie (Coronary Risk Factors for Arteriosclerosis in Women) nachgewiesen. Dabei zeigte sich, dass zwei Drittel der Frauen mit Herzinfarkt an einem Metabolischen Syndrom erkrankt waren. Dies bedeutet, sie wiesen eine Kombination aus drei Risikofaktoren auf: erhöhte Blutdruck-, Fett- und Blutzuckerwerte. Außerdem aßen sie fettreicher, mehr schwere Saucen und Süßigkeiten und viel weniger Vitamine als die männliche Vergleichsgruppe. Geringe Aussagekraft wurde dabei dem Body-Mass-Index zugeschrieben. Nicht das Übergewicht an sich, sondern die Verteilung des Fetts im Körper sowie der Zeitpunkt der Gewichtszunahme scheinen bei Männern wie Frauen entscheidend zu sein. So genannte »Apfeltypen« mit »Schmerbauch«, vor allem wenn er sich früh entwickelt hat, sind gefährdeter als »Birnentypen« mit dickem Po und Oberschenkeln. Dass gehäuft gestresste Manager einen Herzinfarkt erleiden, gehört jedoch zu den Annahmen, für die kein statistischer Beweis erbracht wurde. Die CORA-Studie gibt den Hinweis, dass Rauchen allein möglicherweise das Herzinfarktrisiko noch nicht erhöht, sondern nur in Kombination mit Fettstoffwechselstörungen und Diabetes mellitus (Metabolisches Syndrom) sowie anderen Stoffwechselstörungen oder Bluthochdruck. Dieses Phänomen des so genannten *Job Strain* wurde bereits in anderen Studien herausgearbeitet. Nachgewiesen ist sogar, dass Manager, die ihre Arbeit relativ selbstbestimmt organisieren können, ein sehr viel geringeres Risiko tragen, an einem Herzleiden zu erkranken, als Männer und Frauen im Allgemeinen. Deutlich gefährdeter sind Menschen mit einem vergleichsweise niedrigen Bildungsstand oder Schichtarbeiter.

Was tun im Ernstfall?

Bei Verdacht auf einen Herzinfarkt muss der Betroffene zuerst beruhigt werden. Er sollte mit erhöhtem Oberkörper und gelockerter Kleidung gelagert werden. Ruhe ist entscheidend, auch die Aufregung anderer kann für den Kranken zur Belastung werden. Mit Hektik ist ihm nicht geholfen, wohl aber mit der schnellen Verständigung des Notarztes unter der europaweit eingerichteten, kostenlosen Telefonnummer 112. Der Notarzt wird zunächst versuchen, die allgemeinen Körperfunktionen aufrechtzuerhalten und umgehend eine Einweisung ins Krankenhaus veranlassen. Mit Mitteln zur Schmerzstillung, zur Beruhigung sowie zur Stabilisierung des Herzens und des Kreislaufs beginnt die Erste-Hilfe-Behandlung. Im Krankenhaus wird dann Blut abgenommen, ein EKG geschrieben und dem Patienten notfalls Sauerstoff zugeführt. Nach der Diagnose und je nachdem, wie umfassend der Infarkt ist, folgt eine medikamentöse Behandlung, eine Ballondilatation oder eine Bypassoperation.

Patienten, die einen Herzinfarkt überlebt haben, benötigen umfassende Nachsorge und Medikation. Niemals sollten die verordneten Medikamente eigenmächtig abgesetzt oder reduziert werden. Das erleichternde »Herzgesundfühlen« ist durchaus trügerisch, da es medikamentös erzielt wurde. Zu vermeiden ist zudem alles, was zu Blutdruckerhöhung, Übergewicht und Fettstoffwechselstörungen führen könnte.

Zur Langzeittherapie gehören eine gesunde Ernährung mit dem Verzicht auf Tabak und stärkeren Alkoholkonsum ebenso wie die Vermeidung von starkem emotionalem Stress. Nicht zu vergessen die Bewegung, am Anfang unter kardiologischer

Anleitung. Atemübungen und Herz-Kreislauf-Training sind zu empfehlen. Ich selbst bin ein Freund chinesischer Bewegungsmeditation, des Tai Chi und des Qi Gong. Erstmals habe ich das 1989 in San Francisco erlebt, auf einem Platz in Chinatown. Ungefähr 30 Menschen, jüngere und ältere, auch sehr alte, bewegten sich synchron, grazil, sicher und konzentriert in einer Choreographie, die noch auf den Zuschauer beruhigend und beglückend wirkte, ganz so, wie ich es vom gemeinsamen Singen im Chor kannte. Kein Gedanke in so einem Moment an eine innere Vereinsamung, wie sie viele bei ihren lebensbedrohlichen Herzkrankheiten oder deren Folgen erleben müssen.

Wie ein Affe im Käfig: der Schlaganfall

Gegen 16 Uhr startete der Linienflug von Bremen nach München. Fritz Boll (Name geändert), Geschäftsführer einer Filmproduktionsfirma, war auf der Heimreise, erschöpft von langen Verhandlungen und froh, sich für ein, zwei Stunden entspannen zu können. Monate später verfasste er folgenden Bericht:

> Ich wachte unsanft auf, als mich eine Stewardess sehr nervös an beiden Schultern schüttelte.
> »Herr Boll, wachen Sie auf. Ist alles in Ordnung? Herr Boll …«
> Sie krallte ihre Fingernägel in meinen rechten Oberarm.
> »Herr Boll, Sie müssen aussteigen – sind Sie okay?«
> »Klar – was soll denn sein?«, antwortete ich leicht genervt. Doch was war das? War das meine Stimme? Die Stewardess schaute mich erschrocken an.
> »Was ist denn los, Herr Boll?«
> »Was soll denn schon los sein?«, antwortete ich. Woher kennt die Stewardess eigentlich meinen Namen – komisch, dachte ich. Und in diesem Moment wurde mir klar, dass wirklich etwas nicht stimmte. Von meiner leicht verärgerten und lautstarken Antwort »Was soll denn schon los sein?« war – auch für mich – nur ein sabberndes,

verwaschenes Geräusch aus einer – und das merkte ich auch erst in diesem Moment – tauben Mundhöhle zu vernehmen. Irgendetwas stimmt hier nicht, dachte ich wieder. Das Denken ging noch.

»Was ist mit Ihrem Arm? Können Sie Ihren Arm bewegen, Herr Boll?«, fragte mich die Stewardess. Sie erweckte den Anschein, als mache sie sich ernsthaft Sorgen um diesen eingeschlafenen Passagier am Fensterplatz vor dem Notausgang.

»Was soll mit meinem Arm sein – alles in Ordnung!«

Schon wieder dieser leicht faule Geschmack im Mund, schon wieder diese verwaschene Sprache, diesmal kombiniert mit einem leichten Sabbern aus dem linken Mundwinkel. Ich bemerkte den Speichel aber nur, weil er mir auf die rechte Hand tropfte. Die Linke war komplett gefühllos. Mir ist der Arm eingeschlafen, dachte ich, wechselte die Sitzposition und schaute mich im Flieger um. Ich war alleine. Wieso zum Teufel war ich alleine im Flugzeug?

»Herr Boll, Sie müssen aussteigen. Sie sind der Letzte, Sie müssen aufstehen!«

Da war also die Erklärung: Ich war der Letzte und hatte die Landung einfach verschlafen. Schönes Gefühl. Nur dass ich irgendwie seltsam im Sitz hing und mir wohl irgendwelche Gefäße eingeklemmt hatte in diesen unbequemen Sitzen. Meine linke Gesichtshälfte und mein linker Arm waren eingeschlafen. Geht gleich schon wieder, dachte ich und kramte mit meiner linken Hand die aktuelle Zeitung unter dem Fensterplatz hervor. Komischerweise war da aber keine Zeitung. Ich war irritiert, schaute nach unten. Die Zeitung war schon da, nur nicht meine linke Hand. Die lag teilnahmslos auf meinem linken Oberschenkel.

Leichte Panik ergriff mich. Eine weitere Flugbegleiterin kam durch die Gangway in meine Richtung, schaute mich über einige Sitzreihen hinweg an, deutete dann auf mich und rief ihrer Kollegin zu: »Dem hängt ja das ganze Gesicht nach unten. Der hat einen Schlaganfall!«

Das saß! Einen Schlaganfall hatte ich also. Bei dem Wort Schlaganfall fielen mir lediglich alte Menschen ein, die sterben. Ich war weder alt, noch hielt ich mich für sterblich, zumindest nicht in diesem Moment. Was sollte das? Schlaganfall, so ein Blödsinn. Mir war mein Arm eingeschlafen, okay. Und vielleicht auch noch die linke Gesichtshälfte, auch okay. Aber Schlaganfall? Das müsste doch schmerzen, oder? Ich war 42 Jahre alt, ging seit Monaten jeden Morgen eine Stunde joggen, war nicht fett, rauchte nicht, ich war fit wie ein Turnschuh. Was sollte also dieser Blödsinn mit dem Schlaganfall?

Jetzt ging mir die Situation langsam auf die Nerven. Ich lallte irgendetwas in der Art wie »Ja ja, ich steige jetzt aus« und »Machen Sie sich keine Sorgen«, da kam plötzlich aus der anderen Richtung des Flugzeugs ein energischer Notarzt.

»Ist er das?«, fragte er die erste Stewardess. Die Stewardess nickte.

»Wie sieht's aus, Herr Boll? Können Sie aufstehen?«

Er beugte sich über mich und griff mir unter die Arme.

»Ich helfe Ihnen, Herr Boll, versuchen Sie aufzustehen. Wir gehen gemeinsam raus, ja?«

Ich nickte, denn Sprechen – daran konnte ich mich erinnern – funktionierte nicht mehr. Mein Gesicht war eingeschlafen. Ich zog mich mit der rechten Hand an der Lehne des Vordersitzes nach oben, stand auf und fiel, als ich mich auf meine Beine stellte, sofort zurück. Es krachte und knirschte, als ich mit der linken Hüfte auf der Armlehne aufschlug. Ich wollte schreien, dazu bestand aber keinerlei Notwendigkeit, denn der harte Aufprall meines Hüftknochens auf der Armlehne wurde zwar von meinem Hirn registriert, aber der Schmerz blieb aus. Und nicht nur der Schmerz blieb aus, auch jegliches Gefühl und Gespür für meine linke Körperhälfte. Sie war einfach nicht mehr da.

Kann einem die gesamte Körperhälfte einschlafen?, dachte ich. Klar, sonst wär's ja nicht passiert. Für mich stand fest, dass ich unter einem durch eine unbequeme Sitzposition ausgelösten Taubheitsgefühl litt. Mehr nicht. Also entspannte ich mich und beschloss, in einigen Minuten einen weiteren Aufstehversuch zu machen. Ich massierte mein linkes Bein, meine linke Seite und meinen linken Arm und hatte tatsächlich das Gefühl, in totes Fleisch zu greifen. Es war dann doch anders als das Gefühl eines eingeschlafenen Fußes oder sonstigen Körperteils.

»Mich trifft der Schlag!« Wie oft verwenden wir diesen Ausdruck ganz unbekümmert, ohne uns klarzumachen, dass der Schlaganfall, *Apoplex* oder auch *Insult* genannt, einen Menschen tatsächlich handlungsunfähig machen kann, von einem Moment auf den anderen. Freilich gibt es auch selten so detaillierte Erfahrungsberichte wie den vorgestellten. Meist können wir ei-

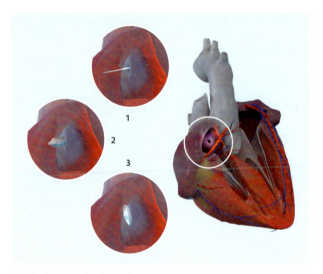

Defekt der Herzscheidewand. Dieser sogenannte Septum-Defekt kann zwischen den Vorhöfen und den Kammern auftreten. Operativ wird er in drei Schritten behoben:
1 Das Loch in der Herzscheidewand wird mit einem Katheter, an dessen Spitze sich ein zusammengefaltetes »Schirmchen« befindet, durchdrungen.
2 Das »Schirmchen« wird entfaltet und vom Katheter abgelöst, um das Loch zu verschließen.
3 Der Verschluss sitzt fest und lässt kein Blut mehr durch

gentlich nur vermuten, dass die Betroffenen ihre eigene Ohnmacht, das Versagen einzelner oder mehrerer Körperfunktionen durchaus bewusst erleben, dass sie sich vorkommen müssen wie der sprichwörtliche »Affe im Käfig«, eingesperrt in einen Körper, der den Befehlen ihres Gehirns nicht mehr gehorcht. Plötzlich kann sich alles nur noch im Kopf abspielen, und was sich da abspielt, kann kein anderer verstehen. Vielmehr verraten die Reaktionen der Außenwelt, dass die anderen vermuten, bei einem selber spiele sich gar nichts mehr ab, jedenfalls nichts Vernünftiges. Der Betroffene kann nicht verstehen, dass er nicht verstanden wird. Der Kranke und die Gesunden agieren aneinander vorbei, hilflos, überfordert, mitleidig, frustriert, aggressiv. Und nur selten kommt einer so wieder aus dem Käfig heraus, dass er sich an die Situation später noch erinnern und sie beschreiben kann.

Meinem Freund ist es gelungen. Zwei Jahre nach dem Schlaganfall war er wieder voll berufstätig, dank moderner Diagnostik und Behandlungsmöglichkeiten. Bei der Untersuchung seines Herzens stieß man auf ein kleines, offenbar von Geburt an vorhandenes Loch in der Herzscheidewand des Vorhofes *(Vorhofseptumdefekt)*. Ein solches ovalförmiges Löchlein *(Foramen ovale)*, durch das das Blut direkt vom rechten in den linken Vorhof und von dort in den großen Körperkreislauf gepumpt wird, haben wir alle im Mutterleib. Dieses Loch verschließt sich nach der Geburt. Das geschieht aber nicht bei allen Menschen, und bei einigen wenigen kann das Komplikationen auslösen. Denn so kann Blut von der rechten in die linke Herzhälfte fließen, auch kleine Thromben aus den Beinvenen, die auf langen Flugreisen oder bei Gerinnungsstörungen immer entstehen können, können mitgerissen werden. Durch die Arterien gelangen sie ins Gehirn und lösen dort jene Verstopfungen aus, die zum Schlaganfall führen – zum Beispiel dem Ausfall von Gehirnbereichen mit Steuerungsfunktion für Beine, Arm und die Gesichtsmotorik. Das Loch in der Herzscheidewand meines Freundes wurde schließlich, nach der Notversorgung des Hirnschlags, mit einem kleinen »Tampon« verschlossen. Die Mikro-Operation erfolgte minimal-invasiv über einen Katheter. Mein Freund hatte Glück und ist ungewöhnlich schnell genesen. Mir hat sein Leid geholfen, vieles zu verstehen.

Gefällt wie ein Baum

In Deutschland werden jährlich etwa 250 000 Menschen »vom Schlag getroffen«, wie ein Baum gefällt. Über ein Drittel davon verstirbt innerhalb eines Jahres. Nach dem Krebs und den pri-

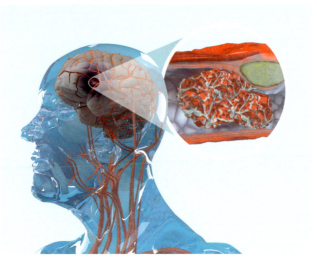

Der Schlaganfall: Die Verstopfung eines Hirngefäßes mit einem Thrombus kann zu einer schlagartigen Unterversorgung des betroffenen Hirnareals führen.

mären Herzleiden ist der Schlaganfall die dritthäufigste krankheitsbedingte Todesursache. Von denen, die den Hirnschlag überstehen – derzeit leben über eine Million Schlaganfallpatienten in Deutschland –, sind die meisten körperlich eingeschränkt und pflegebedürftig. Ein Großteil von ihnen ist halbseitig gelähmt. Andere haben Sprech- und Verständnis-, Seh-, Orientierungs- oder Gleichgewichtsstörungen, sind motorisch beeinträchtigt, leiden unter Schwindel oder Taubheitsgefühlen, wenn sie nicht sogar erblinden. Dass davon immer öfter auch jüngere Menschen betroffen sind, erklärt sich aus dem Umstand, dass der Schlaganfall vielfach durch Gefäßverengung und erhöhten Blutdruck verursacht wird, also eine Folge ungesunder Lebensweise sein kann. Die jüngste Betroffene, die ich selbst kenne, ist gerade 27 Jahre alt.

Anders, als viele glauben, wird der Schlaganfall überwiegend nicht durch das Platzen eines Gefäßes im Gehirn ausgelöst. Eine solche Gehirnblutung, bei der das Gehirn erdrückt und erstickt wird, liegt nur in etwa 20 Prozent der Fälle vor. Meist führt sie zu schnellem Tod oder zu schwerer körperlicher und geistiger Behinderung. Die andere, sehr viel häufigere Ursache ist wie beim Herzinfarkt die Gefäßverstopfung. Tritt das eine oder das andere in den Schlagadern des Halses oder im Kopf auf, kommt es zum Schlaganfall. Vielfach gehen ihm Symptome voraus, die schon wie seine Folgen anmuten, aber nur Sekunden, manchmal Minuten anhalten. Möglich sind kurzfristige Sehstörungen, Erblindung für den Moment sowie Schwächeanfälle in Armen und Beinen. Auch neurologische Defekte wie hängende Mundwinkel, Taubheit des Mundes oder Drehschwindel lassen eine Durchblutungsstörung bestimmter Gehirnregionen vermuten. *Transitorische ischämische Attacken (TIA)* werden diese kurzzeitigen Funktionsstörungen genannt. Sie sind Warnzeichen, die es ernst zu nehmen gilt. Denn nur durch frühzeitige Behandlung mit blutverdünnenden Medikamenten, Gefäßdilatation, Stentimplantation oder Gefäßoperation lässt sich der große Schlag mit seinen unabsehbaren Folgen verhindern.

Zeit ist Hirn

In jedem Fall gilt: Schlaganfall-Patienten sind Notfall-Patienten, da ihr Gehirn von Minute zu Minute weniger mit Sauerstoff versorgt wird, sozusagen zu ersticken droht. Je schneller es gelingt, die Gehirndurchblutung wieder zu normalisieren, desto größer sind die Chancen, nicht nur das Leben zu retten, sondern auch die Folgeschäden gering zu halten. Die Zeit, die dafür maximal bleibt, ist auf drei bis vier Stunden begrenzt. Und nicht immer ist ein Arzt sofort zur Stelle. Doch auch der Nichtmediziner kann schon einmal mit drei kurzen Tests feststellen, ob die Gefahr eines Schlaganfalls besteht. Entwickelt wurde dieser vorklinische Schlaganfall-Test im amerikanischen Cincinatti, weshalb er auch *Cincinatti Prehospital Stroke Scale (CPSS)* genannt wird.

Jeder sollte den Test kennen. Im Ernstfall kann er zur Veranlassung notärztlicher Hilfe führen und Leben retten:
1. Der Betroffene wird zum Lächeln aufgefordert. Das dient zur Beurteilung der Funktion seiner Gesichtsmuskeln.
2. Er muss beide Arme gleichzeitig nach oben anheben. Hiermit werden die Nerven des Bewegungsapparates überprüft.
3. Der Betroffene muss einen einfachen Satz verständlich nachsprechen. Damit wird das Sprachzentrum überprüft.

Meist fällt eine dieser Funktionen beim Schlaganfall aus. Alle zusammen versagen sie bei einer Halbseitenlähmung. So oder so muss der Betroffene sofort stationär versorgt werden, am besten auf einer speziellen Schlaganfall-Station *(Stroke Unit)*, auf der Neurologen mit Intensivmedizinern, Physiotherapeuten, Radiologen und anderen Fachleuten zusammenarbeiten. Zuerst wird man dort das Zentrum des Schadens durch die Bildgebung der Kernspintomographie oder der schnellen Computertomographie lokalisieren und versuchen, die Durchblutungsstörung im Gehirn zu beseitigen. Manchmal ist dazu – neben einer optimalen medikamentösen Einstellung des Herz-Kreislauf-Systems – ein interventioneller Eingriff nötig, vielleicht auch eine Thrombolyse-Behandlung, kurz Lyse genannt. Dabei wird ein Medikament zur Auflösung des Blutgerinnsels mittels einer Infusion verabreicht oder in seltenen Fällen durch einen Katheter bis an das Gerinnsel gebracht. Eine Lyse ist allerdings nur ungefähr in den ersten drei Stunden nach dem Anfall wirksam und wird nur durchgeführt, wenn feststeht, dass der Schlaganfall nicht durch Hirnblutung verursacht ist. Diese würde sonst durch den Einsatz des Antigerinnungsmittels nur noch verstärkt.

Der Patient selbst kann in dieser akuten Notfallsituation gar nichts tun, zumal er manchmal lange bewusstlos ist. Nach seinem Erwachen jedoch muss man sofort wieder versuchen, mit ihm zu kommunizieren. Hierzu bedarf es oft großer Geduld. Manche Schlaganfall-Patienten können nur mühsam und mit Hilfe eines Logopäden das Sprechen überhaupt wieder erlernen.

Jahre können dabei vergehen, ebenso bei der Wiedereinübung gestörter Bewegungsabläufe. Selbst Funktionen, die normalerweise unbewusst ablaufen, stehen mitunter nicht mehr so ohne weiteres zur Verfügung. Nicht wenige Patienten leiden in den ersten Tagen nach dem Anfall unter Schluckstörungen. Es besteht die Gefahr, dass Teile der Nahrung statt in die Speise- in die Luftröhre und somit in die Lunge gelangen. Der Kranke kann eine Lungenentzündung bekommen, schlimmstenfalls ersticken.

Bei vielen Schlaganfall-Patienten entwickeln sich aber viele der verlorenen Fähigkeiten mit der Zeit und bei entsprechendem kontinuierlichem Training wieder. Andere bleiben für den Rest ihres Lebens beeinträchtigt, sie behalten mehr oder weniger große Funktionseinschränkungen zurück. Einzelne spezielle Therapiekonzepte bringen Besserung, so zum Beispiel die physiotherapeutischen Behandlungen nach Bobath. Bereits in den vierziger Jahren des vorigen Jahrhunderts hatten die Physiotherapeutin Berta Bobath (1907–1991) und ihr Mann, der Neurologe Karl Bobath (1906–1991), herausgefunden, dass man spastische Lähmungen, Lähmungen mit verspannter Muskulatur, mit besonderen Trainingseinheiten überwinden kann. Der Erfolg derartiger Therapiekonzepte beruht auf einem Übertragungsprinzip. Die in der Folge eines Hirnschlags abgestorbenen Nervenzellen sind zwar nicht regenerationsfähig, aber das Gehirn kann sich gleichwohl selbst reorganisieren, indem andere Zentren die ausgefallenen Hirnfunktionen übernehmen. So nutzt auch die Forced-Use-Therapie, auch Taub'sche Bewegungstherapie genannt, bewusst das neuroplastische Anpassen des Gehirns aus, indem sie etwa bei einem Patienten mit der Funktionsstörung eines Arms sämtliche Bewegungen des anderen gesunden Arms vorübergehend einschränkt, um dieselben Bewegungen gleichzeitig mit dem funktionsbehinderten Arm zu trainieren. Das geschieht so lange, bis eine Nachbarregion des Gehirns die Steuerungsfunktion der ausgefallenen Region übernommen hat. Das Gehirn wird also dazu angehalten, sich gleichsam neu zu erfinden, was selbst in höherem Alter noch möglich ist, erst recht, wenn es mit musikalischer Unterstützung geschieht.

Das Wichtigste ist ohnehin, dass sich die Betroffenen nicht selbst aufgeben, dass sie bestrebt bleiben, ihre verlorenen Fähigkeiten so vollständig wie möglich wiederzuerlangen. Nicht zuletzt mit Hilfe von Angehörigen und Freunden ist eine Depression abzuwenden, die seltener eine Folge der Hirnschädigung als vielmehr Ausdruck der Trauer darüber ist, die eine oder andere körperliche Fähigkeit eingebüßt zu haben, womöglich für immer an den Rollstuhl gebunden zu sein. Doch selbst da macht der Fortschritt heute Hoffnung. Ein spezieller Rollstuhl erlaubt es jetzt, dass sich Gelähmte nicht nur elektrisch fortbewegen, sondern sogar auf Augenhöhe mit anderen Menschen gebracht werden können. Um dies zu erreichen, werden Sitzfläche und Rückenteil des Rollstuhls automatisch so aufgerichtet, dass Beingelähmte wieder aufrecht stehen und sogar die Chance haben, sportlich aktiv zu sein.

Die Möglichkeiten, noch in den schwierigsten Situationen Freude am Leben zurückzugewinnen, sind in den letzten Jahrzehnten immer größer geworden. Bei allem, was die Medizin unterdessen erreicht hat, müsste niemand mehr mit bedrücktem Herzen am Rand der Gesellschaft stehen. Nicht, wenn wir auf die Herzen achten, auf unser eigenes sowie auf die der anderen: vorbeugend, um die Gefahr abzuwenden, heilend, sobald es nötig wird, und mitfühlend, wenn wir dem Kranken oder Geschwächten neben uns begegnen.

Nur nicht schlappmachen
Herzentzündungen und Herzinsuffizienz

Erkrankungen des Herzmuskels, lebensbedrohlich in vielen Fällen, können einen treffen wie der Blitz aus heiterem Himmel. Ich weiß, wovon ich rede. Es war im Mai an einem warmen Frühsommertag. Das sonnige Wetter hatte gute Laune gemacht. Und dann plötzlich dieses Schwindelgefühl, ein Empfinden müder Leere, als ob man Watte im Kopf hätte, Bedrückung von einer Minute auf die andere, dazu der trockene Mund. Auch schien irgendetwas unter dem Brustbein zu kreisen. Der Puls ging nicht mehr gleichmäßig, eher ruckartig. Erste Anzeichen von Angst, dann wenig später, auf der Intensivstation, die erschreckende Diagnose: Vorhofflimmern bei Herzmuskelentzündung. Nur zu gut wusste ich, was das im seltenen Ernstfall bedeuten kann, vom Schlaganfall bis zum plötzlichen Herztod oder zur Transplantation. Einzig die sonst so kühl und steril anmutende Atmosphäre der Intensivstation gab jetzt noch Sicherheit, wirkte geradezu beruhigend, anscheinend auch auf den Rhythmus meines Herzens. Ich hatte noch einmal Glück gehabt. Der Stromstoß, der das Herz wieder in Takt bringen sollte, war mir erspart geblieben. Vielleicht hatten auch die Medikamente, die mich für die Behandlung in einen Kurzschlaf versetzen sollten, eine unverhoffte Wirkung getan. Auf jeden Fall ging es mir besser, beinahe gut. Das »Herzklabastern« hatte sich gelegt. Nur das Weichheitsgefühl im Kopf wollte nicht verschwinden, nahm sogar zu. Ich war nicht mehr belastbar. Bei einem Kontroll-EKG fehlte mir die Kraft, nach kurzer Anstrengung wieder allein vom Fahrrad-Ergometer zu steigen. Man musste mich förmlich herunterheben. Ich hatte, wie sich bald herausstellte, eine *Myokardi-*

tis, eine Herzmuskelentzündung. Es dauerte drei Monate, bis ich selbst wieder als Arzt für meine Patienten da sein konnte. Hautnah hatte ich erfahren, in welcher Gefahr wir schweben und welche Ängste einen anfallen, sobald sich das Herz entzündet oder anfängt zu flimmern.

Entzündungen des Herzens: die Karditis

Um das Geschehen der Herzmuskelentzündungen verstehen zu können, muss man sich zunächst vergegenwärtigen, was Entzündungen überhaupt sind, nämlich Reaktionen des Körpergewebes auf schädigende Einflüsse. Am Ort der Entzündung tritt eine Durchblutungsstörung auf, es erhöht sich die Durchlässigkeit der Gefäßwand. Blutplasma wird abgegeben. Blutzellen wandern in das Entzündungsgewebe, um die Gewebeschädigung zu reparieren. Äußere Anzeichen dafür sind, soweit es sich nicht um das Herz handelt, Wärme, Rötung, Schwellung, in den meisten Fällen Schmerz. Fieber entsteht durch eine verstärkte Stoffwechseltätigkeit des Immunsystems. Des Weiteren erhöhen sich die Anteile des C-reaktiven Proteins, eines entzündungshemmenden Eiweißstoffes, und der weißen Blutkörperchen, der Leukozyten, um Viren, Bakterien oder andere unerwünschte Eindringlinge abzuwehren. Deshalb kann eine Blutuntersuchung auch auf die Spur unentdeckter Entzündungen im Körper führen. Vom Nagelbett über den Blinddarm bis zur Hirnhaut gibt es kaum ein Körperteil oder Organ, das sich nicht entzünden könnte – mehr oder weniger schwerwiegend. Entzündungen, die das Herz betreffen, zählen immer zu den schweren bis schwersten Erkrankungen. Je nach Ort ihres Auftretens unterscheiden wir dabei drei große Entzündungsarten:

Myokarditis: eine Entzündung des Herzmuskels
Endokarditis: eine Entzündung an der Herzinnenhaut und den Herzklappen
Perikarditis: eine Entzündung des Herzbeutels

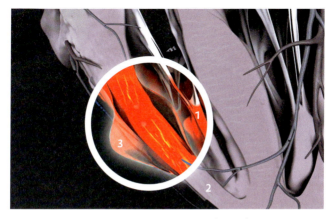

Die Schichten der Herzwand. 1 Die Herzinnenhaut *(Epikard)*, die bis auf die Herzklappen reicht, 2 das Herzmuskelgewebe *(Myokard)* als kräftige mittlere Schicht und 3 die äußere Haut, das *Perikard*.

Verursacht werden diese Erkrankungen zum Beispiel durch Bakterien, Viren, Pilze oder bestimmte Einzeller. Auch nach operativen Eingriffen am Herzen kann es zu Entzündungen kommen. Nicht immer jedoch erkennt man eine Entzündung des Herzens sofort an eindeutigen Symptomen, daher ist hier große Vorsicht geboten. Der behandelnde Hausarzt wird in der Regel eine Diagnose und die nötige Therapieempfehlung vom Kardiologen einholen.

Wenn der Herzmuskel schwächelt: die Myokarditis

Beim Herzmuskel handelt es sich um den größten Teil des Herzens, die muskulösen Herzwände. Innen sind sie von der Herzinnenhaut, dem Endokard, außen von der Herzaußenhaut, dem Epikard, umgeben. Entzünden kann sich dieser zentrale Muskel unseres Lebens in jedem Alter und aus den verschiedensten Gründen. Meist folgt die Krankheit einer Grippe oder anderen fiebrigen Erkrankungen wie dem Mumps. Prinzipiell kann jeder Erreger, der im menschlichen Körper eine Infektion auslöst, auch eine Herzmuskelentzündung hervorrufen. Am häufigsten kommen Coxsackie-Viren – verantwortlich für Erkältung, fiebrige Erkrankungen des Bauchraums mit Durchfall oder in seltenen Fällen sogar für eine Meningitis – als Auslöser in Betracht. Auch Herpesviren können bei geschwächtem Immunsystem Herzmuskelentzündungen nach sich ziehen. Des Weiteren erleiden Tumorpatienten manchmal durch die Nebenwirkungen von Chemotherapeutika eine Myokarditis. Ebenso können Psychopharmaka oder Schlafmittel wie Barbiturate den Herzmuskel schädigen. Und immer wieder entzündet er sich in der Folge chronisch erhöhten Alkoholkonsums.

Die Erkrankung beginnt überwiegend ohne deutliche Symptome. Manche Patienten empfinden große Müdigkeit, Schwäche, Schwindel. Einige berichten von einer sehr bewussten Wahrnehmung des eigenen Herzschlags. Entweder ist seine Frequenz zu niedrig oder zu hoch. Im ersten Fall spricht man von *Bradykardie*, im zweiten von *Tachykardie*. Der Rhythmus kann aber auch durch Fehlschläge, die Extrasystolen, gestört werden und dann zu unangenehmen Gefühlen führen. Außerdem können Atemnot, Fieber oder starke Schmerzen im Oberkörper mit einer Myokarditis einhergehen. Meist jedoch fehlt es an spürbaren Symptomen, die die Gefahr ankündigen. Umso mehr ist in bestimmten, mitunter harmlos erscheinenden Situationen wegen dieser gefährlichen *Symptomlosigkeit* Vorsicht geboten. Wer eine schwere Erkältung oder Grippeerkrankung nicht richtig auskuriert, riskiert eine Myokarditis. Manchmal fallen selbst durchtrainierte Leistungssportler »wie vom Blitz getroffen« um, weil sie ihr Training nach einer Grippe zu früh wiederaufgenommen haben oder mit Fieber zum Wettkampf angetreten sind.

Grundsätzlich sollte bei Fieber jegliche sportliche Belastung, auch Gymnastik, unterbleiben. Wer Temperatur hat, gehört ins Bett. Frühestens nach drei fieberfreien Tagen kann langsam wieder mit sportlichen Aktivitäten begonnen werden – nicht aber bei weiter anhaltender »Schlappheit«. Dann muss dringend zuerst ein EKG erstellt werden. Wer ohne Fieber eine »Schnupfnase« bekommt oder gar zu husten anfängt, leidet zwar meist nur an der üblichen Erkältung, da man aber auch hier nicht weiß, ob dies Vorboten einer Grippe sind – Schüttelfrost und Fieber deuten eher auf einen grippalen Infekt hin, eine herzentzündliche Leistungsminderung tritt schnell und plötzlich auf –, sollten auch Leistungssportler in einem solchen Fall drei Tage lang mit dem Training pausieren. Für den Hobbysportler gilt in der Regel dasselbe, vorausgesetzt, er trainiert zum Wiedereinstieg bloß mit 25 Prozent Belastung im unteren Leistungsbereich. Allerdings ist es nicht allein der Sport, der in solchen Situationen zu einer Überforderung mit anschließender Myokarditis führen kann. Auch andere Stressfaktoren beruflicher oder emotionaler Art können das Herz bei Infektionskrankheiten zusätzlich belasten. Meine eigene Myokarditis habe ich mir zugezogen, weil ich, vollgepumpt mit fiebersenkenden Mitteln, zu einem internationalen Radiologen-Kongress nach Chicago geflogen bin. Heute weiß ich, wie leichtsinnig das war und dass ich besser daran getan hätte, meine Grippe auszukurieren als der versammelten Ärzteschaft neue Forschungsergebnisse vorzustellen.

Kein Arzt wird sich wundern, wenn sein Patient während eines grippalen Infekts über Abgeschlagenheit, Gliederschmerzen und mangelnde körperliche Belastbarkeit klagt. Kommen aber Herzrhythmusstörungen dazu, läuten alle Alarmglocken. Wichtige, womöglich lebensentscheidende Fragen sind mit Hilfe des EKG und weiterer Diagnostik zu klären. Handelt es sich um harmlose Extrasystolen, oder weisen die Störungen auf eine Erkrankung hin? Sowohl das Ruhe- als auch das Belastungs- und Langzeit-EKG sowie das Abhören des Herzens geben Auskunft darüber, welche Art von Störungen vorliegt und ob noch andere Auffälligkeiten zu verzeichnen sind. Zur genaueren Diagnose wird sich eine *Echokardiographie*, eine Ultraschalluntersuchung des Herzens, anschließen, um einen Überblick über Klappenfunktionen, Pumpleistung des Herzens, Flüssigkeitsansammlungen und Herzwandbewegungen zu bekommen. Entzündliche Veränderungen der Klappen sind durch eine Schluckechokardiographie nachweisbar, bei der ein dünner Schlauch, in dem die Ultraschallsonde liegt, über die Speiseröhre hinter das Herz geführt wird, während die Kernspintomographie Aufschluss über eine mögliche Herzmuskelentzündung gibt. Und nicht zuletzt wird natürlich auch bei Verdacht auf eine Myokarditis das Blut des Patienten analysiert, um Krankheitserreger, Entzündungszeichen und Antikörper zu identifizieren. Bei besonders schweren Verläufen können Röntgenbilder sogar ein entzündlich vergrößertes Herz zeigen. Unter Umständen entschließen sich die Ärzte dann zu einer Myokardbiopsie, das heißt, sie entnehmen eine Gewebeprobe aus dem Herzmuskel. Hierzu wird allerdings nicht das Herz geöffnet, wie man sorgenvoll annehmen könnte, sondern eine kleine Biopsie-Sonde über ein Gefäß an die Herzwand zur Probenentnahme gebracht. Alle Untersuchungen bis auf die Gewebeprobe sind ambulant durchführbar.

Hat eine Myokarditis erst einmal Herzrhythmusstörungen ausgelöst, können diese sehr empfindlich die Pumpfunktion des Herzens beeinträchtigen und somit durchaus lebensbedrohlich werden. Wird die Krankheit nicht behandelt, führt sie womöglich zum *plötzlichen Herztod*. Der Herzschlag setzt ohne Vorwarnung aus und versiegt. Um das zu verhindern, sind vor allem äußerste Ruhe und Entlastung geboten, je nach Schwere der Erkrankung bis zu zwölf Wochen lang. Antientzündliche Medikamente und herzschonende oder -entlastende Mittel, auch Betablocker als blutdrucksenkende Mittel, werden von Fall zu Fall verordnet. Bei einer nicht gründlich ausgeheilten Herzmuskelentzündung besteht die Gefahr, dass eine dauerhafte Herzschwäche, eine *Herzinsuffizienz*, zurückbleibt.

Gegen die Impfmüdigkeit

Leider wissen wir bis heute nicht, wie man einer Herzmuskelentzündung gezielt vorbeugen könnte. Sie kann jeden in jedem Alter treffen. Es gibt keine Impfung dagegen, wenigstens keine direkte. Wohl aber kann man indirekt vorbeugen, indem man sich gegen die Grippe *(Influenza)* als einen der wesentlichen Verursacher der Myokarditis impfen lässt. Auch diese Lektion habe ich nach meiner eigenen Herzmuskelentzündung gelernt. Kein Jahr seither, in dem ich mich nicht gegen die ganz normale Grippe habe impfen lassen. Dass das noch immer viel zu wenige tun, ist ganz gewiss und zuerst ein Resultat mangelnder medizinischer Aufklärung. Auf diesem Gebiet hat die Gesundheitspolitik bisher weitgehend versagt, und das nicht nur durch Unterlassung, sondern auch durch das Setzen falscher Zeichen. Statt mit kontinuierlicher Aufklärung für eine steigende Akzeptanz der ganz normalen und nicht nur für das Herz so wichtigen Grippeschutzimpfung zu sorgen – immerhin sterben allein in Deutschland bis zu 25000 Menschen jährlich an dieser unterschätzten Krankheit –, verfallen die Gesundheitspolitiker periodisch in kurzfristigen Aktionismus, nicht selten aufgestachelt von den Interessen der Pharmaindustrie. Jüngstes Beispiel dafür die Impfung gegen das Schweinegrippevirus: ein blendendes Geschäft für die Impfstoffproduzenten auf der einen Seite und eine gigantische Verwirrungsaktion für die Patienten auf der anderen. Nicht nur, dass *ad hoc* ein Medikament auf den Markt gebracht wurde, über dessen Nebenwirkungen man noch kaum etwas sagen konnte; es wurde mit dieser Hektik auch eine freilich medial unterstützte Panikmache betrieben. Der Aufwand stand in keinem Verhältnis zur realen Gefahr, wie wir heute wissen. Kurzfristig mag davon neben der Wirtschaft der eine oder andere Politiker profitiert haben, indem er die Gelegenheit nutzte, sich den Anschein des verantwortungsbewussten Handelnden zu geben. Langfristig jedoch wird das nur wieder eine weitere Ausbreitung der ohnehin schon zunehmenden Impfmüdigkeit nach sich ziehen. Diese absurde Entwicklung könnte dazu führen, dass wir wirklichen Gefahren immer häufiger ungeschützt ausgeliefert sind. Denn tatsächlich ist die Impfung eine der größten Errungenschaften der Medizin im Kampf gegen die verschiedensten Krankheiten. Millionen Menschen hat sie schon das Leben gerettet. Auch im Fall der Schweinegrippe haben abwehrschwache, besonders gefährdete Patienten, etwa nach Transplantationen, dadurch den nötigen Schutz erhalten. Und wer weiß, um wie vieles verbreiteter die Myokarditis wäre, gäbe es nicht die alljährliche Grippeschutzimpfung. Auch in dieser Hinsicht ist unser Herz ein Organ, das sich nur ganzheitlich verstehen und schützen lässt.

Wenn die Klappen klappern: die Endokarditis

Nicht weniger schwerwiegend als die Herzmuskelentzündung kann sich die Entzündung der Herzinnenwand oder -innenhaut, die Endokarditis, gestalten. Auch hier erleben die Betroffenen einen Leistungsverlust, der sich bis zur Todesangst steigern kann. Die Herzinnenhaut, das Endokard, ist die innerste Schicht der Herzwand, zu der die vier Herzklappen zählen. Bei einem gesunden Herzen verhindert die glatte Oberfläche des Endokards, dass Blut an der Herzwand haften bleibt und sich Gerinnsel bilden. Im Umkehrschluss bedeutet dies, dass ständig Blut am Endokard vorbeifließt und diese empfindliche Haut ständig in Kontakt mit Erregern wie Pilzen und Bakterien oder den von ihnen gebildeten Giften kommt. Selbst bei kleineren Verletzungen, bei einem Schnitt in den Daumen, bei Zahnfleischbluten oder bei blutenden Hämorrhoiden gelangen täglich Millionen solcher Erreger ins Blut. Keime, die am häufigsten eine Endokarditis auslösen, sind Streptokokken, Staphylokokken und Enterokokken, also Bakterien, die überall vorkommen. Und normalerweise wird der Körper auch schnell mit diesen Erregern fertig. Das Lymphsystem, bestehend aus den Lymphknoten, Milz und

»Fresszellen« im Blut, macht sie unschädlich. Sind die Abwehrkräfte jedoch aus irgendeinem Grund geschwächt, können sich Pilze oder Bakterien am Endokard festsetzen und die Klappen oder deren Schließmechanismus zerstören, in selteneren Fällen beides zusammen. Die Diagnose lautet dann: *Endokarditis*. In der Folge derartiger Klappenschädigungen kommt es zu einer Überforderung, schlimmstenfalls zur totalen Erschöpfung der Herzmuskulatur, weil der Rückstrom des Blutes nicht mehr verhindert wird und die »Pumpe« ohne Ruhephasen ununterbrochen arbeiten muss.

Noch bis weit ins 20. Jahrhundert hinein glich die Diagnose Endokarditis einem Todesurteil. Erst seit der Entdeckung des Penicillins in den vierziger Jahren und später noch anderer Antibiotika nimmt die Krankheit nur noch bei jedem fünften Patienten einen sehr schweren Verlauf. Bleibt sie aber unbehandelt, sind die Folgen nach wie vor dramatisch, manchmal sogar tödlich. Liegt eine bakteriell verursachte Endokarditis vor, ist ein längerer Krankenhausaufenthalt mit intensiver Überwachung unumgänglich. Herzklappen, die infolge der Entzündung beschädigt wurden, können später operativ oder minimal-invasiv ausgetauscht oder endoskopisch »repariert« werden. Ein bewundernswert filigraner Eingriff, den heute immer mehr Herzchirurgen durchführen: Kaum vorstellbar, wird dabei auf engstem Raum eine Klappe von maximal drei Zentimetern Durchmesser wieder instand gesetzt. Überhaupt zeigt die Technologie in diesem Bereich, welche enormen Fortschritte die medizinische Entwicklung in immer kürzerer Zeit gemacht hat. Man denke nur an die Herz-Lungen-Maschine, die während solcher Eingriffe wesentliche Funktionen des menschlichen Körpers zuverlässig übernimmt.

Und dennoch verrät die Statistik eher Unerfreuliches. Nachdem die Zahl der an infektiöser Endokarditis Erkrankten im Zeitraum von 1945 bis 1967 dank der Behandlung mit den neuen Antibiotika deutlich gesunken war, stieg sie in den letzten Jahrzehnten wieder an – in Europa auf einen Stand von etwa vier

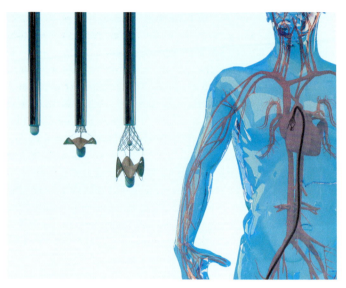

Herzklappenfehler lassen sich heute manchmal auch ohne chirurgische Eingriffe beheben. Die neuen Herzklappen werden dabei ebenso wie die benötigten Operationsinstrumente über einen Katheter eingebracht. Am Bildschirm sieht der Operateur in das Innere des Körpers.

Neuerkrankungen auf 100 000 Einwohner pro Jahr. Fachleute sehen dafür medizinische und gesellschaftliche Gründe, wenn sie die Entwicklung auf die zunehmende Resistenz gegenüber den Antibiotika sowie auf die gestiegene Impfmüdigkeit zurückführen. Doch auch die Zunahme von Dauerkathetern und Operationen mit künstlichen Implantaten, schönheitschirurgische Maßnahmen und die Änderung des Erregerspektrums steigern das Risiko einer schwerwiegenden Infektion. An Krankenhausinfektionen mit Erregern, die nicht (mehr) auf Antibiotika ansprechen, sterben in Deutschland, so die aktuelle Schätzung, pro Jahr bis zu 40 000 Patienten.

Eine Keimbesiedelung kann, wie bereits dargestellt, durch Verletzungen oder durch fieberhafte Erkrankungen wie Bronchitis, Mandel- oder Lungenentzündung hervorgerufen werden.

Nur nicht schlappmachen

Selbst beim Entfernen von Zahnstein oder dem Einsetzen eines Zahnersatzes kann es zu kleinen, blutenden Verletzungen kommen, die für Menschen mit geschwächtem Immunsystem ein Risiko bergen. Besonders anfällig sind Patienten, deren Herzklappen bereits Vorschäden aufweisen. Deshalb erkranken auch ältere Menschen eher als jüngere an einer infektiösen Endokarditis, zumal wenn ihnen aufgrund anderer Erkrankungen früher bereits künstliche Herzklappen eingesetzt worden sind. Patienten mit einer künstlichen Herzklappe und Menschen, die schon einmal eine Endokarditis überstanden oder einen angeborenen Herzfehler haben, sollten daher stets ein Dokument mit sich führen, aus dem der bisherige Krankheitsverlauf ersichtlich ist. Bei der Zahnbehandlung zum Beispiel kann dann das Risiko einer Infektion durch den vorsorglichen Einsatz von Antibiotika gesenkt, wenn nicht ausgeschlossen werden.

Die Vorbeugung ist das eine, die Diagnose das andere. Und selten lässt sich eine Endokarditis ohne weiteres feststellen. Fieber, Schüttelfrost, nächtliches Schwitzen, Appetitlosigkeit, Muskel- und Gliederschmerzen, das alles können zunächst Anzeichen einer ganz »normalen« grippalen Infektion sein; ebenso gut können sie aber auch auf mehr hindeuten. Mit besonderer Sorgfalt muss daher geklärt werden, ob weitere Beschwerden, möglicherweise Symptome einer Endokarditis auftreten. Neben anhaltender Leistungsschwäche können etwa Hauteinblutungen an Handflächen und Fußsohlen, die sich als winzige rote Pünktchen abzeichnen, typisch sein. Zudem können Atemnot, Ödeme oder Blut im Urin auftreten, weil die Funktion der Nieren eingeschränkt ist. Sind bei der Untersuchung mit dem Stethoskop unnormale Klappengeräusche zu hören, so lässt auch das eine Endokarditis vermuten. Führen doch die entzündlichen Vorgänge an den Herzklappen zuerst dazu, dass sich auf dem Klappengewebe ein Belag bildet. Bei dieser sogenannten *Klappenvegetation* handelt es sich um bakterienhaltige Fibrinfäden, die im »Schluckecho« entdeckt werden können. Sie pendeln mit jeder Klappenbewegung. Eine große Gefahr besteht zusätzlich darin, dass sich diese Fäden ablösen und mit dem Blut davongeschwemmt werden, um sich schlimmstenfalls in den Arterien anderer Organe abzulagern. Es kommt dann zu Durchblutungsstörungen oder sogar zu einer Embolie, wenn beispielsweise Lungengefäße verstopfen. Gelangt dieselbe Vegetation ins Gehirn und verschließt dort die kleinen Arterien, erleidet der Betroffene einen Schlaganfall. Weniger dramatisch verläuft dagegen das Geschehen, wenn sich die Fäden in der Haut ablagern, wo sie meist an Finger- und Zehenkuppen kleine punktuelle, schmerzhafte Blutungen bilden, die nach dem kanadischen Arzt Sir William Osler (1849–1919) benannten »Osler-Knötchen«: sichtbare Indizien einer Endokarditis.

Aufgrund der häufig komplizierten Diagnoselage kann es manchmal sehr lange, vier bis acht Woche dauern, ehe eine Endokarditis und deren Erreger eindeutig bestimmt sind. Meist sind die Patienten in dieser Zeit schon so geschwächt, dass sie von allein, ohne ärztliche Verordnung ausruhen wollen. Die Antibiotika-Behandlung wird dann intravenös durchgeführt und dauert ebenfalls ungefähr vier bis sechs Wochen. Ein längerer Krankenhausaufenthalt mit anfangs strenger Bettruhe ist die Regel.

Nichtbakterielle Entzündungen: das rheumatische Fieber

Eine andere und weniger verbreitete Form der Endokarditis ist die abakterielle Entzündung. Auch bei ihr ist die Funktion der Herzklappen so eingeschränkt, dass sie nicht mehr richtig schließen können. Ausgelöst wird das Geschehen in diesem Fall durch eine Arteriosklerose, also durch nichtbakterielle Ablagerungen oder durch ein akutes rheumatisches Fieber, dem wiederum eine nicht ausgeheilte, fieberhaft eitrige Entzündung der oberen Atemwege oder der Mandeln durch Streptokokken vorausgegangen ist. Um Bakterien und deren Gifte zu bekämpfen, wurde die Bildung von Antikörpern ausgelöst. Wenn diese Antikörper nun aber fälschlich – aus welchen Gründen können wir noch immer nicht sagen – körpereigenes Gewebe angreifen, kommt es zu einer sogenannten *Autoimmunerkrankung*, die dann am Herzen in Form einer nichtinfektiösen Endokarditis oder Myokarditis auftreten kann. Das heißt, eigene Zellen verursachen Entzündungen des Herzmuskels oder der Herzklappen, und das kann beispielsweise noch Wochen nach einer an sich harmlos erscheinenden Mandelentzündung geschehen.

Nach den beiden Weltkriegen des letzten Jahrhunderts erkrankten und starben sehr viele Menschen an den Folgen dieses rheumatischen Fiebers. Dabei traten die Herzerkrankungen – mitunter alle drei Erkrankungstypen gleichzeitig – zusammen mit einer äußerst schmerzhaften Gelenkentzündung auf. Hinzu kamen entzündliche Reaktionen im Gehirn und an der Haut. Da in den Industrieländern heute jedoch eine Streptokokken-Angina an den eitrigen Belägen der Mandeln in der Regel rechtzeitig erkannt und mit Antibiotika bekämpft wird, ist die Zahl der an rheumatischem Fieber mit anschließender abakterieller Endokarditis oder Myokarditis Erkrankten entscheidend zurückgegangen. Wo es dennoch auftritt, erfordert das rheumatische Fieber nach wie vor eine oft langwierige Behandlung mit Penicillin, manchmal Kortison.

Wenn der Beutel zu eng wird: die Perikarditis

Nachdem wir uns mit Myokarditis und Endokarditis, mit der Herzmuskel- und der Herzklappenentzündung, befasst haben, bleibt noch die Betrachtung der dritten Entzündungsart des Herzens, der Perikarditis. Dabei handelt es sich um eine Erkrankung des Herzbeutels. Dieser, das Perikard, umgibt das gesamte Herz. Man kann sich den Herzbeutel gut als eine schützende Umhüllung, eine Art Sack vorstellen. Durch Bänder, Ligamente, ist er am Zwerchfell, der Wirbelsäule und dem Brustbein fixiert.

So hält er das Herz in einer konstanten Position, auch beim Liegen, bei einem Kopfstand oder gar bei einer artistischen Meisterleistung wie dem Salto mortale. Der Herzbeutel besteht aus zwei Schichten, die auch Blätter genannt werden. Die innere, viszerale Schicht liegt direkt am Herzen an. In ihr wird eine Art Gleitmittel gebildet, die perikardiale Flüssigkeit, die wie ein Schmierfilm wirkt und dafür sorgt, dass die Herzaußenseite bei jeder Pumpbewegung des Herzens ohne Widerstand an der äußeren, fibrösen Herzbeutelschicht vorbeigleitet.

Das Perikard hat zudem eine immunologische Funktion zu erfüllen. Es dient als Barriere gegen Infektionen oder Tumore und verhindert deren direktes Übergreifen auf den Herzmuskel. Allerdings kann es dabei selbst angegriffen werden. Eine infektiöse Perikarditis kann ebenso wie die Myokarditis als Begleit- oder Folgeerkrankung eines fieberhaften Infekts auftreten. In 80 Prozent aller Fälle liegt eine virale Erkrankung vor. Eine nichtinfektiöse Entzündung des Herzbeutels ist oft Folge eines Infarkts, einer Herzoperation oder durch eine Autoimmunerkrankung, wie das rheumatische Fieber, verursacht. Ganz selten tritt die Perikarditis dagegen infolge einer allergischen Reaktion auf, etwa bei einer Arzneimittelallergie.

Stechende Schmerzen hinter dem Brustbein und beim Atmen, Husten oder beim Hinlegen während eines fieberhaften Infektes können auf die Erkrankung hinweisen. Die Blätter des Beutels reiben dann schmerzhaft aneinander. Die Entzündung provoziert aber zugleich eine vermehrte Produktion von Gleitflüssigkeit, so dass die Schmerzen nach einigen Tagen wieder abklingen. Doch das ist nicht unbedingt ein gutes Zeichen, weil der Herzbeutel jetzt mit mehr, unter Umständen mit zu viel Wasser gefüllt ist. Ein gesunder Mensch produziert zwischen 15 und 50 Milliliter perikardiale Flüssigkeit am Tag. Bei einer Entzündung können bis zu zwei Liter im Zwischenraum zwischen den beiden Herzbeutelblättern eingelagert werden, wobei manchmal schon 80 bis 200 Milliliter genügen, um das Herz erheblich in seiner Funktion einzuschränken. Es kommt zu einer *Herzbeu-*

teltamponade, die verhindert, dass sich die Herzkammern ausreichend entfalten und mit Blut füllen. Das Blut staut sich vor der rechten Herzhälfte, was man an den hervortretenden Halsvenen erkennt. Die gestaute Blutmenge fehlt nun gleichzeitig im linken Herzteil, wodurch es schließlich zu abfallendem Blutdruck, schnellem Herzschlag, Atemnot und einem allgemeinen Schwächezustand kommt. Dies ist eine lebensbedrohliche Komplikation, die unbedingt im Krankenhaus intensiv medikamentös behandelt werden muss, einschließlich strengster Bettruhe für mehrere Wochen und eventueller Punktion des Ergusses.

Die Vernarbung des Herzbeutels ist schließlich eine weitere gefürchtete Komplikation. Wir sprechen von einem »Panzerherz«. Die Narben schnüren das Herz dauerhaft ein und verhindern so abermals, dass sich die Herzkammern ausreichend ausdehnen und mit Blut füllen können. Im schlimmsten Fall muss vernarbtes Herzbeutelgewebe operativ entfernt werden.

Kraft- und saftlos: die Herzinsuffizienz

Als Folge der unterschiedlichen Herzerkrankungen kann ein weiteres eigenständiges Krankheitsbild, die *Herzschwäche (Herzinsuffizienz)*, auftreten. Vor allem Menschen jenseits der fünfzig sind davon betroffen. Zehn Prozent der 75-Jährigen leiden darunter. Herzinsuffizienz heißt, die Pumpleistung des Herzens reicht nicht mehr aus, um den Körper, die Organe und das Gewebe, vollständig zu versorgen. Weil die Herzkammer weniger Blut auswirft, sinkt das Schlagvolumen. Es kommt zu Funktionsstörungen der Organe infolge einer Blutunterversorgung, am Ende sogar zu Kreislaufversagen. Ursachen einer solchen Herzschwäche können neben den bereits erwähnten Herzentzündungen, Arteriosklerose mit Herzinfarkt und Herzrhythmusstörungen, Herzfehler, chronischer Bluthochdruck, eine Überfunktion der Schilddrüse oder Lungenerkrankungen wie Embolie und Lungenentzündung sein. In den allermeisten Fällen handelt es sich bei der Herzschwäche um eine sekundäre Erkrankung, oft um die zweite Stufe eines Herzleidens. Das wichtigste Symptom bei Schwäche der linken Hauptkammer ist die Atemnot, auch *Dyspnoe* genannt. Unterschieden wird eine *Belastungsdyspnoe* im Anfangsstadium, bei der die Atemnot erst unter körperlicher Belastung wie etwa schnellerem Gehen auftritt, von einer *Ruhedyspnoe* im fortgeschrittenen Zustand, bei der schon kleinste Anstrengungen zur Atemnot führen.

Je nachdem, in welcher Herzhälfte der Pumpverlust auftritt, spricht man von einer Links- oder Rechtsherzinsuffizienz. Die Erkrankungszeichen und Beschwerden sind unterschiedlich. Wenn Blut in die Lunge zurückgestaut wird, weil sich die linke Herzkammer infolge versteifter Herzwände nicht richtig füllt oder weil bei vergrößerter Herzkammer nicht genügend Blut in den Körper abgepumpt werden kann, leidet der Patient unter Atemnot. Immer wieder muss er meist trocken husten. Auch ein Fremdkörpergefühl kann bei dieser *Linksherzinsuffizienz* auftreten, so als habe man einen Kloß im Hals. Erfolgt kein Abbau des ursächlichen Blutstaus durch Ruhe und Medikamente, füllen sich die Lungenbläschen lebensbedrohlich mit Wasser. Es entsteht ein Ödem, die Lunge verliert ihre Fähigkeit zu atmen, sie »brodelt«. Erstickungsanfälle treten auf, man spricht von *Asthma cardiale*: ein Fall für den Notarzt.

Bei einer Rechtsherzinsuffizienz fallen meist zuerst die geschwollenen Füße oder Knöchel auf, ähnlich wie bei Krampfadern oder Venenentzündungen. Diese über den Tag zunehmende Gewebewasseransammlung entsteht, weil die Kraft der rechten Herzkammer nicht mehr ausreicht, das Blut in die Lunge zu pumpen. Es staut sich dann aber nicht wie bei der Linksherzinsuffizienz zurück in die Lunge, sondern in den Körper. Bei Bettlägerigen schwellen der Rücken, später Leber, Magen und andere Organe an. Druckgeschwüre am Gesäß können ebenso entstehen wie schlecht heilende Wunden an den Beinen. Die Stauung der Venen des Magens führt häufig zu einer sogenannten *Stauungsgastritis*, zu Völlegefühl gepaart mit Appetitlosigkeit. Besonders schwerwiegend ist dieses Geschehen, wenn sich bereits eine Wasseransammlung in der Bauchhöhle gebildet hat. Häufiger nächtlicher Harndrang kann auf eine Insuffizienz hinweisen, da im Ruhezustand das Wasser aus dem Gewebe zurück ins Blut strömt und über die Nieren ausgeschieden wird.

Äußerst bedrohlich gestaltet sich die Herzinsuffizienz, wenn der Schlagkraftverlust, was häufig vorkommt, das ganze Herz erfasst. Beide Symptomgruppen, die der linken und der rechten Herzschwächung, treten dann gemeinsam im Rahmen einer *globalen Herzinsuffizienz* auf. Herzrhythmusstörungen sowohl der Vorhöfe als auch die lebensgefährlichen der Herzkammern sind Begleitphänomene dieses Erkrankungsverlaufs.

Doch wie stets bei drohender Gefahr versucht der Körper auch eine beginnende Herzschwäche zunächst aus eigener Kraft auszugleichen. Ein vielschichtiger Prozess wird in Gang gesetzt: Die Niere scheidet weniger Flüssigkeit aus, behält mehr Natrium zurück, die Arterien verengen sich, und der Blutdruck steigt. Das vermehrte Blutvolumen dehnt dann wiederum die Kammermuskeln. Die Schlagkraft kann kurzfristig steigen. Mit der Zeit jedoch »leiert« die Muskulatur im wahrsten Sinne des Wortes aus. Sie verliert ihre Spannkraft, die Kammern erweitern sich, die Herzklappen werden durchlässig, und der Druck nimmt wieder ab. Parallel startet eine zweite Phase des Krisenmanagements. Das verstärkt ausgeschüttete Stresshormon Adrenalin erhöht die Herzfrequenz. So wird bei geringerem Einzelschlagvolumen dennoch mehr Blut pro Zeiteinheit in den Körper gepumpt. Doch je länger dieser Zustand anhält, desto unempfindlicher werden auch die Rezeptoren des Herzens für die Wirkung der Stresshormone. Das Herz muss jetzt wachsen, um mehr Muskelkraft entwickeln zu können. Im Röntgenbild ist ein vergrößertes Herz zu sehen – ein Herz, das nun seinerseits mehr Sauerstoff braucht, als die geschwächte »Pumpe« heranschaffen kann.

Dieser Teufelskreis von Herzmuskelvergrößerung und Sauerstoffbedarf, Ausbeulen der Herzhöhlen und Minderversor-

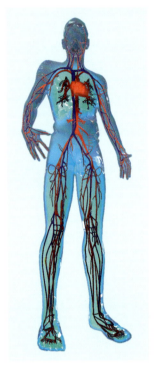

Herzinsuffizienz (Herzschwäche)
Auf Grund einer verminderten Auswurfleistung der rechten oder linken Herzkammer erfolgt ein Rückstau des Blutes.
Rechtsherzinsuffizienz:
Rückstau des Blutes im Bauch, in der Leber und in den Beinen. Typisches Zeichen ist die Wasserablagerung (hellblau) in den Beinen.
Linksherzinsuffizienz:
Blut staut sich in der Lunge, dadurch Wassereinlagerung (hellblau) und Luftnot.

gung des Körpers mit Blut kann im Einzelfall die Notwendigkeit einer Herztransplantation oder den plötzlichen Herztod nach sich ziehen. Deshalb ist die konsequente Einnahme verordneter Medikamente – wie Betablocker und ACE-Hemmer zur Herzentlastung und Wassertabletten zur vermehrten Urinausscheidung – von enormer Wichtigkeit, auch noch dann, wenn man sich scheinbar beschwerdefrei fühlt. Denn gerade diese trügerische Freude, alles überstanden zu haben, verleitet viele Patienten dazu, die Medikamenteneinnahme vorzeitig und ohne Absprache mit dem Arzt zu beenden oder zu reduzieren. Solche Versuche der Selbstbehandlung können schlimme bis schlimmste Folgen haben.

Aber so weit muss es in vielen Fällen gar nicht erst kommen. Da die koronaren Herzkrankheiten, wie wir gesehen haben, ganz überwiegend als Folgeerscheinungen der Arteriosklerose und/oder des erhöhten Blutdrucks auftreten, kann auch hier vieles durch eine bewusstere und gesündere Lebensweise verhindert werden. Das ist zugegebenermaßen keine neue Erkenntnis, manchem mag die Wiederholung gar gebetsmühlenartig anmuten, und dennoch kann man nicht oft genug an das Wesentliche erinnern: viel Bewegung, den Cholesterinspiegel normal halten, den Blutdruck regelmäßig kontrollieren und gegebenenfalls einstellen lassen, Übergewicht reduzieren, einer Zuckerkrankheit vorbeugen oder den Diabetes richtig einstellen, Rauchen aufgeben und Alkohol in Maßen konsumieren sowie die schönen Seiten des Lebens kultivieren und genießen. Das mag nicht so einfach sein, wie es klingt, doch es lohnt die Anstrengung.

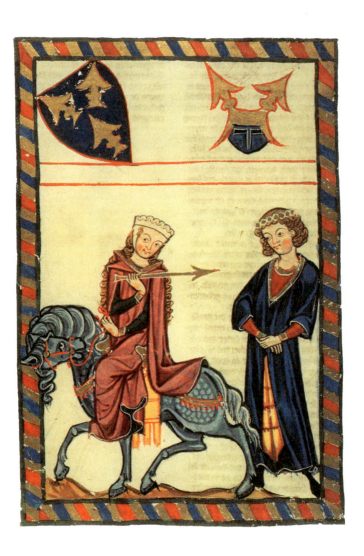

Teil II

Du bist
mein einzig Herz

Bild auf vorhergehender Seite:
Auf das Herz des Minnesängers zielt der Liebespfeil
in der Hand der »herzlieben Frouwe«.
Miniatur aus der Manessischen Liederhandschrift.

Von Göttern, Menschen und Ärzten
Jahrtausende der Herzerfahrung

Keines seiner Organe hat den Menschen über die Jahrtausende so beschäftigt wie das Herz. Was man darüber dachte, wusste oder zu wissen glaubte, fand seinen Niederschlag in mythischen und religiösen Vorstellungen, bei den Heiden wie bei Christen, Juden, Hindus, Buddhisten und Muslimen. Als Kraftquell allen Lebens wurde das Herz seit jeher verehrt. Die einen opferten es den Göttern; die anderen hofften, die Kraft ihrer Gegner zu gewinnen, wenn sie deren Herzen nach errungenem Sieg verschlangen; und wieder andere glaubten, den Toten das ewige Leben zu schenken, wenn sie den mumifizierten Leichen das Herz mit auf die Reise ins Jenseits gaben. Heute muten derartige Riten archaisch an, befremdlich und unverständlich grausam mitunter. Schon die bloße Vorstellung eines Herzopfers, vollzogen bei lebendigem Leib, lässt uns erschauern. Doch nicht zur Strafe oder aus Freude am Schrecken haben die Azteken ihren Göttern lebende Herzen geopfert. Die Zeremonie war kein Autodafé, kein Todesgericht, sondern ein Festakt zu Ehren des Lebens. Die Götter bekamen das Wertvollste überhaupt, damit sie die Sonne Tag für Tag wieder aufgehen ließen. Aus dem Herzopfer, das man ihnen darbrachte, sollten sie die Kraft des Lebens schöpfen. Wer sein Herz hergeben musste, hatte selbst die Vergänglichkeit überwunden, den Weg ins Reich der Ewigkeit gefunden. Denn was immer sonst auch im Körper geschehen mochte, das Lebens hing seit jeher von pochenden Herzen ab. Hier nur war die Bewegung, ohne die kein Leben denkbar wäre, zu ertasten, rhythmisch fortdauernd. Dazu bedurfte es keines medizinischen Wissens, das konnte jeder für sich wahrnehmen. Allein diese Tatsache verband das Herz im Bewusstsein der Menschen mit dem Leben, machte das Organ zum symbolischen Träger menschlichen Daseins. Und wenn das Leben so am Herzen hing, warum sollte dann nicht auch das eine mit dem anderen auf die Reise ins Jenseits gehen können, als Herzopfer oder sicher geborgen in den mumifizierten Leichen, mit denen die alten Ägypter der Vergänglichkeit zu entkommen suchten.

In späteren Zeiten und anderen Kulturen wurden immer neue Wege in die Ewigkeit gesucht. Die Vorstellung aber, dass sich die irdische Begrenztheit überwinden ließe, wenn es nur gelänge, das Herz des Menschen zu »retten«, hat uns bis heute nicht verlassen. Aus ihr erwuchs die Hoffnung auf Erlösung, die die großen Weltreligionen bei den Gläubigen wecken, unentwegt seit Anbeginn. Erst in der jüngeren Vergangenheit hat diese glückselige Verheißung eine ernsthafte Konkurrenz im Glauben an die scheinbar unbegrenzten Möglichkeiten der Technik bekommen.

Nirgends ist das bisher deutlicher geworden als in den Reaktionen der Öffentlichkeit auf die Fortschritte der Herzmedizin. Kein anderes Ereignis der Medizingeschichte – und da fehlt es wahrlich nicht an großartigen Entdeckungen – hat die Menschheit so bewegt wie die erste erfolgreiche Herztransplantation 1967. Der Name des südafrikanischen Operateurs, Christiaan Barnard (1922–2001), war damals buchstäblich in aller Munde, jeder kannte ihn. Über Tage, Wochen und Monate beherrschte das Thema die Weltpresse. In Amerika wie in Australien, in Europa wie in Afrika, selbst in der abgeschotteten Sowjetunion gab es trotz des Kalten Kriegs und Wettrüstens nichts Wichtigeres, nichts, was die Menschen mehr zu bewegen schien.

Nicht die medizinische Leistung an sich, von der sich wohl die wenigsten ein genaueres Bild machen konnten, sondern die Möglichkeiten, die sie eröffnete, hielten die Welt in Atem. Ein Tor war aufgestoßen. Was sich bisher nur durch spekulatives Denken oder in literarisch künstlerischer Darstellung imaginieren ließ, schien plötzlich in greifbare Nähe zu rücken. Unversehens keimte mit der ersten erfolgreichen Verpflanzung eines

Herzens, des zentralen menschlichen Organs, des Motors unseres Daseins, die Hoffnung, dass sich der Vergänglichkeit des Lebens gleichsam operativ ein Schnippchen schlagen ließe, entweder durch die Transplantation natürlicher oder durch den Einsatz künstlicher Organe.

Zu dem alten Glauben an die Götter trat ein neuer Glaube – der Glaube an die Macht der Technik. Auch ihre mythische Verklärung ist die Fortsetzung einer alten, der ewigen Geschichte. Nach wie vor hoffen wir, mit der Rettung des Herzens über das Ende zu triumphieren, das Leben an sich zu bewahren – länger, immer länger. Schon im Diesseits scheint es möglich zu sein, mit High Tech zu erreichen, was sich die Menschen früher Zeiten von der Wiedergeburt oder der Auferstehung ihrer Seelen im Jenseits erwarteten: Unsterblichkeit. Visionen treiben uns unverändert voran. Utopische Träume bestimmen das Handeln. Ihnen verdanken wir die großartigsten Erfolge medizinischen Fortschritts, mehr, als sich die Menschheit über Jahrtausende hinweg vorzustellen wagte.

Der Sonne am nächsten
Die mythische Herzerfahrung

In den frühen Kulturen wie bei den Naturvölkern waren die Vorstellungen, die man sich vom Herzen und seinen Funktionen machte, überwiegend von einem heliozentrischen Weltbild geprägt. Wie die Azteken so hatten die Ägypter Jahrtausende zuvor die Sonne als den Urquell allen Lebens angesehen. Ohne die Sonne, wusste man, kann die Welt so wenig existieren wie der Mensch ohne sein Herz. Der Kosmos und das Individuum wurden analog verstanden, das eine ließ sich durch das andere erklären. Der Bedeutung der Sonne für die Welt entsprach die Bedeutung des Herzens für den Körper. Es war der individuelle Quell des Lebens, das höchste Gut auf Erden. Mit ihm musste man vor den Göttern bestehen. Mehr konnte man ihnen nicht »opfern«.

Und im Rahmen eines solchen Weltbildes waren auch die Herzopfer der Azteken nicht jene unmenschliche Grausamkeit, als die sie die spanischen Eroberer erlebten. Was sie, geprägt von der christlichen Vorstellung, dass der Mensch – zum rechten Glauben bekehrt – die unantastbare Schöpfung Gottes sei, als Barbarei beschrieben, war im Verständnis der mexikanischen Ureinwohner ein Ritus, der den Sonnengott gnädig stimmen sollte. Ob es allerdings stimmt, dass noch Anfang des 16. Jahrhunderts, zur Zeit der spanischen Invasion, bis zu 80 000 Menschenherzen jährlich geopfert wurden, scheint unterdessen durchaus fraglich. Viele Historiker sprechen in dem Zusammenhang von einer propagandistischen Übertreibung der Spanier zur Rechtfertigung des eigenen Eroberungsterrors.

Dass verschiedene Kulturen im Laufe der Menschheitsge-

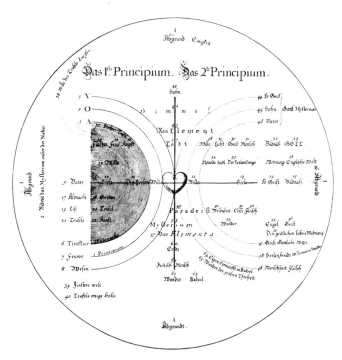

Der Mystiker Jakob Böhme (1575–1624) stellte mit seiner Zeichnung »Die Philosophische Kugel« ein sogenanntes »Wunderauge der Ewigkeit« dar. Als Spiegel der göttlichen Weisheit sollte es die geistige Struktur der Welt aufzeigen. Im Zentrum des Bildes, wo sich die als Halbkreise gezeichneten Reiche des Lichts und der Finsternis treffen, befindet sich das Herz.

schichte Phasen des Sonnenkults mit Herzopfern praktizierten, steht dagegen außer Frage. Auch in Ägypten und im Orient, wo die großen Weltreligionen entstanden, gab es Herzrituale. Das Gilgamesch-Epos, eine der ältesten Dichtungen der Menschheit, deren schriftliche Überlieferung bis ins 18. Jahrhundert v. Chr. zurückreicht, berichtet von einem Stierherzopfer. Allerdings lernt der Tyrann und Halbgott Gilgamesch hier auch schon die bezwingende Kraft eines »großen Herzens« kennen. Von einem Naturkind, dem Hirten Enkidu, der ursprünglich in para-

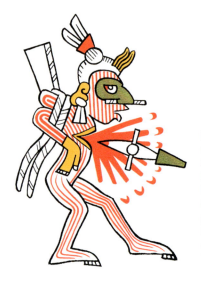

Im aztekischen Schöpfungsmythos besteht eine Analogie zwischen der Sonne und dem Herzen. Jene ist das Zentrum des Kosmos, dieses das Zentrum des Menschen. Das geopferte Herz gibt der als Gott verehrten Sonne nach aztekischer Vorstellung die Kraft, wieder aufzugehen, Tag für Tag.

diesischem Einklang mit Pflanzen und Tieren lebt, erfährt er die Macht der Herzensgüte. Im Nachdenken über den Tod und das Leben wandelt er sich vom kaltherzigen Machtmenschen zum warmherzigen Herrscher. Geistesgeschichtlich stehen wir am Anfang einer Entwicklung, in der der Mensch sein Herz als den Ort der Seele entdeckt.

Ursprünglich, in einer ersten Stufe mythischer Reflexion, hatte das Herz nur für körperliche Kraft gestanden. Ein großes Herz, so stark wie das eines Löwen, war begehrenswert, weil es einem erlaubte, lange auf die Jagd zu gehen, ausdauernd zu kämpfen. Wer es besaß, war gefürchtet. Er konnte Macht ausüben. Mit emotionalen Regungen wie Liebe, Freude oder Trauer wurde das Herz noch nicht in Verbindung gebracht, auch noch nicht mit dem Weltganzen wie dann später bei den Ägyptern oder Azteken. Die Götter, denen man es opferte, bevölkerten erst später die Vorstellungen der Menschen. Erst in der Korrespondenz mit göttlichen Mächten wurde das Herz als Träger von Gefühlen angesehen, verband es sich im Bewusstsein der Gesellschaften mit einer Liebe, die sich im Laufe der Geschichte zunehmend individualisierte, sich im Irdischen erfüllte und schließlich den Menschen ausmachen sollte. Davon, von der Hinwendung zum Nächsten, von leidenschaftlicher sowie von mitleidig herzlicher Zuneigung erzählt die Dichtung seit den Tagen des Gilgamesch-Epos immer aufs Neue, bis heute. Ohne diese »Macht des Herzens« – eines Herzens, dem Fröhlichkeit, Güte, Milde und Urteilskraft zugesprochen werden – wäre die Geschichte der Zivilisation nicht denkbar. Ihr verdanken wir trotz aller kriegerischen Rückfälle eine humanistische Kultur, die nur bestehen kann, wenn sie auch weiterhin von sensibler Herzensbildung getragen wird.

Die Reise zum Ich

Mit der Betrachtung des Herzens als eines Symbols des Göttlichen, das jeder in sich trägt, begann die Entdeckung der Persönlichkeit. Der Einzelne trat aus der Horde. Er wurde wichtig: ein eigenständiges, bewusst handelndes Wesen, dazu angehalten, sich selbst ernst zu nehmen und Verantwortung zu tragen. Deshalb war es für die alten Ägypter ein Gebot der Moral, sich mit seinem eigenen Herzen zu unterhalten, es zu ermuntern oder zu besänftigen. Denn befehlen ließ es sich nicht. Auch wenn sie das unwillkürliche Nervensystem noch nicht als solches bezeichnen konnten und zunächst nach mythologischen Erklärungen suchten, war den Ägyptern bereits Jahrtausende vor unserer Zeitrechnung bewusst, dass das Herz als Organ unabhängig vom Willen agierte. Indem man es aber zugleich als den Partner eines göttlichen Dialogs ansah, wurde auch der Mensch als Individuum in sein Recht gesetzt.

Diese geistige Durchdringung des Herzens rangierte nach allem, was wir aus der historischen Forschung wissen, vor der der naturwissenschaftlichen Erkenntnis. Zwar wusste man, dass es ein Gefäßsystem gab, in dem die Körpersäfte entsprechend dem

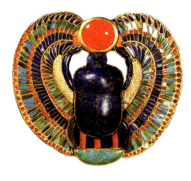

Als einziges aller inneren Organe wurde von den alten Ägyptern das einbalsamierte Herz zurück in den mumifizierten Leichnam gelegt. Für die herausragende Bedeutung des Herzens sprechen auch die kunstvoll gestalteten Skarabäus-Käfer, die in eine Herzform eingefasst waren. Sie wurden den Mumien auf die Brust gelegt.

Herzschlag pulsierten, doch besaß man wohl noch keine zutreffenden anatomischen und physiologischen Vorstellungen über das Zusammenspiel der Organe. Vielmehr nahmen die Ärzte des ägyptischen Altertums an, dass das Herz die Quelle aller Körperflüssigkeiten sei, ihm sollten neben dem Blut auch der Urin, der Samen und jede Form von Schleim entspringen, alles, was der Mensch zum Leben und zur Fortpflanzung nötig hatte.

Für die Ägypter war diese organische Überbewertung des Herzens Teil ihres Menschenbildes. Sahen sie das Herz doch zugleich als das psychische Zentrum des Menschen an. In ihm, dachten sie, sei der Verstand lokalisiert. Was aus ihm kam, teilte die Zunge als Diener des Herzens mit. Also musste es auch der Ort des Gewissens sein. Nach der Vorstellung der alten Ägypter dachte und urteilte der Mensch mit dem Herzen. Herzlos zu sein hieß, ungebildet zu sein und die Weltordnung Maat – Wahrheit und Gerechtigkeit – nicht zu kennen.

Was immer der Mensch im Lauf seines Lebens getan, gedacht, gefühlt hatte, sollte in seinem Herzen registriert sein. Deshalb wurde es, so der Glaube, nach dem Ableben vom Totenrichter Osiris vernommen und gewogen. Da man bisweilen fürchtete, dass das leibliche Herz im Totengericht eine ungünstige Aussage mache, ersetzte man es nicht selten durch eine steinerne Nachbildung des Skarabäus, eines Käfers, der im Sonnenkult eine bedeutsame Rolle spielte und die Wiedergeburt des Herzens im Jenseits symbolisierte. Der Herzensskarabäus wurde auf der linken Brustseite in die Binden der Mumie gewickelt. Auf seiner Innenseite stand häufig eine Beschwörung an das Herz, dass es nicht ungünstig vor dem Totenrichter aussagen möge, zum Beispiel hieß es:

> »O Herz, das ich von meiner Mutter habe!
> O Herz, das zu meinem Wesen gehört!
> Tritt nicht gegen mich als Zeuge auf,
> bereite mir keinen Widerstand vor den Richtern,
> widersetze dich mir nicht vor dem Waagemeister!
> [...]
> Du bist mein Geist, der in meinem Leibe ist ...
> sage keine Lügen gegen mich bei dem Gott.«

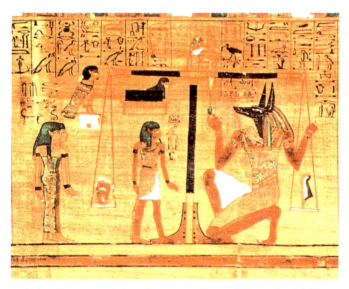

In der altägyptischen Kultur gilt das Herz nicht nur als Träger der Gefühle, sondern auch des Intellekts und der ethischen Einstellung. Das Herz legt im Jenseits über das Leben des Verstorbenen Zeugnis ab, es wird vom Totenrichter Osiris »gewogen«.

Wer vor den Göttern bestehen und das ewige Leben erlangen wollte, musste, modern ausgedrückt, mit einer positiven Herzbilanz ins Jenseits reisen. Mit dieser Vorstellung war die Verantwortung für das Leben – und das hieß auch für das Fortleben nach dem Tod – dem Einzelnen übertragen. Das als wichtigstes Organ erkannte Herz wurde zum Ort der Seele, es bekam ethische Bedeutung, bei den Ägyptern wie in den Mythen und Religionen anderer Kulturen. Auch im Gilgamesch-Epos muss der Herrscher – der Halbgott Uruk – am Ende seiner »Herzenssuche« erfahren, dass Sterblichkeit und das Gestalten des Diesseits wesentliche Merkmale des Menschen sind. Unsterblichkeit kann weder durch die geheimnisvolle »Pflanze des Herzschlags« noch durch Zauber, sondern allein durch die Liebe erfahren werden. Sie, die Liebe, wurde das mythische Fundament des religiösen Glaubens nachfolgender Epochen.

Göttlich erweckt

Die religiöse Herzerfahrung

Religionsübergreifend, in der hinduistischen wie in der christlich-abendländischen oder der islamischen Kultur, steht das Herz im Zentrum des Glaubens. Es stiftet die emotionale, die unmittelbare, die persönliche Verbindung der Gläubigen mit ihrem Gott. Im Fernen Osten und auf dem indischen Subkontinent gilt das Herz Buddhas gar als der Mittelpunkt des Universums. Es ist das Organ, an das sich jeder Buddhist mit Gebet und meditativer Versenkung wenden kann, um den Weltenwirrwarr, das *samsara*, zu überwinden, während die Hinduisten das Herz gar als einen Raum verstehen, in dem Himmel und Erde beschlossen sind. Den einen wie den anderen ist es der Ort göttlicher Begegnung.

Wie in den Mythen so wird in den monotheistischen Religionen das wichtigste der menschlichen Organe, der Motor des Lebens, als humane Mitte verstanden, als Ort der Seele und Ausgangspunkt der Transzendenz, der Ausdehnung des Lebens in die Ewigkeit. Erleuchtung versprechen der Islam, das Christentum und das Judentum den Gläubigen, wenn sich ihre Herzen durch die Unio mystica, die spirituelle Erfahrung, mit Gott vereinigen.

An vielen Stellen des Alten Testamentes erscheint das Herz im Dialog des Gläubigen mit Gott als der Ort, an dem Gott seine Wirksamkeit entfaltet. Sei es, dass er

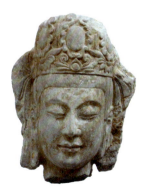

Das Herz erleuchtet. Eine buddhistische Darstellung aus dem China des 6. Jahrhunderts.

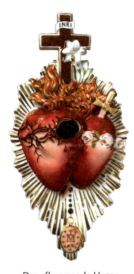

Das »flammende Herz«, ein Motiv, das besonders Augustinus als Emblem zugeordnet wurde. Die Ikone verweist auf die brennende Suche nach Gott.

erfreut, dass er gebietet oder dass er die Echtheit des Glaubens prüft. Der einzelne Mensch wird dabei noch weitgehend passiv empfangend betrachtet. Anders im Neuen Testament, hier wandelt sich das Herz zu einem nur Gott in seiner Tiefe zugänglichen Zentrum der Authentizität des Menschen. Es soll nicht mehr nur von der Liebe zu Gott, sondern ebenso von tätiger Nächstenliebe erfüllt sein. Zwar sagt Jesus zuerst: »Du sollst den Herren, deinen Gott, lieben mit ganzem Herzen«, doch fügt er dann an: »Du sollst deinen Nächsten lieben wie dich selbst.«

Das Gebot entsprach schon einer Entwicklung, in deren Verlauf sich die Gesellschaft zunehmend individualisierte, der Einzelne immer mehr an Bedeutung gewann. Und das wiederum hieß, dass das liebende, das gläubig beseelte Herz nunmehr auch als moralische Instanz des menschlichen Zusammenlebens fungieren musste. Mit ihm wurden Werte und humane Normen gesetzt. Erlösung garantierte weniger die Einhaltung juristisch verkündeter Gesetze als vielmehr im Herzen manifestierte Gesinnung.

»Selig, die reinen Herzens sind, denn sie werden Gott schauen«, heißt es im Neuen Testament. Aus diesem Glauben heraus entwickelte sich der umfassende Begriff des Herzens in der abendländischen Geistesgeschichte, wesentlich beeinflusst von Augustinus (354–430). Der Kirchenlehrer schuf eine »Theologie des Herzens«, in der das lateinische Wort cor für Herz synonym mit anima (Seele), animus (Körper-Energie), mens (Geist/Verstand), intellectus (Intellekt) und ratio (Vernunft) verwendet wird. So wird das Herz bei Augustinus zu einem metapho-

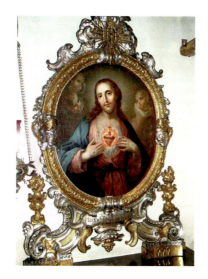

Der Herz-Jesu-Kult – hier eine anonyme Darstellung aus dem 18. Jahrhundert – wird bis in die Gegenwart gepflegt. Papst Benedikt XVI. spricht in seiner ersten Enzyklika *Deus caritas est* aus dem Jahre 2005 vom geöffneten Herzen Christi, dem die Liebe Gottes entströme.

rischen Ort, an dem sich das Leben in seinen moralischen Abgründen, in Reue und Bekehrung sowie auf den Höhen religiöser Erweckung ereignet. Wie in anderen Religionen auch wohnt Gott selbst in diesem menschlich bewegten Herzen. Kein Wunder also, dass sich das »flammende Herz« als ikonographisches Zeichen des Augustinus in der Kunst einbürgerte. Das Erweckungserlebnis wurde zum Mythos. Unzählige Christen wollten es seither teilen.

Die mittelalterliche Mystikerin Hildegard von Bingen (1098–1179) erzählt, wie vom offenen Himmel kommend ein Blitz ihr Gehirn, ihr Herz und ihre Brust durchströmt habe. Mächtige, der Bibel entlehnte Szenen wurden beschworen, um die Korrespondenz des menschlichen Herzens mit dem Göttlichen sinnfällig zu machen. Wer die Laster von seinem rechten Herzensweg vertrieben habe, gehe auf hellen Wegen im Angesicht der strahlenden Sonne Gottes, schreibt Hildegard von Bingen.

Fortwirkend bis in unsere Tage ist die auf das 12. Jahrhundert zurückgehende Herz-Jesu-Verehrung. Die Zisterzienser haben sie ehedem initiiert, ausgehend vom Bild des Gekreuzigten, dem die Lanze in die Seite gestochen wird, so dass aus dem offenen Herzen Jesu die barmherzige Liebe verströmt: »Gott wahrhaft in Christus die Welt mit sich versöhnt.« Bis zum 15. Jahrhundert hatte sich der Herz-Jesu-Kult in allen großen europäischen Ländern verbreitet. 1899 weihte Papst Leo XIII. mit seiner Enzyklika *Annum sacrum* die ganze Welt dem Herzen Jesu. 2005 sprach Papst Benedikt XVI. wieder von dem geöffneten Herzen Christi, dem die Liebe Gottes entströme.

Immer wieder hat das Verständnis des Herzens in Mythen und Religionen den Menschen Trost und Hoffnung gespendet, ihnen selbst das Herz gestärkt, durchaus im direkten Sinn, so wie wir es gemeinhin von medizinischer Behandlung erwarten. Denn unser zentrales Organ ist eben nicht nur ein Muskel, ein Stück organische Masse, deren Funktion sich allein physiologisch erklären ließe. Es ist zugleich ein psychisches Phänomen. Mag sein, dass es das nicht von Anbeginn war, im Laufe unserer Menschwerdung aber haben wir es dazu gemacht. Unser Bewusstsein hat das Herz mit der Seele verbunden. Und wenn uns die Gesundheit am Herzen liegt, dann müssen wir das Herz auch als Ort der Seele respektieren, es in seinen psychischen Aspekten wieder ernster nehmen, als das eine zunehmend naturwissenschaftlich orientierte Medizin in der jüngeren Vergangenheit getan hat. Denn auch das geistesgeschichtliche, das mythische und das religiöse Verständnis der Herzgeschichte ist, wie wir heute wissen, eine Voraussetzung ganzheitlicher Behandlung.

Vernünftig betrachtet
Die philosophische Herzerfahrung

Wie jede philosophische Vorstellung, so hat sich auch die vom Herzen in der kritischen Auseinandersetzung, im Diskurs, herausgebildet. Und nicht bei jedem Denker weckte die Allgegenwärtigkeit des Begriffs Vertrauen. Seine Unschärfe und der vielfach schwärmerisch sentimentale Gebrauch reizte bisweilen zum Widerspruch. Georg Wilhelm Friedrich Hegel (1770–1831), der Großmeister der Dialektik, sprach einmal vom »Brei des Herzens«, der die »Architektonik der Vernünftigkeit« gefährde. Den Zweifel der Rationalisten weckte der ausufernd gefühlsselige Gebrauch des Wortes. Ihm hatte bereits Martin Luther (1483–1546) misstraut, als er das Herz ein »Quecksilber« nannte, »das jetzt da, bald anderswo ist, heut so, morgen anders gesinnt«. Diese Kritik an der emotionalen Sprunghaftigkeit des Herzens reichte weit zurück. In der Bibel sagt Jesus: »Was zum Munde eingeht, das verunreiniget den Menschen nicht […]. Was aber zum Munde herausgeht, das kommt aus dem Herzen, und das verunreinigt den Menschen. Denn aus dem Herzen kommen arge Gedanken: Mord, Ehebruch, Hurerei, Dieberei, falsch Zeugnis, Lästerung.«

Das ist die Kehrseite einer gefühlsorientierten Herzauffassung. Wer das Herz als den Quell der Liebe begreifen wollte, musste auch den Hass in Rechnung stellen. Beides sind Gefühlsreaktionen, die eines Regulativs, einer Bändigung bedürfen, wenn sie nicht bedrohlich werden sollen. Früh schon wurde deshalb die Vernunft als Gegenspieler des emotional erregten Herzens aufgerufen. So hat das Judentum die Seele zwar dem leidenschaftlich bewegten Herzen zugeordnet. Zum Leben aber wird der Mensch, so die tradierten Vorstellungen jüdischen Glaubens, durch den Atem, das *Pneuma*, erweckt. Mit ihm erst wird dem Körper die Seele eingehaucht, mit dem letzten Atemzug verlässt sie ihn wieder. Der Mensch hat sein Leben ausgehaucht. Mit dem Atem wird dem Menschen auch die Sprache, die Kraft der Vernunft gegeben. Der Golem, jener künstliche Mensch, den der Prager Rabbi Löw aus Lehm geschaffen haben soll, erwachte der Legende nach zum Leben, wenn man ihm einen Zettel mit dem Wort Gottes zwischen die Lippen schob. Eine Wiederholung der Schöpfungsgeschichte, denn auch der aus Erde geformte Adam beginnt erst zu leben, nachdem ihm Gott den »Odem« durch die Nase eingeblasen hat. So steht es in der Thora und im darauf zurückgehenden Alten Testament.

Betrachtet man das Ganze medizingeschichtlich, dann waren die jüdischen Religionsphilosophen Vorläufer der im ersten Jahrhundert nach Christus aufkommenden Ärzteschule der Pneumatiker, die sich direkt auf den griechischen Stoizismus, eine ausgesprochen vernunftbetonte Philosophie, bezogen.

Einen entscheidenden Erkenntnisschritt in diese Richtung, das heißt hin zu einer differenzierten Auffassung von Geist und Seele, hatte Platon (427–348/47 v. Chr.) getan. Für ihn zerfiel die Seele in drei Teile, in zwei emotional dominierte, den begehrenden und den muthaften, und den vernünftigen, der die beiden anderen beherrschen und anleiten sollte. Damit wurde der Mensch vom herzdominierten zum vernunftbeherrschten Wesen, sein Körper zur Behausung einer dreigeteilten Seele. Ihr muthafter Teil hat seinen Platz im Herzen. Seine Fähigkeit ist es, das Begehren des zweiten Seelenteils mit Sitz in Bauch und Unterleib zu bändigen. Dass die Leber der eigentliche Ort der Seele sein könnte, wurde vor und nach Platon immer wieder angenommen. Im Prometheus-Mythos hat die Vorstellung literarische Gestalt gewonnen: Weil er den Göttern das Feuer stahl, haben sie den Titanen Prometheus im Kaukasus an einen Felsen geschmiedet und einen Adler geschickt, der ihm Nacht für Nacht die Leber aus dem Leib frisst und ihm damit immer aufs Neue

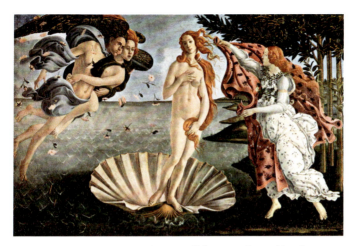

Die Geburt der Venus von Sandro Botticelli (1445–1510). Engel hauchen der Venus das Leben, den Odem, ein. Ihre rechte Hand liegt auf dem Herzen, auch die Engel pusten in diese Richtung. In der alttestamentarischen und damit auch jüdischen Schöpfungsgeschichte beseelt Gott den Menschen durch seinen Atem.

die Seele entreißt. Laut Platon aber wäre das gar nicht möglich gewesen, denn den wesentlichen, den einzig unsterblichen Teil der Seele, die Vernunft, schrieb Platon dem Kopf zu. Das Gehirn wurde in seinem Konzept zum entscheidenden Körperteil, während dem Herzen eine Steuerungsfunktion zugeschrieben wurde. Die triebhaften Wünsche und Begierden des unteren Seelenteils wurden durch das muthafte Herz auf Geheiß der Vernunft gezügelt. Platon betonte so schon die physiologische Funktion des Herzens und trennte davon die Gefühlswelt.

Gesundheit – Krankheit, und was dazwischen?

Im Bereich der Medizin wurden ähnliche Ansichten von dem etwas älteren Hippokrates (460–370 v. Chr.) vertreten. Auch er, auf dessen ethische Haltung sich die Ärzte bis heute mit ihrem Eid berufen, lokalisierte den Verstand, die Vernunft im Gehirn. Als Beweis dafür diente ihm die schlichte Beobachtung, dass der Verstand bei starken Kopfschmerzen oder nach einem Schlaganfall, den man als solchen noch nicht definieren konnte, nurmehr eingeschränkt, wenn überhaupt funktionierte. Da es noch keine tiefergehenden physiologischen Erkenntnisse gab, das Hirn nur in seiner äußeren Erscheinungsform bekannt war und als eine Art Füllstoff angesehen wurde, blieb die Erkenntnis eine Hypothese, die prominenten Widerspruch herausforderte. Kein Geringerer als der Platon-Schüler Aristoteles (384–322 v. Chr.) betrachtete den Verstand wieder getrennt vom Gehirn und erklärte das Herz zum körperlichen sowie seelisch-geistigen Zentralorgan. Vom Herzen weg und zu ihm zurück fließe das Blut durch den Körper, erklärte der Philosoph in spekulativer Annäherung an die tatsächliche Funktionsweise des Blutkreislaufes. Insoweit ging er noch nicht wesentlich über das hinaus, was Ägypter und Chinesen bereits Jahrtausende zuvor erkannt hatten, neu war aber seine These von einer Verbindung des Herzens mit einer individuellen Seele, einem persönlichen, also nicht mehr göttlich eingegebenen geistigen Vermögen.

Hier wurde ein wesentlicher Schritt hin zum modernen Menschenbild getan, auch wenn Aristoteles dabei noch glaubte, den Verstand dem Herzen zuordnen zu müssen, weil die Seele so etwas wie ein »Zentralfeuer« brauche und dieses nur von einem warmen Organ ausgehen könne. »Als einziges Eingeweide«, erklärte der Philosoph, »und überhaupt als einziger Körperteil erträgt das Herz kein schweres Leiden, und zwar aus gutem Grunde. Denn wenn der primäre (zentrale) Körperteil zerstört wird, gibt es nichts, wovon für die anderen Körperteile, die von ihm abhängen, Hilfe entstehen könnte.« Diese Logik war einleuchtend und machte lange vergessen, dass Aristoteles doch hinter Platon und Hippokrates zurückfiel, wenn er den Verstand vom Gehirn löste.

Wurde hier nicht schon, so möchte man rückschauend fragen, das philosophische Fundament einer Medizin geschaffen, die der organischen Funktion mehr Bedeutung beimisst als der seelischen? Zunächst freilich hat Aristoteles' Auffassung vom körperlich und geistig funktionierenden Herzen als der Lebensbedingung schlechthin die Entwicklung der Herzmedizin eher verzögert als befördert. Noch im ersten Jahrhundert nach Christi Geburt war man, Aristoteles folgend, vielfach der Ansicht, dass das Herz überhaupt nicht erkranken könne, da eine Erkrankung oder Verletzung die Beschädigung des zentralen Organs den sofortigen Tod nach sich ziehe. Über vorsorgende oder heilende Behandlung musste demnach gar nicht erst nachgedacht werden.

Dieser philosophisch gewiesene Irrweg erstaunt umso mehr, bedenkt man, wie fortgeschritten die Medizin im Mittelmeerraum schon einmal war. Bereits im dritten Jahrhundert vor Christi galt das hellenistische Alexandria grenzüberschreitend als bedeutendes Wissenschaftszentrum. Hier waren erstmals die Nerven entdeckt worden. Man hatte erkannt, dass das Gehirn in der Lage war, sowohl Sinnesempfindungen zu registrieren als auch die Muskulatur zu animieren. Auch über den großen Blutkreislauf wussten die alexandrinischen Ärzte schon weitgehend Bescheid. Da diese Erkenntnisse, durchaus schon naturwissenschaftlich fundiert, auf der Sektion von Leichen beruhten, bei deren Öffnung die arteriellen Gefäße leer, nicht mehr von Blut durchflossen waren – das Blut staut sich mit Versiegen des Herzschlages in den Venen –, war man zunächst dem fortwirkenden Trugschluss erlegen, dass diese Adern auch im lebenden Körper mit besonderer Luft gefüllt sein müssten. Diese Luft, das *Pneuma*, dachte man, würde sich aus dem Herzen in die Gefäße verbreiten. Zusätzlich dazu sollte ein *Seelenpneuma* den Körper als *Lebensgeist* über die Nervenbahnen durchströmen.

Damit hatten die Gelehrten in Alexandria ein Grundverständnis vorgegeben, das, abgesehen von der temporären Fixierung auf das aristotelische Herzmodell, beinahe 2000 Jahre gelten sollte, und zwar bis zur Entdeckung des großen Blutkreislaufs durch den Engländer William Harvey 1628. Bis dahin galt im Wesentlichen, was sich aus den ägyptischen Erkenntnissen und der platonischen Vorstellung einer dreigeteilten Seele ergab: Das Blut kam aus der Leber, und im Herzen bildete sich die Lebenskraft, während das Seelenpneuma im Gehirn, dem Organ des Verstandes, entstand. Am nachhaltigsten propagiert wurden diese Auffassungen nachher durch das Wirken des Arztes Galenos von Pergamon (129–210).

Angelehnt an Platon, wies Galen Leber, Herz und Hirn die verschiedenen Seelenfunktionen zu, also Begierde, Emotion und Geist. In der Leber wollte er zudem den ewigen Quell des Blutes erkennen, das sich ständig durch Nahrung erneuere. Von da aus, glaubte er, würde es durch die Kontraktion, das Zusammenziehen der Arterien, wellenförmig durch den Körper bewegt werden, der das Blut ständig verbrauchte. So wenig das den physiologischen Tatsachen entsprach, so vorausschauend erwiesen sich gleichwohl die diagnostischen Einsichten Galens. Unterschied er doch als praktizierender Arzt schon drei Grundzustände des Menschen: die Gesundheit, die Krankheit und als drittes den Zustand dazwischen. Dieses »Neutrum« definierte er als die Normalität und nahm damit vorweg, was wir heute wieder entdecken.

Allerdings dachte Galen dabei noch körperorientiert, während der jüdische Arzt und Philosoph Maimonides (1135–1204) nachher davon ausging, dass man Körper und Seele bei jeglicher Heilung als eine Einheit behandeln müsse und die Krankheit nicht mehr als isoliertes Phänomen untersuchen dürfe.

Damit unterteilte Maimonides die Medizin bereits in einen vorsorgenden, einen therapeutischen und einen nachsorgenden Bereich. »Der Arzt«, erklärte er, »kümmert sich nicht um die Krankheit, sondern um den Patienten, der an der Krankheit leidet.« Das, fürchte ich manchmal, ist über die Jahrhunderte und im Zug einer durchaus segensreichen fachärztlichen Spezialisierung allzu sehr in Vergessenheit geraten. Hier würde uns allen ein bisschen lebensphilosophische Selbstbesinnung guttun, den Ärzten, die dazu neigen, sich fachlich abzukapseln, ebenso wie den Patienten, die der Illusion erliegen, ihr Körper ließe sich mit hochentwickelter Gerätschaft »reparieren«.

Man sieht nur mit dem Herzen gut

Dass das Herz mehr ist als eine funktionierende Struktur, haben die Chinesen schon vor Tausenden von Jahren gewusst. Wenn es bei ihnen auch noch nicht so sehr die Rolle einer moralischen Instanz spielte wie in den abendländischen Kulturkreisen, so begriffen sie es gleichwohl als das wichtigste aller Organe. Für sie war es Ausgangs- und Endpunkt von allem. Die Herzensbildung bestimmte das kulturelle, das gesellschaftliche Handeln überhaupt. Auch in der Politik sollte sie zur Geltung kommen. Ruhe und Klarheit durch eine Ordnung schaffende Führungsrolle des Herzens verlangt der Taoismus. In einem taoistischen Frühwerk, einer Anweisung für den Staatsmann, steht zu lesen:

> Ist das Herz in Ruhe,
> dann ist im Land Frieden.
> Ist das Herz in Ordnung,
> dann ist im Land Ordnung.
> Das, was ordnet,
> ist das Herz.

Auch deshalb musste das »Auge des Herzens« immer offen bleiben. Dafür hatten die Ärzte zu sorgen. Denn: Der Mensch ist nur dann gesund, wenn die Energie zwischen Herz, Auge und Gehirn frei fließen kann. In dem berühmten »Tao Te King«, einem alten Zeugnis chinesischer Schriftkultur, kann man lesen:

> Der Wert des Hauses liegt im Ort.
> Der Wert des Herzens liegt in der Tiefe […]
> Ohne aus dem Haus zu gehen
> Kannst du die Welt erkennen
> Ohne aus dem Fenster zu sehen
> Kannst du den rechten Weg erkennen […]

Mit anderen Worten, das Herz war für die Chinesen beides zugleich: Quelle tieferer, das heißt auch emotionaler Einsicht sowie Sitz des Wissens und Verstandes. Herz und Verstand gehörten zusammen, insbesondere im Welt- und Menschenbild des Taoismus. Ein Mensch, der »Tao« besitzt, hat in seinem Herzen den Sinn der Welt erfasst. Dadurch ruht er in sich wie stilles Wasser und erlangt Macht über die Welt.

Die Denker anderer Kulturen hingen ähnlichen Vorstellungen an. Christen, Juden wie Muslime ließen und lassen sich gern von dem Gedanken tragen, dass wichtige Erkenntnis aus dem Herzen kommen müsse. Der französische Religionsphilosoph Blaise Pascal (1623–1662) erklärte zum Beispiel, dass das Herz und nicht die Vernunft Gott wahrnehme. Jean-Jacques Rousseau (1712–1778) spricht davon, dass das Gewissen zum Herzen rede und Gott dem Herzen die »natürliche Religion« eingeschrieben habe. »Ich will nicht mit dir philosophieren«, so schrieb er in »Émile oder über die Erziehung«, »sondern dir nur helfen, dein Herz zu befragen. Wenn auch diese Philosophen beweisen würden, daß ich unrecht habe, du aber fühlst, daß ich recht habe, so bin ich schon zufrieden.« Kurzum, die Ausbildung des Herzens galt Rousseau mehr als jegliche Schulung des Verstandes. Das war natürlich eine Zuspitzung, ein Affront gegen die Aufklärung, die geistig kulturelle Hauptströmung des 18. Jahrhunderts. Ihre Entdeckung des Rationalismus, für die Namen wie Voltaire (1694–1778), aber auch Gotthold Ephraim Lessing (1729–1781) und Immanuel Kant (1724–1804) stehen, hatten immer weniger Raum für das emotional bewegte Herz gelassen. Der Verstand war an die erste Stelle gerückt. Seiner, schrieb Immanuel Kant, solle man sich bedienen, um die »selbstverschuldete Un-

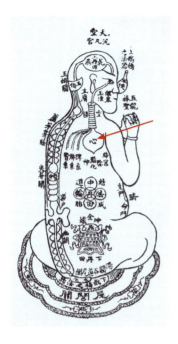

Nach der altchinesischen, der taoistischen Auffassung wird das Herz als ein Spiegel dargestellt, der über die Sinnesorgane Eindrücke von den äußeren Dingen erhält. Im Herzen, das direkt mit dem Auge verbunden ist, werden diese Eindrücke dann durchdacht, bearbeitet. Es ist der zentrale Bezugspunkt und Lenker aller anderen Organe (roter Pfeil: Herz).

mündigkeit« zu überwinden. Geistige Fesseln gelte es zu sprengen, Fesseln, die man sich nicht zuletzt mit der Vorstellung eines Herzens auferlegt hatte, das sozusagen aus sich heraus erleuchtet werde, das nur erweckt werden müsse, da ihm das gute, das göttliche Prinzip ohnehin eingeboren sei.

Dass die rationale Sprengung dieser mythisch religiösen Denkmodelle auch mit Verlusten verbunden sein würde, dass die Eliminierung der Herz-Mystik auf Dauer nicht für das menschliche Gemüt erträglich sein würde, sollte sich bald zeigen. Die Romantiker – Dichter, Maler und Musiker – beeilten sich am Ende des 18. Jahrhunderts, das Herz und mit ihm die Verinnerlichung der Weltsicht und Bevorzugung der Gefühlswelt vor dem Verstand ins Recht zu setzen. Besonders bezeichnend erscheint in diesem Zusammenhang der Titel »Herzensergießungen eines Kunstliebenden Klosterbruders«, den der früh verstorbene Wilhelm Heinrich Wackenroder (1773–1798) seinem Hauptwerk gab. Das wurde Programm, darin klangen Sehnsucht, Schmerz und Trauer an, das Ungenügen an einer Welt, von der man fürchtete, dass die Rationalisten und Aufklärer sie entzauberten. Der Dichter Novalis (1772–1801) glaubte schon das einförmige Klappern einer Maschinenwelt zu vernehmen, in der die Regungen des Herzens nicht länger gehört werden.

Verstand gegen Herz

Dass das keine ganz falsche Vision war, wissen wir heute. Jeder von uns erfährt dieses eintönige Klappern, die seelenlose Hektik der modernen Industriegesellschaft, Tag für Tag. Jeder weiß, wie der wachsende Stress Liebe und herzliche Zuneigung gefährdet, wie schwer es unserem Herzen fällt, das alles noch zu verkraften. Andererseits aber verdanken wir dem Rationalismus, dieser vernünftig fortschreitenden Herzerfahrung, auch die größten Fortschritte in der Herzmedizin. Seit René Descartes (1596–1650) mit seinem berühmten Satz »cogito, ergo sum«, »ich denke, also bin ich«, die menschliche Vernunft zur höchsten Instanz erklärt hatte, wurden auch in der Medizin Glaube und philosophische Spekulation immer mehr durch beweisbares Wissen ersetzt. Es begann die Geschichte der modernen Naturwissenschaft und damit zugleich der Medizin, wie wir sie heute kennen. Zwar wurde der Mensch unverändert als vornehmster Teil der Schöpfung betrachtet, doch galt diese nicht länger als unantastbar.

Für die Ärzte hieß das vor allem, dass sie es jetzt wagen konnten, die Geheimnisse des Körpers durch Obduktion, die Öffnung und Untersuchung von Leichen, zu entschlüsseln. Bis in die Renaissance hinein war das nicht erlaubt. Nur wenige Herrscher hatten wie der deutsche Kaiser Friedrich II. im 13. Jahrhundert die Sektion hingerichteter Verbrecher an ihren Universitäten vorübergehend erlaubt. Durchgängig aber galt das Dogma, dem zufolge die Schöpfung unantastbar sein sollte. Heute weiß man, dass dieses Verbot häufig genug umgangen wurde, etwa durch Leonardo da Vinci, der sich heimlich Leichen vom Friedhof besorgte, um sie bei Nacht zu sezieren.

Sosehr das Christentum zur Befreiung des Menschen aus archaischen Strukturen beigetragen hat, sosehr es die Entwicklung des verantwortungsbewussten Individuums, ohne das die moderne Gesellschaft gar nicht denkbar wäre, befördert hat, so wenig Raum ließ es für eine empirisch experimentelle Wissenschaft, deren Ergebnisse und Erkenntnisse im Vorfeld nicht abzuschätzen waren. Auch deshalb waren die Ärzte gezwungen, so unendlich lange an physiologischen und anatomischen Vorstellungen festzuhalten, die vielfach auf den medizinischen Erkenntnissen der Antike fußten. Noch im 17. Jahrhundert glaubte die Mehrheit, an dem festhalten zu müssen, was der bereits mehrfach erwähnte griechische Arzt Galen im zweiten Jahrhundert über Herz und Kreislauf gesagt hatte. Durchaus skeptisch und ablehnend reagierten sie zunächst auf die Forschungserkenntnisse des Engländers William Harvey (1578–1657). Hatte er es doch, ganz im Sinne seines Zeitgenossen Descartes, gewagt, das bisher Behauptete, das scheinbar Unumstößliche, einer wissenschaftlichen Überprüfung zu unterziehen, und dabei herausgefunden, dass das vielfältig verklärte Herz vor allem anderen eines ist, nämlich eine Pumpe, die das Blut im Körper umwälzt.

Heute mag uns die Erkenntnis selbstverständlich anmuten, seinerzeit überstieg sie die Vorstellungskraft gleich in zweifacher Weise. Zu einem war die Pumpe, das Gerät als solches, noch gar nicht so lange bekannt. Zum anderen muss der Vergleich des Herzens und seiner Funktionsweise mit einem mechanischen Apparat vielen wie ein Sakrileg, ein Verrat an der göttlichen Schöpfung erschienen sein. Die Entzauberung der Natur hatte den Menschen selbst erreicht. Die Befürchtungen und Einwände ergaben sich aus dem Weltbild der Zeit und haben glücklicherweise die weitere Entwicklung nicht aufhalten können. Ganz unberechtigt aber waren sie nicht. Dass uns das

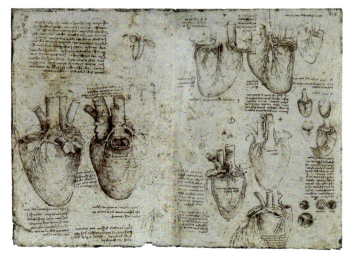

Leonardo da Vinci (1452–1519) zeichnete das menschliche Herz nach anatomischen Studien, die er heimlich unternahm. Die Eröffnung des Körpers war nach damaliger Auffassung als Eingriff in die Schöpfung untersagt und zeitweise mit der Todesstrafe belegt.

seelische Verständnis des Herzens in dem Maß abhanden kam, in dem wir gelernt haben, das Herz als Organ, als funktionierenden Muskel zu behandeln, es im Notfall auszutauschen, wird niemand bestreiten. Für die Medizin wenigstens ist dies zu konstatieren. Aber auch in der Philosophiegeschichte fällt auf, dass sich die »Herzspur« allmählich verliert, parallel mit der naturwissenschaftlichen Erforschung des Organs. Zwar meinte Arthur Schopenhauer (1788–1860) noch, dass sich unser wahres Selbst, der Kern unseres Wesens, aus dem Herzen erkläre, doch hat das die Entwicklungen der Medizin nicht weiter beeinflusst.

Nachdem sie der Forschung in Renaissance und Aufklärung den Weg bereitet und Dogmen überwunden hatten, haben die Philosophen das Herz zumeist anderen überlassen. Für die großen Denker unserer Tage ist es seltener ein Thema, sie haben es oft den Kardiologen übergeben. Deren Erfolge überstrahlen alles. Mit Bypass, Stent und Transplantation konnten sie die technischen Zeichen der Zukunft setzen. Wie am Anfang der Geschichte gilt jetzt wieder das Ideal des starken, und das heißt heute des sportlich belastbaren Herzens. Wer mag da noch lange spekulieren, ob dieses Herz auch Sitz der Seele sein könnte, zumal sich dafür bisher kein experimenteller Beweis erbringen ließ. Im Gegenteil, wer mit einem verpflanzten Herzen lebt, fühlt sich in der Persönlichkeit nicht grundsätzlich verändert, er wird nicht jener, von dem er das Herz bekommen hat. Und dennoch bleiben offene Fragen: neue, die mit der technisch ermöglichten Annäherung an die Unsterblichkeit zu tun haben, und alte, die aus den ererbten Vorstellungen herrühren. Geblieben ist, medizinischer Fortschritt hin oder her, das Bedürfnis, der Seele einen Ort im Körper zu geben. Unser Gemüt braucht das Herz, wie das Herz dazu verurteilt scheint, krank zu werden, wenn es ohne Gemüt auskommen muss. Die Dichter haben das immer gewusst, von Walther von der Vogelweide bis zu Peter Rühmkorf. Und auch die Werbestrategen wissen mittlerweile ihren Vorteil daraus zu ziehen, nicht nur am Valentinstag.

Tief bewegt
Die künstlerische Herzerfahrung

Ohne die künstlerische Phantasie wäre es schlecht bestellt um unsere Vorstellung vom Herzen. Ihr verdanken wir das vertraute Bild: kein Abbild anatomischer Realität, sondern eine symbolische Abstraktion. Auf großen Gemälden, in der Buchmalerei, auf kitschigen Postkarten, zum wertvollen Schmuckstück geformt oder als Lebkuchen ausgebacken auf dem Oktoberfest, überall begegnet uns dieses Herz. Niemand kann oder will darauf verzichten. Schon wenn die Kinder das Wort »Herz« erlernen, wird ihnen das Symbol gezeigt: zwei symmetrisch geformte Bogenschwünge, die sich spitz zulaufend nach unten hin verbinden. Der tatsächlichen Form des Organs entspricht diese Darstellung, anders als die meisten glauben, allenfalls annähernd. Ist unser Herz doch eher klumpig, keineswegs gleichmäßig gebaut. Das Abbild, das sich die Menschen davon gemacht haben, ist nicht nach der Natur geschaffen. Künstlerische Phantasie hat dem Ausdruck gegeben, was man vom Herzen dachte. Wo und wann diese Bildgeschichte ihren Anfang nahm, auf wen sie zurückgeht und was ihr Inhalt ursprünglich sein sollte, kann heute niemand mehr sagen.

Umstritten ist, ob es schon in der Steinzeit bildliche Darstellungen gab, die man als eine Vorform des späteren Herzsymbols ansehen könnte. Dass die Skarabäus-Darstellungen, die die Ägypter ihren Mumien als Symbole des Sonnengottes auf die Reise ins Jenseits mitgaben, eine herzförmige Gestalt symbolisieren sollten, kann vermutet werden.

Häufiger und eindeutiger begegnet uns das Herzsymbol zu Beginn der Bronzezeit, also um 3000 vor unserer Zeitrechnung,

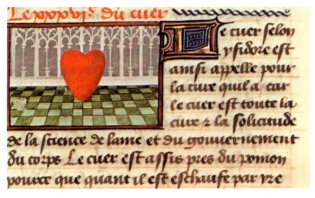

Diese Darstellung des Herzens stammt aus einem Buch von Bartholomäus dem Engländer (1190–1250), einem franziskanischen Scholastiker, und zwar aus seinem Hauptwerk »Über die Ordnung der Dinge«, auf das sich später auch die französischen Enzyklopädisten um Denis Diderot (1713–1784) bezogen.

und zwar auf dem Gebiet des heutigen Spanien. Auch im griechischen Altertum ist es 2000 Jahre später zu finden. Herzförmige Blätter schmücken das Haupt des Dionysos, der Gottheit des Weins, der Fruchtbarkeit und der Leidenschaft. Auch das Efeublatt, in alten Epochen als »Lebensgrün« bezeichnet, könnte als Unsterblichkeitssymbol dem »Herzen« seine Form geliehen haben. Verschiedene Kulturen, so glaubt man heute, wollten mit der eingeschnittenen Herzform auf den weiblichen Schoß und mit der Spitze auf das männliche Glied anspielen.

Gut denkbar also, dass das Herzbild zunächst nichts weiter als ein Fruchtbarkeitssymbol gewesen ist, das sich dann im Zuge kultureller Sublimierung in ein Zeichen für die Liebe schlechthin verwandelt hat: für körperliche und seelische Zuneigung, für Herzlichkeit und menschliche Wärme, für Spaß und Ernst. So kann das Symbol heute ebenso für die Liebe der Jungfrau Maria wie für Sexshops stehen. Verliebte ritzen es in Bäume und Parkbänke, Hilfsorganisationen werben damit für Spenden. Jeder kann das Zeichen verstehen, wie es eben passt.

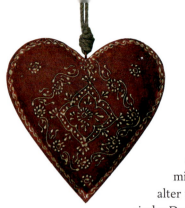

In der christlich-abendländischen Kultur war der Gebrauch des Herzmotivs allerdings noch lange auf die sprachliche Erwähnung in religiösen und literarischen Texten beschränkt, erst mit dem ausklingenden Mittelalter tauchten vermehrt bildkünstlerische Darstellungen auf. Auch jene, die der Schriftsprache nicht mächtig waren, damals noch immer die große Mehrheit, konnten jetzt die Herzsymbolik verinnerlichen. Es begann deren allmähliche Verweltlichung. Das Motiv des durchbohrten Herzens wird in dieser Zeit bildkünstlerisch geprägt: Eine stolz erhobene Frau stößt dem vor ihr knieenden Mann eine Lanze in die Brust. Die unerfüllte Liebe hat sein Herz getroffen. Das Organ war in seiner seelischen Verletzlichkeit erkannt. In ihm wohnte nicht mehr nur die Liebe zu Gott und die Zuneigung zum Nächsten. Auch das leidenschaftliche Liebesverlangen konnte jetzt das Herz entflammen und womöglich verbrennen.

Unterdessen, ein paar hundert Jahre später, können wir die Auswirkungen starker Emotionen auf das Herz sogar wissenschaftlich erklären. Wir wissen, wie ernst sie zu nehmen sind und dass sie zu bedrohlichen Krisen, zu organischer Manifestation führen können. Eingestehen müssen wir uns als Ärzte aber zugleich, dass es lange, unendlich lange gedauert hat, ehe wir zu dieser Erkenntnis gekommen sind. Und vielleicht hat sie sich ja noch gar nicht in allen medizinischen Institutionen herumgesprochen; manchmal möchte man jedenfalls den Eindruck gewinnen. Noch immer gibt es Herz-Patienten, die darüber klagen, dass ihre psychische Befindlichkeit unzureichend beachtet wird. Hier besteht erkennbar Nachholbedarf. Und dabei könnten wir, so erstaunlich das aus dem Munde eines bekennenden Schulmediziners klingen mag, viel von den Künstlern und den Dichtern

Tief bewegt

lernen. Dank ihrer Sensibilität, ihres Einfühlungsvermögens erkennen sie oftmals Zusammenhänge, die der Arzt leicht übersieht. Seit jeher wissen die Poeten, was die Liebe dem Herzen antun kann. Heinrich Heine (1797–1856) dichtete »An Sie«:

> Doch nie, o Herrin, sollst du mich beklagen;
> Beneidenswert war selbst mein Schmerzensleben, –
> Denn liebend durft' ich dich im Herzen tragen.
>
> Und größres Heil noch soll mir bald geschehen:
> Mit Geisterschutz darf ich dein Haupt umschweben
> Und Friedensgrüße in dein Herze wehen.

Heine wie Dante, Shakespeare, Goethe, Hölderlin, Fontane, Rilke, Brecht, Enzensberger haben Affekte poetisch ergründet, die das Herz erfreuen oder belasten, die es beflügeln oder beklemmen. »Himmelhoch jauchzend, zum Tode betrübt«, offenbart sich das verliebte Klärchen in Goethes Drama »Egmont«, während es im Faust heißt: »Erleuchte mein bedürftig Herz!« »Die Angelegenheit des Herzens« sei ihm stets »als die wichtigste erschienen«, bekannte Goethe in seiner Autobiographie »Dichtung und Wahrheit«. Was das bedeutete, zeigt seine Liebeslyrik. Sie ist des »Herzens voll«, etwa in der Ode »An Mignon«, die fremdländisch anmutende Kindfrau aus dem Roman »Wilhelm Meisters Lehrjahre«. Das Herzeleid unerfüllter Liebe bringt sie um – der »klassische« Fall einer psychosomatischen Krankheitsgeschichte. Die Ode endet mit der Strophe:

> Heimlich muss ich immer weinen,
> Aber freundlich kann ich scheinen,
> Und sogar gesund und rot;
> Wären tödlich diese Schmerzen
> Meinem Herzen
> Ach, schon lange wär ich tot.

Als Hort sehnsüchtig verzehrender glückseliger Liebe hatten schon die deutschen Minnesänger und die in Südfrankreich umherreisenden Troubadoure des Hochmittelalters das Herz entdeckt. Berühmt ist der Vers eines unbekannten Verfassers aus dem 12. Jahrhundert:

> Dû bist mîn, ich bin dîn.
> des solt dû gewis sîn.
> dû bist beslozzen
> in mînem herzen,
> verlorn ist das sluzzelîn:
> du muost ouch immêr darinne sîn.

Die Tradition dieses Motivs reicht bis in unsere Tage. Wenn der Ironiker Peter Rühmkorf (1929–2008) vom Herzen schreibt, tut er dies unter der Überschrift »Verliere-Lied«:

> Je-je, wenn die Liebe in Stücke geht,
> da geht die Liebe erst an.
>
> Da boxt dir das Herz in die Seite,
> da schleckst du den widrigen Rest,
> da setztest du Leb- und Sterbetag lang
> auf was sich verlieren lässt.

Der lyrische Ausdruck ist ein anderer geworden, spöttisch-melancholisch resigniert, nicht mehr so pathetisch schwärmend wie zuvor. Die Geschichte hat auch im Gedicht ihre Spuren hinterlassen. Eben weil sie wissen, was die Liebe dem Herzen antun kann, sind die Dichter skeptischer geworden. Über die Jahrhunderte haben sie sich mit den Regungen des Herzens befasst. Ihre Poesie erst hat es in seinen tieferen, den seelischen Räumen erschlossen. Sie haben die Herz-Metapher so populär gemacht, dass sie schließlich zum Massenartikel der Mediengesellschaft wurde, vermarktet in Groschenromanen und Schlagertexten. Schon Kurt Tucholsky (1890–1935) wollte das spanisch vorkommen, als er in den 1920er Jahren spöttisch dichtete:

Ums Kinn starren mir die Stoppeln,
Mein Vollbart ist noch jung,
So fahr ich nun nach Oppeln,
zu ner Versteigerung ...

Doch mein Herz,
doch mein Herz,
doch mein Herz
hat einen Sprung ...!

Nur noch ironisch kann der Schriftsteller den seelischen Herzschmerz beschwören. Seine Melancholie offenbart die Verramschung der großen Gefühle. Wo sie für alles und jedes bis hin zur Klopapierwerbung herhalten muss, droht die Herz-Metapher selbst zur Banalität zu werden. Dass sich das Bild so umfassend einsetzen lässt, zeigt aber auch, dass damit etwas ausgedrückt wird, von dem wir alle berührt sind. Unabhängig von Bildung und sozialer Stellung, von Alter und Temperament, von Sprache und Hautfarbe wird das Herz als fühlendes Organ wahrgenommen. Gleichviel, ob sich das nun naturwissenschaftlich nachweisen lässt oder nicht, verbinden wir unser Herz mit der Seele. Sie will gestreichelt, getröstet oder erfreut werden, von der großen Herzkunst wie von dem massenhaft verbreiteten Herzkitsch; wobei die Grenzen, glaube ich, gar nicht immer so genau auszumachen sind.

Dem einen mag es schon leicht kitschig vorgekommen sein, wenn Maria Callas (1923–1977) die Liebesarie der Carmen aus Georges Bizets (1838–1875) gleichnamiger Oper herzbetörend pathetisch vorträgt, während der andere tief ergriffen ist, wenn er Nicole poppig von Herz, Schmerz und Liebe singen hört. Ich selbst glaube mein Herz bei »Carmen« ebenso zu spüren wie bei einem Song meines Bruders Herbert. Singt er »Gib mir mein Herz zurück«, dann fühle ich, dass es dieses Herz wirklich gibt und dass wir alle darauf zählen können. Wer sein Herz verstehen will, muss ihm trauen, ihm folgen. Nicht alles kann jedem entsprechen, nicht in der Liebe und nicht in der Kunst. Dem ei-

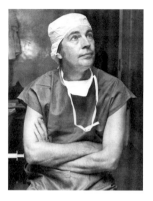

Der südafrikanische Herzchirurg Christiaan Barnard (1922–2001) war der Erste, der eine Herztransplantation erfolgreich durchführte – am 3. Dezember 1967. Der 54 Jahre alte Patient Louis Washkansky verstarb kurze Zeit später an den Folgen einer Lungenentzündung. Die zweite Transplantation unternahm Barnard am 2. Januar 1968. Der Patient Philip Blaiberg konnte das Krankenhaus verlassen und lebte mit dem Spenderherzen noch anderthalb Jahre.

nen gefällt die sinnliche Kraft Picassos (1881–1973), der andere fühlt sich eher von der temperamentvollen Farbigkeit Paul Klees (1879–1940) oder von der dunklen Schwermut eines Edvard Munch (1893–1944) angezogen.

Noch einmal muss man hier an den großen Herzensversteher Antoine de Saint-Exupéry (1900–1944) erinnern, an sein Buch »Der kleine Prinz«, in dem es heißt: »Man sieht nur mit dem Herzen gut. Das Wesentliche ist für die Augen unsichtbar.« Mit der Ergründung dieser seherischen Kraft haben die Dichter ganze Bibliotheken gefüllt. Das zentrale Organ unseres Lebens hat ihre Phantasie über die Zeiten hin beflügelt, schwärmerisch zumeist, aber nicht nur. Immer wieder sind auch düstere Visionen entstanden, mehr oder weniger triviale Horrorgeschichten. Erstochene und durchschossene Herzen gehören zur Kriminal- und Horrorliteratur wie das Salz zur Suppe. Auch im Genre der Vampir-Geschichten kann der blutsaugende Vampir nur durch einen Stich »mitten ins Herz« getötet werden. Doch weder in Roman Polanskis Film »Tanz der Vampire« noch in der berühmten Dracula-Verfilmung mit Klaus Kinski in der Hauptrolle will dies gelingen. Nicht einmal im Kinderbuch kann »der kleine Vampir« zur Strecke gebracht werden, weil niemand an sein Herz herankommt.

Tief bewegt

Dass wir ohne unser Herz handeln könnten, ist, war und bleibt ganz einfach unvorstellbar. Jedenfalls enden alle Geschichten, die sich das künstlerisch auszumalen versuchen, im Verderben. Die Maschinenmenschen, von denen die Science-Fiction-Romane oder -Filme handeln, sind allesamt entfesselte Ungeheuer, die sich der menschlichen Steuerung irgendwann entziehen.

Aber muss man das alles wirklich ernst nehmen? Oder sind das nicht einfach Hirngespinste, sensationell übertriebene Ängste, phantastisch aus der Luft gegriffen? Das kann man sich natürlich fragen. Ebenso muss man sich aber fragen, ob wir nicht gut beraten wären, wenn wir die Ahnungen der Künstler beachteten. Immerhin haben sie in der Vergangenheit hinreichend bewiesen, dass sie etwas vom Herzen verstehen, in gewisser Hinsicht sogar mehr als die Ärzte. Psychologisch konnten sie uns immer auf die Sprünge helfen. Wieso sollte dann nicht auch etwas an den bedrohlichen Visionen sein, die sie aus ihrer Herzerfahrung, aus ihrer Kenntnis der menschlichen Seele ableiten?

Heute schon ist ja manches möglich, was noch vor hundert oder vor fünfzig Jahren wissenschaftlich unvorstellbar war. Zwar scheint es nach wie vor absurd, dass ein Mensch mit einem Hundeherzen leben könnte, wie es Michail Bulgakow (1890–1940) in seiner Novelle »Hundeherz« (1925) beschrieb. Versucht wurde aber schon, tierische Ersatzorgane zu nutzen. Die Herz-Transplantation an sich, die Verpflanzung menschlicher Herzen, ist längst gängige medizinische Praxis. Weltweit wurden bis heute 80 000 Herzen verpflanzt. Und das keine fünfzig Jahre nach der ersten erfolgreichen Herzverpflanzung durch Christiaan Barnard. Der humane Gewinn dieses medizinischen Fortschritts kann gar nicht hoch genug eingeschätzt werden. Tausenden schon hat er das Leben gerettet, Unzähligen macht er Hoffnung.

Aber genau da, bei der Hoffnung, entstehen auch die Probleme. Sind es doch nicht nur die unmittelbar betroffenen Herzkranken, die sich die Chance einer Lebensrettung ausrechnen. Auch die anderen, wir alle sind verführt, auf die immer weitere

Verlängerung der Lebenszeit durch die Hightech-Medizin zu setzen, und zwar bei guter Gesundheit. Eine schöne Vorstellung, gewiss, und gar nicht einmal so utopisch. Wie man heute verschlissene Gelenke durch künstliche ersetzen kann, wird man über kurz oder lang das verbrauchte Herz durch ein künstliches ersetzen können. Grundsätzlich geht das schon jetzt, nur noch nicht so, dass man damit unbehindert leben könnte. Spinnt man den Gedanken weiter und überlegt sich, dass neben dem immer wieder erneuerbaren Herzautomaten irgendwann noch die künstliche Leber, Lunge und Niere eingebaut werden können, umgeben von gezüchtetem Gewebe, dann rückt die Unsterblichkeit tatsächlich in vorstellbare Nähe. Der alte Menschheitstraum ist sozusagen in den Bereich wissenschaftlicher Spekulation und Machbarkeit gerückt. Es scheint, als ob wir ihn aus eigener Kraft verwirklichen könnten. Nur wird er unseren Erwartungen dann noch entsprechen? Würden wir uns in einem maschinell aufgerüsteten Menschen wiedererkennen? Könnte unser künstliches Herz noch so menschlich reagieren, wie wir es gewöhnt sind, im Guten oder im Bösen? Taugte es noch als Empfindungsorgan und als möglicher Sitz der Seele – einer Seele, aus der nicht zuletzt unsere Träume entspringen, auch der von der Unsterblichkeit? Könnte es nicht sein, dass die irdische Erfüllung dieser Sehnsucht zu einem bösen Erwachen führt, zum Verlust unserer Identität? Und sind wir damit nicht wieder bei den Dichtern, die eben davor warnen, vor einem unbeherrschbaren Wesen, das mehr Roboter als Mensch ist?

Dabei steht völlig außer Frage, dass vieles, was auf diesem Weg entdeckt und erfunden wurde, von großem medizinischen Nutzen ist. Der amerikanische Informatiker Ray Kurzweil (geb. 1948), seit langem damit beschäftigt, Mensch und Maschine nicht nur gedanklich zu verschmelzen, erfand beispielsweise eine Lesebrille für Blinde. Der Biochemiker Craig Venter (geb. 1946), dem man gern unterstellt, dass er den Menschen aus der Retorte erschaffen wolle, hat das menschliche Genom entschlüsselt und damit unter anderem die Voraussetzung für eine präventive Behandlung vieler Krankheiten geschaffen. All das wird uns das Leben in der Zukunft sehr erleichtern, vorausgesetzt, dass wir uns nicht von schillernden Allmachtphantasien verführen lassen. Es gilt immer, die »Menschenverträglichkeit« von medizinischen und medizintechnischen Entwicklungen zu überprüfen. Denn mit hochentwickelter Ingenieurkunst allein wird sich das Leben nicht bewältigen lassen. Dabei bliebe das Herz auch auf der Strecke. Ohne Seele kann es nicht gesund bleiben. In diesem Punkt besteht zwischen den Menschen seit Jahrtausenden Übereinstimmung, religiös, philosophisch und ästhetisch. Wer diesen Konsens aufgäbe, um des wissenschaftlichen Ehrgeizes willen oder weshalb auch immer, liefe Gefahr, die Büchse der Pandora zu öffnen. Davor möge uns das Herz bewahren, dafür brauchen wir seine körperliche und seine seelische Kraft ein Leben lang. Sie zu erhalten verlangt ganzheitlichen Einsatz, ärztlichen manchmal und persönlichen immer. Denn:

> Ein Herz kann man nicht reparier'n, ist es einmal entzwei
> dann ist alles vorbei
> Ein Herz kann man nicht reparier'n, niemand weiß, wie das geht,
> es ist meistens zu spät
> Ein Herz kann man nicht reparier'n, da hilft keine Kur,
> da rinnen Tränen nur
> Ein Herz kann man nicht reparier'n, alles bleibt leer
> und auch der Arzt hilft nicht mehr …

So singt Udo Lindenberg über das gebrochene Herz, um dann am Ende festzustellen, dass es doch noch immer etwas gibt, eine »Zaubermedizin«, die helfen kann: die Liebe. Um sie kreist mit einigen Unterschieden ein großer Teil der Kulturgeschichte des Herzens, von den Minnesängern über die Aufklärung bis hin zum Herzkitsch der modernen Massenkultur.

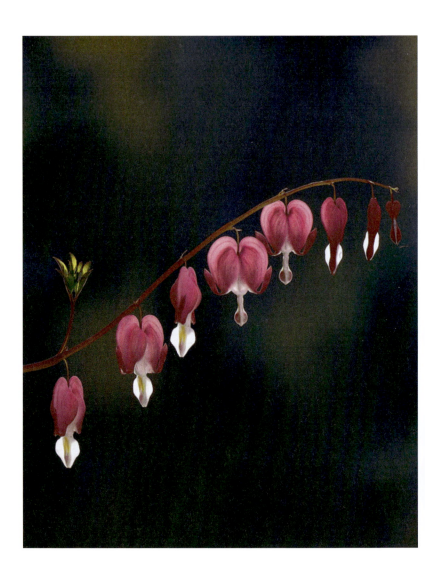

Teil III

Herzkrank – der Ursachen sind viele

Die Erkrankungen des Herzens im Überblick: Symptome, Diagnose, Therapie, Vorsorge

Bild auf vorhergehender Seite:
Auch in der Gestalt der Pflanzen, der Blätter und Blüten hat man die Herzform erkennen wollen. Eines der bekanntesten Beispiele dafür ist das »Tränende Herz«, eine Zierpflanze aus der Familie der Mohngewächse.

Angina Pectoris

Die Angina Pectoris, auch Brust- oder Herzenge genannt, ist ein anfallsartig auftretendes Engegefühl im Brustkorb. Es gibt verschiedene Schweregrade von geringem Druck bis hin zu starkem Schmerz.

Im Anfangsstadium sind die Betroffenen noch gut im Alltag belastbar. Später, wenn die Blutgefäße stärker eingeengt sind, lässt die Belastbarkeit nach, die Wegstrecken werden kürzer, der Brustschmerz tritt früher ein. Sobald der Ruheschmerz bei körperlicher Inaktivität im Rahmen einer instabilen Angina vorhanden ist, besteht höchste Infarktgefahr.

Genau genommen handelt es sich bei der Angina Pectoris aber nicht um eine Krankheit, sondern um das Hauptsymptom der *koronaren Herzerkrankung (KHK)*, der häufigsten Todesursache in den westlichen Industrienationen. Sie ist Folge einer Arteriosklerose des Gefäßbaumes, der den Herzmuskel mit Blut, Sauerstoff und Nährstoffen versorgt. Durch die arteriosklerotisch veränderte Innenseite der Herzkranzarterien kommt es zu einer Gefäßverengung, so dass das sauerstoffreiche Blut den Herzmuskel nicht mehr ausreichend versorgen kann. Nerven werden gereizt, und als körperliches Warnsignal kommt es zu Schmerzen im Bereich des Brustkorbs, zu einem Angina-Pectoris-Anfall. Ab einer Querschnittsreduktion eines der drei großen Herzkranzgefäße um 50 Prozent spricht man bereits von einer koronaren Herzerkrankung. Doch in der Regel erst bei einer Gefäßverengung von 75 Prozent wird die Angina Pectoris unter körperlicher Belastung ausgelöst. Betroffen davon sind vor allem Männer, etwa 2 bis 5 Prozent der mittleren Altersgruppe von

45 bis 54 Jahren, während es bei den Frauen nur 0,5 bis 1 Prozent sind, die im gleichen Alter unter einer Angina Pectoris leiden. Bis zur Menopause sind Frauen meist durch ihre Geschlechtshormone vor dieser Erkrankung geschützt.

Symptome Vor allem macht sich die Angina Pectoris bemerkbar durch ein Enge- oder dumpfes Druckgefühl im Brustkorb, das häufig begleitet wird von Atemnot und Angstzuständen. Auch Schweißausbrüche, Schwindel oder Erstickungsangst können diesen Zustand begleiten. Meist konzentriert hinter dem Brustbein, kann der Schmerz in den Hals, den Unterkiefer, in beide Arme, den Rücken oder den Oberbauch (Magen) ausstrahlen. Manchmal ist die ganze linke Arm- und Schulterpartie von einem Schweregefühl durchzogen. Diabetiker empfinden häufig keinen Schmerz, da ihre Schmerznerven beeinträchtigt sind.

Frauen fühlen sich meist abgeschlagen, sind kurzatmig oder klagen über Würgereiz und Übelkeit. Herz- oder Armsensationen sind bei ihnen seltener. Die Krankheitszeichen (Symptome) werden wie immer von Mensch zu Mensch und von Stadium zu Stadium der Erkrankung individuell unterschiedlich stark gefühlt und bewertet. Manche halten große Schmerzen aus, andere erschrecken bei einem leichten Ziehen über Brust oder Rücken, weil sie panische Angst befällt. Dies muss vom Arzt oder Angehörigen und Freunden ernst genommen werden, denn es könnte sich ein Herzinfarkt dahinter verbergen, aber auch – und das ist nicht selten – eine Reizung von Wirbelsäulennerven. Dies wird in der Diagnostik von Herzsymptomen immer wieder übersehen. Kardiologen unterscheiden bei der Angina Pectoris zwischen einer stabilen und einer instabilen Form.

Von der *stabilen Angina Pectoris* spricht man, wenn bei verstärkter körperlicher oder emotionaler Belastung ein Brustschmerz auftritt, ein Schmerz, der durch Ruhe oder nach der Einnahme eines Nitroglyzerin-Präparats innerhalb kurzer Zeit, meist innerhalb einer Minute wieder verschwindet. Die *insta-*

bile Angina Pectoris hingegen ist durch Beschwerden mit zunehmender Dauer und Intensität auch in Ruhe oder bei geringer Belastung gekennzeichnet. Eine Besserung durch die Anwendung von Nitroglyzerin erfolgt dabei häufig gar nicht oder abgeschwächt.

Die *instabile Angina Pectoris* tritt meist erst in einem fortgeschrittenen Stadium der koronaren Herzerkrankung auf. Folgender Verlauf ist dabei festzustellen: Die Plaques, die Ablagerungen in den Koronararterien, haben sich verändert, verdichtet oder sind aufgeplatzt. Blutpfropfen, sogenannte Thromben, bilden sich, um die aufgeplatzte Stelle zu »flicken«. Die betroffene Arterie wird dadurch weiter verengt und damit die Sauerstoffversorgung des Herzmuskels nachhaltig eingeschränkt. Die anhaltenden Beschwerden einer instabilen Angina Pectoris sind die Folge, oftmals begleitet von Herzrhythmusstörungen. In der weiteren Entwicklung, das heißt bei einem völligen Verschluss der Arterie, kommt es zum akuten Herzinfarkt. Eine besondere Gefahr besteht deshalb, wenn die Warnsignale der Angina Pectoris infolge einer Nervenschädigung, zum Beispiel bei Diabetikern oder älteren Menschen, ausbleiben.

Diagnose Im Rahmen der Anamnese (Erfassung der Vorgeschichte eines Patienten) wird zuerst geklärt, welche Risikofaktoren womöglich eine koronare Herzerkrankung mit nachfolgender Angina Pectoris ausgelöst haben könnten. Mögliche Ursachen sind Rauchen, Bewegungsmangel, Stress, Übergewicht, Diabetes oder Fettstoffwechselstörungen sowie familiäre Vorbelastungen. Außerdem wird nach möglichen Auslösern wie besonderer körperlicher oder seelischer Belastung gefragt. Darüber hinaus sind die Charakteristika der erlebten Angina Pectoris zu ermitteln, um erste Hinweise darauf zu bekommen, ob es sich um eine stabile oder instabile Form handelt.

Diagnostische Aufschlüsse geben danach die Blutuntersuchung und das Ruhe- sowie das Belastungs- und Langzeit-EKG mit paralleler Blutdruck- und Herzfrequenzmessung. So lassen sich belastungsinduzierte EKG-Veränderungen, Rhythmusstörungen und Leistungsgrenzen feststellen. Um die koronare Herzerkrankung als Auslöser der Angina Pectoris von anderen Krankheiten mit ähnlichen Symptomen abzugrenzen, erfolgt zumeist eine Ultraschalluntersuchung des Herzmuskels sowie der Gefäße im Halsbereich, unter Umständen auch erweitert auf den Bauchraum. Bei einem klinischen Verdacht auf das Vorliegen einer koronaren Herzerkrankung trotz negativen EKG-Befundes können in zweiter Instanz diagnostische Maßnahmen mit Computer- (Herzkranzgefäße) oder Kernspintomographie (Herzmuskeldurchblutung) bis hin zur Herzkatheter-Untersuchung angezeigt sein.

Selbst beim Herzinfarkt kann das EKG am Anfang noch unauffällig sein! Daher ist im Blut das Troponin zu bestimmen, ein spezielles Eiweiß, das aus den Herzzellen bei Schädigung austritt. Der Kardiologe wird auch nach Stressoren, psychischen Belastungssituationen und nach Ernährungsvorlieben sowie nach dem Konsum von Alkohol und Nikotin fragen.

Therapie Die Therapie der koronaren Herzerkrankung mit späteren Angina-Pectoris-Anfällen erfolgt mehrstufig, und zwar in Abhängigkeit vom jeweiligen Schweregrad. Schon mit dem Abbau bestimmter Risikofaktoren wie Rauchen oder Übergewicht lassen sich deutliche Behandlungserfolge erzielen. Auch die Steigerung körperlicher Aktivität zählt zu den anerkannten Präventions- und Therapieansätzen. So konnte bereits bei einer sportlichen Betätigung von fünf bis sechs Stunden wöchentlich in Verbindung mit einer Ernährungsumstellung eine Rückbildung von Koronarverengungen im Anfangsstadium beobachtet werden. Prinzipiell sind Ausdauersportarten wie schnelles Gehen und Laufen, Radfahren, Skilanglauf und Schwimmen zu empfehlen. Eine wesentliche Voraussetzung dabei ist die Festlegung eines bestimmten Belastungsniveaus durch den Kardiologen. Weitere Therapiemöglichkeiten entsprechen denen, die auch bei der Arteriosklerose angezeigt sind (siehe Kapitel Arteriosklerose, S.187). Naturheilverfahren sind lediglich im Einzelfall ergänzende Maßnahmen.

Medikamentös werden die Risikofaktoren koronarer Herzerkrankungen vor allem durch Präparate vier verschiedener Wirkstoffklassen beeinflusst:

Thrombozytenaggregationshemmer
   wirken blutverdünnend,
Lipidsenker
   senken die Cholesterinwerte und stabilisieren die Plaques,
Blutdrucksenker
   ACE-Hemmer wirken sich positiv auf den Verlauf der Arteriosklerose aus. Betablocker senken neben dem Blutdruck auch die Herzfrequenz und so den Sauerstoffverbrauch des Herzens,
Nitrate
   wirken rein symptomatisch bei Angina Pectoris.

Angina Pectoris Das Wichtigste in Kürze

Bei einem akuten Angina-Pectoris-Anfall:

1. Zur Schmerzstillung wird Nitroglyzerin eingesetzt, meist als Mundspray. Die Wirkung setzt innerhalb einer Minute ein und hält bis zu einer Stunde an.
   Zu den häufigsten Nebenwirkungen von Nitroglyzerinpräparaten gehören Kopfschmerzen, die auf eine Erweiterung der Hirngefäße zurückzuführen sind, und Blutdruckabfall:
   daher nicht zu oft sprühen, vorher Blutdruck messen.
2. Absolute Ruhe ist notwendig.
3. Der Notarzt muss gerufen werden, wenn die Symptome innerhalb von 5 Minuten nicht verschwinden.
4. Naturheilkundliche Therapien sind in dieser Phase nicht angebracht.

Bleibt der Angina-Pectoris-Schmerz unter medikamentöser Therapie bestehen, sollten die ursächlichen Gefäßverengungen durch eine Ballondilatation oder eine Bypassoperation beseitigt werden. Seit kurzem besteht auch die Möglichkeit, den Herzschmerz gegebenenfalls durch eine Neurostimulation zu behandeln, wenn die Ischämie/Durchblutungsstörung weder interventionell noch operativ zu beseitigen ist. Hierzu wird eine elektrische Sonde in der unmittelbaren Nähe des Rückenmarks auf Herzhöhe implantiert. Durch elektrische Impulsgebung verhindert sie die Weiterleitung der Schmerzsignale zum Gehirn.

Achtung!
Der Patient sollte Kälte jeder Art meiden, da das reflexartige Zusammenziehen der Gefäßmuskulatur einen Angina-Pectoris-Anfall auslösen kann. Das kann auch durch negativen Stress, Aufregung oder üppige Mahlzeiten geschehen. Daher wird empfohlen, mehrmals am Tag kleinere Portionen zu sich zu nehmen.

Wann zum Kardiologen?

- Beim ersten Auftreten von Beschwerden – es könnte ein Herzinfarkt sein,
- bei Verschlimmerung oder
- Veränderung der Symptome,
- bei einem akuten Leistungseinbruch,
- wenn Störungen des Herzrhythmus auftreten.

7 Erstmaßnahmen
bei bekannter, akuter Angina Pectoris

1. Patienten beruhigen.
2. Patienten mit erhöhtem Oberkörper lagern.
3. Kleidung öffnen.
4. Kontrolle der Vitalzeichen: Atmung, Puls und Bewusstsein.
5. Blutdruck kontrollieren.
6. Nitrospray
   (ein bis zwei Sprayhübe, erneut nach 5 bis 10 Minuten).
7. Notarzt rufen, wenn keine Besserung nach 5 Minuten.

Telefon 112

Mein persönliches Vorsorgeprogramm
- Morgens Haferflocken zum Frühstück.
- 5 Mal am Tag Obst und Gemüse in kleinen Portionen.
- Mediterrane Kost! Salate mit Olivenöl, Avocados, Frischgemüse und Knoblauch zubereiten.
- Salz reduzieren (wegen Gefahr der Blutdruckerhöhung).
- Kein Nikotin, wenig Alkohol (Männer: < 40 g, Frauen: < 20 g pro Tag).
- Wenig Kaffee und Tee – durch frische Kräutertees ersetzen.
- Aufsteigende Fußbäder auf nicht mehr als 45 °C und tägliches heiß-kaltes Wechselduschen.
- Jeden Tag 10 Minuten Gymnastik, 30 Minuten spazieren gehen, 3 Mal pro Woche 30 Minuten Sport.

Arteriosklerose

Arteriosklerose, bekannt auch unter der Bezeichnung »Arterienverkalkung«, ist ein Sammelbegriff für krankhafte Gefäßwandveränderungen der großen und mittelgroßen Arterien. Der Terminus wurde von dem deutschen Pathologen und Anatom Johann Friedrich Lobstein (1777–1835) geprägt. 1833 berichtete er erstmals von der »Verhärtung und Verdickung der Arterien«. Heute zählt die Arteriosklerose zu den am meisten verbreiteten Zivilisationskrankheiten. War sie früher eine typische Alterserscheinung, so erfasst sie inzwischen immer öfter Menschen mittleren und jüngeren Alters zwischen 20 und 40 Jahren. Nikotingenuss, erhöhte Cholesterin- und Blutzuckerwerte, Bluthochdruck sowie Bewegungsmangel und Stress sorgen für diesen bedrohlichen Anstieg.

Von einer Arteriosklerose spricht man, wenn es an den Innenwänden der Gefäße zu Ablagerungen kommt, die den Blutfluss einengen und schlimmstenfalls ganz unterbrechen. Durch den Alterungsprozess oder durch die genannten Risikofaktoren verursacht, entstehen auf der Innenseite der Gefäße, dem *Endothel*, kleinste Verletzungen, Risse. Im Blut gelöste Fett-Eiweiß-Partikel können bis in die *Intima*, die innerste Schicht der Gefäßwand, durchdringen. Um diesen Schaden zu beheben und die eingedrungenen Fremdkörper zu beseitigen, werden sogenannte Fresszellen alarmiert. Immer mehr Zellen lagern sich im Zuge dieser Immunreaktion an: Es kommt zu einer lokalen Anhäufung von fetthaltigen Zellen, dem sogenannten *Fettstreifen*, mit einer Verdickung der inneren Gefäßwand. Dies ist die erste Vorstufe arteriosklerotischen Geschehens. Bis zu diesem

Stadium ist der Krankheitsverlauf durch Bewegung und Ernährungsumstellung einigen Studien zufolge noch umkehrbar. Im weiteren Verkalkungsprozess wandern dann glatte Muskelzellen der mittleren Schicht der Gefäßwand, der *Media*, in die Intima ein. Es bildet sich verstärkt Bindegewebe. Es kommt zu herdförmigen, entzündlichen Gewebeveränderungen, einem Prozess, der von Mensch zu Mensch verschieden schnell verläuft. Es entstehen die weichen fettgefüllten *Plaques*. Spätere Mineral- und Kalkeinlagerungen führen schließlich zur Verhärtung der Plaques. Der Blutfluss wird durch die verdickte Gefäßwand eingeschränkt, das Gefäß selbst verliert seine Elastizität.

Gefäßverkalkungen und arteriosklerotische Verengungen, *Stenosen*, sind an sich noch nicht lebensbedrohlich. Bei einer Verengung der Herzkranzgefäße können sie unter körperlicher Belastung zu einer Angina Pectoris (Brustschmerz) führen. Lebensgefährlich wird das Geschehen bei Komplettverschlüssen, die zum Beispiel entstehen, wenn sich an der Oberfläche der Plaque ein Blutgerinnsel (Thrombus) bildet oder die Plaque aufbricht, eine Plaque-Ruptur eintritt und dabei Kalk- und Fettpartikel abgesprengt werden. In beiden Fällen kann der zu versorgende Muskelabschnitt akut mit Sauerstoff unterversorgt werden und absterben, da er nur von dieser einen Arterie versorgt wird und es normalerweise keine Umleitungen oder keine andere Gefäßversorgung gibt. Geschieht das im Bereich der Herzkranzgefäße, ist ein Herzinfarkt die Folge. Ist dagegen die Halsschlagader oder eine Hirnarterie betroffen, kommt es zum Schlaganfall.

Verkalkungen der Arterien in Armen und Beinen führen zur sogenannten *peripheren arteriellen Verschlusskrankheit (pAVK)*, weil diese Arterien peripher zum Zentrum – dem Herzen – liegen. Sind die Arterien der Beine betroffen, spricht man bei der pAVK auch von *Schaufensterkrankheit*. Wegen starker Schmerzen in den Beinen müssen die Betroffenen immer wieder stehen bleiben, was den Eindruck eines Schaufensterbummels erweckt. Ein kompletter Verschluss der Arterien hat auch außerhalb des

Herzens dramatische Folgen für die zu versorgenden Organe oder Körperregionen. Im Auge kann ein solcher Verschluss zur Blindheit führen. Tritt er am Unterschenkel auf, spricht man vom Raucherbein, da dies bei Rauchern häufiger vorkommt, aber auch bei anderen Risikofaktoren, besonders bei der Zuckerkrankheit, dem *Diabetes mellitus*. Schlimmstenfalls muss ein solches Raucherbein amputiert werden. In den großen Arterien wie der Hauptschlagader oder den Baucharterien kann die unelastische Gefäßwand im Endstadium einer Arteriosklerose einreißen, so dass sich eine Aussackung bildet, ein *Aneurysma*. Dieses platzt manchmal, was unter Umständen zum plötzlichen Tod durch Verblutug führen kann.

Symptome Eine Gefäßverkalkung in allen Körperabschnitten spürt der Betroffene erst, wenn die Einengung so schwerwiegend ist, dass eine direkt abhängige Körperzone nicht mehr genügend mit Sauerstoff versorgt wird. Je nach Körperregion reagiert der Körper beispielsweise mit:
- Brustschmerz am Herzen, Luftnot bei Belastung,
- Durchblutungsstörungen an den Beinen mit Schmerzen beim Gehen,
- Impotenz aufgrund der Verkalkung der Beckenarterien bei Männern,
- Sehstörungen bei Verkalkungen der Augenarterien,
- vorübergehender Erblindung, kurzer Desorientiertheit, Gedächtnisstörungen durch kurzfristige Durchblutungsstörungen im Gehirn.

Diagnose Hinweise auf eine mögliche Arteriosklerose lassen sich vom individuellen Lebensstil sowie von familiären Vorbelastungen ableiten. Wenig oder keine sportlichen Aktivitäten, Bewegungsmangel, Konsum von Nikotin und einseitige Ernährung (zu fett, zu süß, zu viel) können auf einen gefäßverkalkenden Prozess hindeuten. Dies gilt insbesondere dann, wenn die Labordaten erhöhte Fettwerte oder sogar gleichzeitig erhöhte

Zuckerwerte aufweisen, die wiederum auf einen Diabetes mellitus, die Zuckerkrankheit, schließen lassen.

Bei der peripheren arteriellen Verschlusskrankheit unterscheidet man **vier Stadien:**

Stadium I   Stenose ohne Beschwerden
Stadium II   Schaufensterkrankheit (claudicatio intermittens)
Stadium II a schmerzfreie Gehstrecke > 200 m
Stadium II b schmerzfreie Gehstecke < 200 m
Stadium III   Ruheschmerz
Stadium IV   offenes Bein (Ulcus) oder Absterben des Gewebes (Nekrose/Gangrän)

Bildanalytisch werden die Gefäße außerhalb des Herzens zunächst mit Ultraschall untersucht. Die Herzkranzgefäße sind sonographisch leider nicht ausreichend zu erfassen. Eine kernspintomographische Diagnose (MRT) als strahlenfreie Untersuchungsmethode kann folgen, wobei die Herzkranzgefäße am besten mit der ultraschnellen Computertomographie gestochen scharf darstellbar sind. Selbst millimetergroße Verkalkungen sind bereits Jahre vor einer maßgeblichen Einengung sichtbar. Im MRT lässt sich hervorragend die Durchblutung der Herzmuskulatur messen. Von den Symptomen und vom Krankheitsverlauf abhängig werden eine CT-, eine MRT-Untersuchung, aber auch beides zusammen durchgeführt, um Gefäßwände (mit CT) und Muskulatur (mit MRT) als Funktionseinheit sicher beurteilen zu können.

Eine invasive angiographische Gefäßuntersuchung (*Angiographie* oder *Koronar-Angiographie*) zur Diagnose der Herzkranzgefäße ist heute durch die hohe Qualität der tomographischen Schnittbildverfahren immer seltener nötig. Die Ergebnisse der ambulant durchführbaren Schnittbildverfahren sind so überzeugend und präzise, dass sich eine invasive Katheteruntersuchung der peripheren Arterien meist erübrigt, auch bei den Arterien, die das Gehirn versorgen. Aber:

Bei bestimmten Formen des Schlaganfalls oder Herzinfarkts ist eine Angiographie so schnell wie möglich zur Diagnose und lokalen Therapie durchzuführen! Nur über den Katheter können direkt Maßnahmen zur Beseitigung von Verschlüssen oder Verengungen erfolgen.

Bei unklaren EKG-Befunden wird im Einzelfall bei Verdacht auf eine maßgebliche Gefäßeinengung eine Koronarangiographie notwendig, weil möglicherweise während desselben Eingriffs eine Gefäßerweiterung durchgeführt werden muss.

Je früher die Gefäßverkalkung erkannt und behandelt wird, umso weniger invasiv ist das Therapieverfahren!

Therapie Die Therapie ist abhängig vom Stadium und von der Lokalisation der Einengung. Neben lokaltherapeutischen Eingriffen wie Ballonkatheter, Stentimplantation oder Bypassoperation sind allgemeine Maßnahmen wie Ernährungsumstellung, Bewegungstherapie und Gewichtsreduktion neben einer gezielten Medikation notwendig. *Wichtig*: Die Arteriosklerose ist eine Erkrankung des gesamten arteriellen Gefäßsystems und muss neben der lokalen Therapie auch grundsätzlich behandelt werden. Die interventionellen oder operativen Therapieverfahren sind je nach Lokalisation unterschiedlich.

Eine bewusste, vollwertige **Ernährung** mit
- maßvollem Einsatz von Zucker und Fett,
- viel Vitaminen und Ballaststoffen,
- maßvollem Genuß oder noch besser Verzicht auf die Genussgifte Alkohol und Kaffee

wäre der Traum eines jeden (präventiv) denkenden und handelnden Gefäß-Therapeuten.
- Vitamin C und A durch Obst, Gemüse und Vitamin E beispielsweise durch Fisch (keine Tabletten) können die gefäßschädigende Wirkung von Radikalen

(hochaggressiven chemischen Nahrungsbestandteilen) verringern.
- Vitaminpräparate oder Mineralien wie Magnesium oder Kalium können in Einzelfällen gezielt vom Arzt empfohlen werden, zum Beispiel wenn die Nahrung insgesamt zu einseitig sein sollte oder Stoffwechselstörungen vorliegen.
- Ungesättigte Fettsäuren u. a. in Oliven-, Distel- oder Sonnenblumenöl können regenerativ auf die Gefäßwände wirken.
- Mediterrane Kost insgesamt ist, wissenschaftlich nachgewiesen, gesund fürs Herz.
- Die tägliche Trinkmenge sollte bei mindestens 2 Litern liegen.
- Fastenkuren unter medizinischer Aufsicht können zur Unterstützung einer Behandlung zur Reduzierung der Risikofaktoren wie Bluthochdruck, Diabetes mellitus oder Fettstoffwechselstörungen eingesetzt werden.

Achtung!
Fette Nahrung
führt zu Übergewicht und Cholesterinspiegelerhöhung.
Nikotin
reizt die Bildung instabiler Plaques, die aufreißen können.
Bewegungsmangel
erhöht Blutdruck und Cholesterin.
Diabetes mellitus
erzeugt Gefäßschädigung durch erhöhten Zuckergehalt im Blut.
Familie
kann »genetische Fingerabdrücke« hinterlassen haben (Gefäßerkrankungen bei Vorfahren).

Bewegung und Wasseranwendungen sind das beste Gefäßtraining. Welche Maßnahmen sind gefäßgesund und trainieren das Herz-/Kreislaufsystem?
- Regelmäßiger Ausdauersport wie Laufen, Schwimmen, Radfahren, auf jeden Fall tägliche Bewegung;
- häufige Kneipp'sche Wasseranwendungen mit heiß-kaltem Wechselduschen und
- temperaturansteigenden Arm- und Fußbädern;
- Gehtraining und tägliche Gymnastik unterstützen die Durchblutung und regen vor allem die Arterien an, im Bereich von Stenosen neue Umgehungsgefäße (Kollateralen) zu bilden.

Ab dem Stadium II sind alle Wärme- und Kälteanwendungen auf die peripheren Gefäße – auch Wärmflaschen – verboten!

Medikamente

Medikamente werden eingenommen, um

1. die Durchblutung zu fördern, z.B. durch Acetylsalicylsäure; dies verhindert oder reduziert Blutverklumpung,
2. den Bludruck zu senken (ACE-Hemmer),
3. das Cholesterin zu senken (CSE-Hemmer),
4. den Blutzucker zu senken (Insulin, antidiabetische Medikamente).

Allerdings kann jeder in jedem Stadium einer Arteriosklerose versuchen, mit eigenem Engagement und bewusster Lebensführung die Verkalkung der Gefäße zu bremsen oder sogar rückgängig zu machen.

Arteriosklerose – Das Wichtigste in Kürze

Wann zum Kardiologen?

- Beim erstmaligen Auftreten von Beschwerden,
- bei Verschlimmerung oder
- bei Veränderung der Symptome,
- bei Leistungseinbruch,
- bei Störungen des Herzrhythmus.

Es ist darauf zu achten, dass die Ernährung möglichst auf eine **mediterrane Kost** umgestellt und der Betroffene in Bewegung gehalten wird. **Körperliche Aktivität, Gewichtsreduktion** und **Cholesterinkontrolle** sind wesentliche Elemente zur Gesundheitsförderung. Der Anstieg des Cholesterinspiegels von 200 mg/dl auf durchschnittlich 240 mg/dl potenziert die Gefahr eines Herzinfarktes.

Notfall

Bei Schmerzen in der Brust, Ausstrahlung in den linken Arm, teils auch in den rechten Arm, Atemnot, akuter körperlicher Schwäche mit Übelkeit (Frauen reagieren eher so und anders als Männer): sofort den Notarzt rufen!

Telefon 112

Mein persönliches Vorsorgeprogramm

- Morgens Haferflocken zum Frühstück mit Nüssen und Beeren.
- 5 Mal am Tag Obst und Gemüse in kleinen Portionen.
- Salate mit Olivenöl, Avocados (gesundes Fett), frischen Kräutern und auch Knoblauch versetzen.
- Salz reduzieren (wegen Gefahr der Blutdruckerhöhung).
- Nein zu Nikotin und Alkohol (nur geringe Mengen).
- Wenig Kaffee und Tee – durch Kräutertees ersetzen.
- Aufsteigende Fußbäder auf nicht mehr als 35 °C und Wechselbäder.
- Jeden Tag 10 Minuten Gymnastik, 30 Minuten Spazierengehen, 3 Mal pro Woche 30 Minuten Sport.

Blutdruckerkrankungen

Hoher Blutdruck

Ein chronisch erhöhter Blutdruck, die *arterielle Hypertonie*, kann viele Krankheiten auslösen: Schlaganfall, Herzinfarkt, Herzschwäche (Herzinsuffizienz), Erkrankungen der Herzkranzgefäße (KHK), Niereninsuffizienz, Durchblutungsstörungen der Beine (Raucherbein) und der Augen, sogar Netzhautschäden des Auges. Immer mehr Menschen sind davon betroffen. Der Bluthochdruck zählt zu den am weitest verbreiteten Zivilisationskrankheiten. Besonders besorgniserregend ist dabei, dass unterdessen nicht nur jeder Zweite über fünfzig davon betroffen ist, sondern dass auch immer mehr junge Menschen einen deutlich erhöhten Blutdruck haben. Allein in Deutschland gibt es etwa 20 Millionen Bluthochdruckpatienten, Tendenz steigend.

Medizinisch wird zwischen zwei Formen des Bluthochdrucks unterschieden, zwischen der primären oder *essentiellen* und der *sekundären Hypertonie*. Die häufigste Form mit über 90 Prozent ist die primäre Hypertonie, für die es keine erkennbaren organischen Ursachen gibt. Die *sekundäre Hypertonie* entsteht in der Folge anderer Erkrankungen, meist nach einer chronischen Nierenerkrankung oder durch eine Einengung der Nierenarterie(n). Weiterhin können hormonelle Geschehnisse wie eine Störungen der Wachstumshormonproduktion, eine Schilddrüsenüberfunktion, ein erhöhter Kortisonspiegel oder Tumoren ursächlich sein. Auch Medikamente wie Psychopharmaka, Kortisonpräparate, Schilddrüsenhormone oder die »Pille« wirken auf den Blutdruck. Selbst eine Schwangerschaft kann manchmal eine sekundäre Hypertonie auslösen.

Die genauere Ursache einer primären Hypertonie dagegen bleibt meist unbekannt. Häufig gibt es eine familiäre Vorbelastung. Leiden ein oder gar beide Elternteile an Bluthochdruck, beträgt das eigene Erkrankungsrisiko bereits etwa 50 Prozent, obwohl äußerst selten ein bestimmter Gendefekt zugrunde liegt. Ob der Bluthochdruck dann aber auch auftritt und welchen Verlauf die Erkrankung nimmt, hängt sehr stark von der persönlichen Lebensweise ab. Denn es gibt nur wenige Erkrankungen, denen man so gut wie dem Bluthochdruck vorbeugen kann.

Normalerweise weist der Blutdruck innerhalb eines Tages ein typisches, das heißt wiederkehrendes Profil auf. Morgens nach dem Aufwachen ist die Kurve ansteigend. Nach dem Mittagessen fällt sie vorübergehend ab, um bis zum Abend erneut anzusteigen. In der Nacht, während der Ruhephase, sind die Werte deutlich niedriger als am Tag. Der niedrigste Punkt wird in der Regel gegen zwei bis drei Uhr nachts erreicht. Um Abweichungen rechtzeitig zu erkennen, sollte man nicht nur regelmäßig den Blutdruck messen, sondern auch die Werte einzuordnen und zu deuten wissen. Ein Messergebnis von 110/80 mmHg zum Beispiel bedeutet, dass der obere, systolische Wert, entstehend bei der Kontraktion des Herzmuskels, dem Druck einer Quecksilbersäule von 110 Millimeter Höhe entspricht. Der andere, diastolische Wert, entstehend bei Erschlaffung des Herzmuskels, entspricht dem Druck einer Säule von 80 Millimeter Höhe. Was als normal und was als erhöht anzusehen ist, hat die ISH (International Society of Hypertension), die Internationale Gesellschaft für Bluthochdruck, in der Tabelle (siehe folgende Seite) zusammengestellt.

Untersucht wird im Sitzen, eine Ruhephase von mindestens 5 Minuten vor der Untersuchung wäre gut. Blutdruckwerte unter körperlicher Belastung oder in einer Schrecksituation bzw. nach der Sauna beim »Abkühlen« von ca. 180 sind normal!

Blutdruck	systolisch mm/Hg	diastolisch mm/Hg
optimal	< 120	< 80
normal	120 bis 129	80 bis 84
noch-normal	130 bis 139	85 bis 89
leichter Hochdruck *Schweregrad 1*	140 bis 159	90 bis 99
mittelschwerer Hochdruck *Schweregrad 2*	160 bis 179	100 bis 109
schwerer Hochdruck *Schweregrad 3*	> 180	> 110

Quelle: Deutsche Hochdruckliga e.V. (DHL)

Symptome In den allermeisten Fällen merken die Betroffenen zunächst gar nicht, dass sie einen erhöhten Blutdruck haben. Oft können sie mögliche Symptome wie Schwindel, Kopfschmerz oder Müdigkeit nicht deuten. Nur wenige glauben ihren Blutdruckhochdruck zu spüren, wenn sie innere Unruhe erleben, heiße Ohren bekommen oder Druck im Hals und den Zähnen empfinden, unter Nasenbluten oder Kopfschmerzen leiden. Die meisten jedoch – und das ist das größte Problem – merken nichts. Der Bluthochdruck an sich tut einfach nicht weh, so bedrohlich er ist.

Diagnose Regelmäßige Blutdruckmessungen beim Arzt, in der Apotheke oder zu Hause sollten für jeden zum persönlichen Vorsorgeprogramm gehören. Ist der Blutdruck regelmäßig erhöht (über 140/80), bedarf es dringend einer weitergehenden Diagnostik. Wenn der Blutdruck außer Rand und Band gerät und die Werte über 200 und weiter über 210/120 mmHg hochschnellen, spricht man von einer *hypertensiven Krise*, die lebensbedrohlich ist und sofortiger stationärer Behandlung bedarf, um Gehirnblutungen oder einen Herzinfarkt zu verhindern. Meist handelt es sich in solchen Fällen um eine Bluthochdruckkrise bei bekanntem Hochdruck. Unregelmäßige Tabletteneinnahme,

Medikamentenabschwächung bei Magen/Darmproblemen, Nierenerkrankungen, Alkohol- oder Nikotinbelastungen oder die Einnahme von Verhütungsmitteln gepaart mit emotionalem Stress können Auslöser derartiger Krisen sein. Manchmal, aber sehr viel seltener können sie auch während einer Schwangerschaft entstehen. Atemnot, Herzbeklemmung, ein roter Kopf, Übelkeit, Erbrechen, Kopfschmerzen oder Nasenbluten können Anzeichen einer hypertensiven Krise sein. EKG, Ultraschall des Herzens und des Bauches, Röntgen der Lunge, Computer/Kernspintomographie des Kopfes (manchmal auch des Herzens), Augenspiegelung sowie Blutbild und Urinuntersuchung sind Diagnoseschritte der in jedem Fall nötigen stationären Untersuchung und Behandlung.

Wer seinen Blutdruck selbst misst, sollte dies über dem Ellenbogen tun, weil das die genauesten Ergebnisse zeigt. Dazu folgendes

10-Punkte-Programm zur Blutdruckmessung

1. Fünf Minuten Ruhe vor der Messung.
2. Der zu messende Arm sollte zum Beispiel auf einem zusammengerollten Handtuch leicht oberhalb der Herzhöhe liegen.
3. Kinder brauchen schmalere, kräftige Menschen breitere Manschetten.
4. Zunächst den Puls an der körpernahen Innenseite des Ellenbogen tasten und das Stethoskop dort auflegen.
5. Die Manschette aufpumpen, bis kein Puls und damit kein Strömungsgeräusch im Stethoskop mehr messbar ist (bei Gesunden liegt dieser Level etwa bei 180/190 mmHg, bei Hochdruck-Kranken höher).
6. Langsam den Druck absenken und den Zeitpunkt in mmHg festhalten, an dem das Strömungsgeräusch wieder erscheint. Dies ist dann der Wert des systolischen Blutdrucks.
7. Weiter langsam den Druck absenken, bis das Strömungsgeräusch verschwindet. Dies ist der Messpunkt des diastolischen Blutdrucks.

8. Ein- bis zweimal wiederholen und Ergebnis notieren.
9. Zunächst beide Seiten messen. Wenn Sie einen Unterschied von mehr als 20 mmHg feststellen, teilen Sie dies Ihrem Arzt mit.
10. Patienten unter Medikation sollten morgens vor der Einnahme messen.

Therapie Erhöhter Blutdruck sollte in jedem Fall gesenkt werden, um Folgerisiken zu verringern. Werden die Medikamente regelmäßig und zuverlässig eingenommen, gelingt es meist, den Blutdruck dauerhaft in einem vertretbaren Rahmen zu halten. Eine gesunde und bewusste **Lebensführung** trägt wesentlich dazu bei. Meist helfen:

- Gewichtsabnahme
- regelmäßige Bewegung
- Entspannungsübungen/Entspannungsmaßnahmen
- verringerter Kochsalzverbrauch (maximal 6 g/Tag)
- Verzicht auf Alkohol und Nikotin
- Verzicht auf Kaffee / schwarzen Tee und Cola

Mit Nachdruck ist in dem Zusammenhang immer wieder an das eine zu erinnern: unbedingt körperlich aktiv sein! Der Blutdruck sinkt beispielsweise beim Joggen oder Skilanglauf, wie neuere Studien ergeben haben. Über die persönlichen Belastungsgrenzen und darüber, welches Training sinnvoll ist, sollte man unbedingt mit dem Arzt sprechen.

Die **medikamentöse Therapie** ist vom Schweregrad der Erkrankung abhängig, aber auch von der Verträglichkeit der Präparate und von möglichen Begleiterkrankungen wie dem Diabetes mellitus, Asthma bronchiale oder Nierenfunktionsstörungen. In einer Stufentherapie wird versucht, mit einem Medikament auszukommen. Genügt das nicht, besteht die Möglichkeit der Kombination mit weiteren Präparaten. Zum Einsatz kommen:

- Betablocker zur Beeinflussung der Herzfrequenz;
- Diuretika zur Regulierung des Salz- und Wasserhaushaltes;

- ACE-Hemmer, Sartane, Ca-Antagonisten und andere Antihypertensiva zur Blutdrucksenkung.

Vorsicht: Eine zu schnelle Blutdrucksenkung zum Anfang der Therapie oder bei Medikamentenumstellung kann zu Kreislaufregulationsstörungen mit Schwindel, Müdigkeit, Antriebslosigkeit bis hin zu Verwirrtheitszuständen führen. Deshalb beim Aufstehen langsam aufrichten und morgens auf der Bettkante einen Moment sitzen bleiben. Nach einigen Wochen hat sich der Körper auf die neue Situation eingestellt.

Wer allerdings glaubt, dass der Blutdruck nach kurzzeitiger Medikamenteneinnahme wieder normalisiert sei, nur weil die Blutdruckmanschette gesunde Werte anzeigt und man sich wohl fühlt, erliegt allzu oft einem Irrtum. Wer sogar eigenmächtig die verordneten Medikamente absetzt, läuft Gefahr, einen Infarkt oder Schlaganfall zu erleiden. Warum? Weil dann in kurzer Zeit wieder der alte Zustand erreicht wird, der Blutdruck abermals steigt und die Gefäße weiter geschädigt werden. Das geschieht schmerzlos und ist deshalb besonders gefährlich.

Die Blutdruckeinstellung ist individuell unterschiedlich und erfordert Nachhaltigkeit, also regelmäßige Kontrollen durch den Patienten und den Arzt.

Niedriger Blutdruck

Zu niedriger Blutdruck *(Hypotonie)* kann bisweilen sehr unangenehm sein. Wenn der Kreislauf »in den Keller« sackt, wird den Betroffenen »flau«, die Konzentration lässt nach, Übelkeit, Schweißausbruch oder Schwindel können dazukommen, schlimmstenfalls droht ein Bewusstseinsverlust. In der Regel ist ein zu niedriger Blutdruck aber völlig harmlos. Erst wenn die Organe minderdurchblutet werden, muss behandelt werden. Unterschieden wird die *essentielle Hypotonie* ohne erkennbare Ursache, die eher bei jungen Frauen auftritt, von der *symptoma-*

tischen Hypotonie. Diese entsteht unter anderem bei einer Aortenstenose, bei Herzinsuffizienz, langer Bettlägerigkeit oder als Nebenwirkung von Medikamenten wie Psychopharmaka oder Diuretika, die zur Entwässerung eingenommen werden.

Schließlich sind durch *orthostatische Dysregulation* bedingte Hypotonien im Zusammenhang mit einer Arteriosklerose zu nennen, bei der die Gefäßwände nicht mehr normal mit automatischer Eng- und Weitstellung funktionieren. Beim Aufstehen z. B. reagieren dann die Arterien nicht mehr mit einer automatischen Engstellung, entweder weil sie stark verkalkt sind oder sich nach Einnahme von Hochdruck- und Herzmedikamenten die Gefäßwandstabilität verändert hat.

Diagnose Diagnostiziert wird die Hypotonie durch mehrmaliges Blutdruckmessen, mitunter auch durch Belastungstests, wenn unklare Symptome auftreten.

Therapie Das Wichtigste sind wiederum **Bewegung** und Gefäßtraining. Heiß-kalte Wechselbäder, Saunagänge und andere physikalische Maßnahmen können helfen, wenn krankhafte Ursachen zuvor medizinisch ausgeschlossen wurden. Ganz selten werden **Medikamente** verordnet, da die meisten Hypotonien sich durch Lebensstilveränderungen normalisieren. Auf regelmäßige Flüssigkeitszufuhr (mindestens 2 Liter täglich) ist zu achten, gymnastische Übungen zwischendurch, auch im Büro sind empfehlenswert. Ein Kaffee zur Stimulation des Kreislaufs kann Wunder bewirken.

Entzündliche Erkrankungen des Herzens

Gleich in mehrfacher Weise kann das Herz entzündlich erkranken, und zwar an der Herzinnenhaut, dem Endokard, an der mittleren Herzmuskelschicht, dem Myokard, und am äußeren Herzbeutel, dem Perikard. Je nachdem, welcher dieser Teile entzündlich betroffen ist, unterscheidet man Endokarditis, Myokarditis und Perikarditis. Von einer Pankarditis spricht man, wenn alle drei Herzschichten zugleich betroffen sind.

Endokarditis

Da zur Herzinnenhaut auch die Herzklappen gehören, handelt es sich bei der Endokarditis vornehmlich um deren entzündliche Erkrankung. Infolge dieses Geschehens können sich Herzklappenfehler dauerhaft manifestieren, was wiederum zu Funktionseinschränkungen führt. Die Klappen können ihre Ventilfunktion im Blutstrom gar nicht mehr oder nur noch eingeschränkt erfüllen. Das Herz muss ein größeres Blutvolumen als gewöhnlich bewegen, der Herzmuskel wird überfordert, es besteht die Gefahr einer nicht wieder rückgängig zu machenden Schwächung. Bei der auslösenden Entzündung kann es sich um eine *infektiöse* oder eine *nichtinfektiöse* Endokarditis handeln.

Die Hauptursache der nichtinfektiösen Endokarditis ist das *akute rheumatische Fieber (ARF)*. Dies ist eine nichteitrige Nacherkrankung einer bereits überstanden geglaubten, aber nicht ausreichend antibiotisch behandelten Infektion der Mandeln oder des Rachenraumes mit bakteriellen Erregern, den Streptokokken. Typischerweise tritt das rheumatische Fieber bei jüngeren Menschen mit einer Mandelentzündung nach 10 bis 20 Tagen Beschwerdefreiheit auf. Vermutlich aufgrund noch im Körper verbliebener Bakterienbestandteile kommt es zu einer Immunreaktion gegen körpereigene Strukturen (infektinduzierte Autoimmunreaktion). Plötzlich entwickelt sich hohes Fieber, Gelenkschmerzen (insbesondere Knie-, Fuß-, Finger- und Zehengelenke), die mit einer Schwellung der umgebenden Weichteile einhergehen, können dazukommen. Häufig tritt eine Gelenkbeteiligung allerdings erst später auf. An der Vorderseite der Unterschenkel können linsen- bis münzengroße blaurote Knoten als typische Hautveränderungen auftreten. Zudem kann das Immunsystem auch das Herz angreifen. Es kann zu Entzündungsreaktionen in allen drei Herzschichten kommen. Bei adäquater Behandlung bilden sich an den Gelenken meist keine bleibenden Schäden, am Herzen aber können vor allem die Herzklappen dauerhaft in Mitleidenschaft gezogen werden *(rheumatische Endokarditis)*. Hier entstehen strukturelle Veränderungen mit Narbenbildung an den Klappenrändern, die wiederum nachfolgende Entzündungen begünstigen. Diese Endokarditis ist heute bei uns erfreulicherweise selten geworden.

Der primär durch bakterielle Keime ausgelösten infektiösen Endokarditis geht das vermehrte akute oder periodische Eindringen von Erregern in die Blutbahn *(Bakteriämie)* voraus. Typische Ursachen sind meist akute fieberhafte Entzündungsherde an den Mandeln, in der Mundhöhle (in Kombination mit einer mangelhaften Mundhygiene), in den Nasennebenhöhlen, in den Lungen und Atemwegen, auch in den harnleitenden Strukturen, oder Tumore des Dickdarms. Grundsätzlich kann jegliche invasive diagnostische oder therapeutische medizinische Handlung (z. B. Herzkatheteruntersuchungen, Operationen, zahnmedizinische Behandlungen mit Verletzung des Zahnfleisches etc.) eine Bakteriämie auslösen. Eine Vorschädigung der Herzklappen begünstigt die bakterielle Besiedlung. Prädisponierend sind zum Beispiel ein überwundenes rheumatisches Fieber (s. o.), angeborene Herzklappenfehler, degenerative Veränderungen der Herzklappen im Alter, Herzklappenoperationen oder -ersatz und Immunschwächen. Normalerweise ist der nicht immungeschwächte oder nicht voroperierte Mensch davor durch seine Abwehrlage geschützt.

Symptome Abhängig davon, wie aggressiv die Erreger im Körper des Betroffenen vorgehen oder um welche Art von Erreger es sich handelt, spricht man von einer *akuten* oder *subakuten Endokarditis*. Bei einer akuten Form kommt es bereits innerhalb der ersten 24 Stunden zu hohem Fieber. Der Patient oder die Patientin fühlt sich sehr schwach und klagt über Atemnot. Eine subakute Endokarditis verläuft hingegen weniger schwer und eher in Schüben.

Die akute Endokarditis entwickelt sich binnen weniger Tage und Wochen und wird durch aggressive Keime ausgelöst (bestimmte Bakterien wie Staphylokokken, Streptokokken und antibiotikaresistente Krankenhauskeime sowie Pilze). Auch zuvor gesunde Herzklappen können befallen und geschädigt werden. Klinische Zeichen sind hohes Fieber mit Bewusstseinseintrübung, Vergrößerungen von Milz und Leber und zum Teil veränderte Herzgeräusche. Als Komplikation können sich Bakterienkolonien lösen, die als Fäden an den Klappenrändern *(Klappenvegetationen)* anhaften und im Blutstrom hin- und herpendeln. Sie gelangen in den Blutkreislauf, verstopfen größere Gefäße und können z. B. Embolien auslösen, die zum Schlaganfall führen.

Die subakute, schleichende Endokarditis *(Endocarditis lenta)* wird durch weniger aggressive Keime verursacht, die immer mal wieder in den Blutkreislauf gelangen. Leitsymptome sind ein starkes Krankheitsgefühl mit Temperaturen um die 38 °C und Frösteln, Blässe durch Blutarmut (Anämie) und Abgeschlagenheit. Durch Verschleppung entzündlichen Materials aus den Herzklappen in die kleinen Arterien treten bei 50 Prozent der Fälle sogenannte Mikroembolien auf. Diese äußern sich unter der Haut durch schmerzhafte, punktförmige Blutungsstellen (stecknadelkopf- bis linsengroß) an den Handflächen, Fingern und Zehen.

Die Endokarditis kann zum einen das Gewebe der Herzklappen auflösen und diese schließunfähig machen *(Klappeninsuffizienz)*. Zum anderen können Entzündungsprozesse zur narbigen Schrumpfung mit einhergehender Verengung führen *(Klappenstenose)*. Durch Herzklappenfehler wird der regelrechte Blutstrom im Herzen gestört. Je nach betroffener Herzklappe äußert sich dies z.B. in einer Veränderung der Herzgeräusche, in Herzrythmusstörungen, eingeschränkter körperlicher Leistungsfähigkeit, Atemnot, Brustschmerz, kurzen Bewusstlosigkeiten oder Wassereinlagerungen (Ödemen).

Diagnose Diagnostisch werden, neben EKG und Blutdruckkontrollen, Blutuntersuchungen und bildgebende Methoden wie die Kernspintomographie und vor allem die Echokardiographie durchgeführt, bei der die Funktionen des Blutflusses, der Herzwandbeweglichkeit und der Klappen beurteilt werden. Meist aber wird erst mit der *Schluckechokardiographie* der präzise Befund erhoben – auch der der Klappenvegetationen. Hierzu wird eine Ultraschallsonde durch die Speiseröhre hinter das Herz gebracht.

Bei einem Verdacht auf Endokarditis müssen zunächst Blutkulturen angelegt werden. Zu diesem Zweck wird das Blut des Patienten mit einer Nährlösung vermischt. Anschließend erwärmt man diese Mischung über mehrere Tage, wodurch sich die vorhandenen Bakterien oder Pilze vermehren. Nur so können die Erreger der Krankheit genau bestimmt und die Antibiotikatherapie exakt festgelegt werden. Aufgrund der häufig komplizierten Diagnoselage kann es manchmal sehr lange, vier bis acht Wochen, dauern, bis eine Endokarditis eindeutig bestimmt ist!

Therapie Ist die Diagnose einmal gestellt, ist eine ausgedehnte körperliche Schonung angeraten. Meist sind die Patienten so geschwächt, dass sie ganz von allein ausruhen wollen. Die Antibiotikabehandlung wird in der Regel intravenös durchgeführt und dauert ungefähr vier bis sechs Wochen. Meist ist ein längerer Krankenhausaufenthalt mit anfangs strenger Bettruhe unumgänglich. Wenn die Behandlung nicht anschlägt oder sich das Krankheitsbild womöglich akut verschlechtert, kann die erkrankte Herzklappe sehr früh endoskopisch operiert oder durch eine künstliche ersetzt werden.

Vorsorge Die Hauptvorbeugung gegen eine Ausbildung der Endokarditis besteht in einer guten Mundhygiene und einer ausreichenden antibiotischen Therapie bei fiebrigen Erkrankungen des Rachenraumes und der Atemwege. Zudem ist ausreichende körperliche Ruhe (kein Sport!) bei zuvor genannten Infekten wichtig.

Myokarditis

Die Myokarditis ist eine akut oder chronisch verlaufende Entzündung der Herzmuskelzellen in Folge einer entzündlichen Grunderkrankung. Diese kann infektiös durch Viren, Bakterien, Pilze oder durch sonstige Einzeller, aber auch nicht infektiös durch Autoimmunerkrankungen und -prozesse wie rheumatoide Arthritis (rheumatische Gelenksentzündung), Morbus Crohn (chronische Darmentzündung) oder rheumatisches Fieber verursacht sein.

Oftmals bleibt die Myokarditis asymptomatisch und heilt folgenlos wieder aus. Allerdings kann eine unerkannte Myokarditis das Herz auch schwer schädigen und zu einer chronischen Herzschwäche (Herzinsuffizienz) oder auch einem plötzlichen Herztod führen.

Unterschätzt wird die Gefahr der Entwicklung einer Myokarditis infolge von grippalen Infekten der Atemwege oder des Verdauungstraktes.

Symptome Entwickeln sich anhaltende körperliche Schwäche sowie Atemnot bei geringster Belastung in Kombination mit Herzschmerzen und Herzrythmusstörungen (Vorhofflimmern, Herzrasen und/oder Herzstolpern), kann das auf eine akute Herzmuskelentzündung hindeuten.

Diagnose EKG und Blutdruckkontrollen sowie alle anderen Maßnahmen wie im Abschnitt Endokarditis beschrieben. Die Kernspintomographie (MRT) kann einen entscheidenden Beitrag zur Diagnose einer Muskelentzündung leisten.

Therapie Eine ausgiebige Bekämpfung der infektiösen Ursache z. B. mit hochdosierten Antibiotika bei bakteriellen Infektionen oder antiviralen bzw. immunstärkenden Medikamenten bei Viruserkrankungen und absoluter Bettruhe sind die ersten Schritt der Behandlung. Bei hohem Fieber ist auch die dosierte Fiebersenkung erforderlich, um das Herz zu entlasten. Antientzündliche Medikamente – auch Kortison – werden in der zweiten Phase von Fall zu Fall eingesetzt.

Vorsorge Die beste Prävention einer infektbedingten Myokarditis ist das komplette Auskurieren der ursächlichen Erkrankung wie einer Grippe, wobei die körperliche Schonung entscheidend ist. Immer häufiger erleben wir den plötzlichen Herztod von Profi- und Amateursportlern gerade im Zusammenhang mit allgemeinen Infektionen.

Perikarditis

Die Perikarditis ist eine Entzündung des Herzbeutels und geht häufig mit der Ausbildung eines Herzbeutelergusses (Perikarderguss) einher. Die möglichen Ursachen für die Entwicklung einer Perikarditis sind vielfältig (z. B. Infektionen, Autoimmunreaktionen, Erkrankungen benachbarter Strukturen, Trauma, Stoffwechselstörungen, tumoröse Metastasen). Akute Verlaufsformen heilen bei konsequenter Therapie in der Regel folgenlos ab, während chronische Entzündungen zur Vernarbung/Schrumpfung/Verkalkung des Herzbeutels führen können. Als Folge entsteht eine Verengung des Herzbeutels mit erheblicher Einschränkung der Herzfunktionalität *(Pericarditis constrictiva)*.

Symptome Leitsymptom der Herzbeutelentzündung ist ein Schmerz hinter dem Brustbein, der sich beim Husten, tiefen Einatmen und in liegender Position verstärkt. Im Verlauf der Entzündung, mit zunehmender Ergussbildung, nimmt der Schmerz allerdings wieder ab. Ein abnehmender Schmerzverlauf muss daher nicht auf eine Besserung der Perikarditis hindeuten. Im Gegenteil, wenn die Ergussbildung im Herzbeutel stark zunimmt, kann eine lebensbedrohliche Kompression des Herzens mit Funktionsverlust *(Perikardtamponade)* die Folge sein.

Diagnose Der Arzt kann die akute Herzbeutelentzündung bei der Auskultation anhand eines perikardialen Reibegeräusches erkennen. Weitere differentialdiagnostische Erkenntnisse bringen ein EKG, die Echokardiographie, in Einzelfällen auch die Kernspintomographie.

Therapie Anhand des Ultraschallbildes (und auch der Kernspintomographie) kann man das Ausmaß und die Auswirkungen auf die Herzfunktionen des Perikardergusses bestimmen und entscheiden, ob eine Perikardpunktion mit Ergussdrainage bei anbahnender Perikardtamponade notwendig wird. Die sonstige, spezifische Therapiewahl fokussiert sich auf die Behandlung/Beseitigung der entsprechenden Grunderkrankung für die Entzündung. Allgemeine Therapiemaßnahmen umfassen Schmerzmedikation, Entzündungshemmung, Antibiotikabehandlung und Bettruhe während der akuten Krankheitsphase.

Fehlbildungen des Herzens

Neben den erworbenen gibt es angeborene, kongenitale Schädigungen des Herzens und der angrenzenden Blutgefäße, auch *Vitien* genannt. Sie beruhen auf einer gestörten Herz-Kreislauf-Entwicklung im Mutterleib oder einer Fehlentwicklung in den ersten Tagen und Wochen nach der Geburt. Etwa ein Prozent der Neugeborenen ist davon jährlich in Deutschland betroffen. Diese Vitien können sich schon beim Neugeborenen und im Kindesalter bemerkbar machen. Manchmal bleiben sie aber lange ohne Symptome, so dass sie erst im Erwachsenenalter diagnostiziert werden. Eine Reihe der in diesem Buch nicht aufgelisteten Herzfehler sind sehr selten und so speziell, dass ein Kinderkardiologe zu Rate gezogen werden muss. Zu den kongenitalen Schädigungen zählt vor allem ein kleines Loch in der Scheidewand der Vorhöfe (*Vorhofseptum-* bzw. *Atriumseptumdefekt*, ASD). Etwa 10 Prozent aller angeborenen Herzfehler entfallen auf diese Krankheit. Mädchen leiden etwa doppelt so häufig daran wie Jungen. Bei der krankhaften Fehlbildung handelt es sich um eine Kurzschlussverbindung zwischen venösem und arteriellem Blutsystem. Je nach Lage und Größe der Scheidewandöffnung werden verschiedene Typen von *Atriumseptumdefekten* unterschieden: der *Ostium-secundum-Typ* und das *Foramen ovale*.

Ostium-secundum-Typ

Am weitesten verbreitet ist der Ostium-secundum-Typ mit zwei Dritteln aller ASD-Fälle. Die Betroffenen haben im mittleren Teil der Vorhofscheidewand ein kleines – immer wieder erst im Erwachsenenalter entdecktes – Loch. Dabei fließt Blut vom linken Vorhof wieder in den rechten Vorhof zurück. Durch den chronischen Blutübertritt vom linken in den rechten Vorhof kommt es zu einer verstärkten Volumenbelastung und zu einem Druckanstieg in den Lungengefäßen. Meist über viele Jahre hinweg folgen krankhafte Veränderungen des rechten Herzens und des Lungenkreislaufs. Zu den typischen Verlaufskomplikationen gehört eine Vergrößerung der rechten Herzhöhle. Darüber hinaus kann es zu einer Funktionseinschränkung der rechten Vorhof-Kammer-Klappe, der sogenannten *Trikuspidalklappeninsuffizienz*, kommen. Auch die Wände der Lungengefäße erweitern und verdicken sich, was wiederum den Gefäßwiderstand erhöht (Lungenhochdruck) und *Herzrhythmusstörungen* zur Folge haben kann.

Symptome Langsam zunehmende Atemnot – meist im Erwachsenenalter – und eine herabgesetzte körperliche Belastbarkeit sind typische Anzeichen der fortschreitenden Krankheit. Diese sind von den Symptomen anderer Lungenerkrankungen wie einer chronischen Bronchitis, Asthma (chronisches Verkrampfen der Bronchien), Emphysem (chronische Überblähung der Lunge) oder Herz-Kreislauf-Erkrankungen wie Arteriosklerose oder Herzinsuffizienz abzugrenzen. Eine akute Luftnot im Rahmen eines grippalen Infektes hat in der Regel nichts mit dem Herzen zu tun.

Therapie Um eine irreversible Schädigung der Lungengefäße und/oder eine Herzinsuffizienz zu vermeiden, werden das Loch oder die Löcher in der Vorhofscheidewand mit einer Kathetertechnik verschlossen. Hierzu wird über den Katheter ein Verschlussschirm, der sich nach dem Durchführen durch das Loch entfaltet, minimal-invasiv eingesetzt. Die Herzinnenhaut (Endokard) wächst anschließend darüber und dichtet zusätzlich vollständig ab. Bei großen Defekten ist ein operativer Eingriff notwendig.

Foramen ovale

Eine besondere Form des Atriumseptumdefekts, der Herzscheidewandschädigung, ist das *persistierende Foramen ovale (PFO)*. Bei etwa 20 bis 25 Prozent der Bevölkerung lässt sich die Fehlbildung nachweisen, verursacht aber meist keine Beschwerden, weder im Kindes- noch im Erwachsenenalter. Behandlungsbedarf besteht nur in Ausnahmefällen. Entwicklungsgeschichtlich betrachtet handelt es sich bei dem Foramen ovale um eine Öffnung in der Herzscheidewand, die das Kind im Mutterleib braucht, um leben zu können. Als türartige Verbindung gewährleistet es beim Fötus den Blutdurchfluss zwischen rechtem (Lungenkreislauf) und linkem Vorhof (Körperkreislauf) und sorgt so für eine Umgehung der noch nicht belüfteten Lunge. Die Sauerstoffversorgung erfolgt durch die Mutter über die Plazenta. Normalerweise verschließt sich dieses Foramen ovale innerhalb der ersten Lebenswochen. Ist dies nicht der Fall, kann es in seltenen Fällen zu einer paradoxen Embolie kommen. Das heißt, ein kleines Blutgerinnsel einer Vene (Thrombus) gelangt durch das PFO in den arteriellen Kreislauf und kann so einen Schlaganfall oder selten auch einen Myokardinfarkt auslösen. Bei Tauchern kann ein PFO im Zuge der Dekompression Luftbläschen freisetzen, die sehr selten zu paradoxen Embolien (Verstopfung von Arterien) führen. Manche Migräneanfälle können möglicherweise auf ein bestehen gebliebenes (persistierendes) Foramen ovale zurückgeführt werden.

Therapie Wenn nötig, kann das Foramen ovale durch einen minimal-invasiven Eingriff verschlossen werden. Hierzu wird eine kleine Verschlussprothese durch einen Herzkatheter an die Stelle des Defekts geschoben.

Kammerseptumdefekt

Bei dem *Kammerseptum-* oder *Ventrikelseptumdefekt*, dem am häufigsten auftretenden angeborenen Herzfehler, handelt es sich um eine pathologische Öffnung in der Herzscheidewand mit einer dadurch zustande kommenden Verbindung zwischen den Herzkammern. Abhängig von der Größe und der Dauer des Kammerscheidewanddefekts führt dies zu einem stetig erhöhten Blutfluss durch den Lungenkreislauf und damit zu einem erhöhten Druck in den Lungengefäßen. Nachfolgend kann es zu Wandveränderungen der Arterien kommen. Der Gefäßwiderstand erhöht sich so, dass es zum Druckausgleich zwischen rechtem (Niederdrucksystem) und linkem Herzen (Hochdrucksystem) oder sogar zur Druckumkehr kommt. Das Blut tritt dann von der rechten Kammer in die linke über. Venöses Blut aus dem rechten Herzen kann kleine Gerinnsel (Thromben) bilden, die über das linke Herz in den Körperkreislauf gelangen, was unter anderem zu einer Embolie einer Hirnarterie mit nachfolgendem Schlaganfall führen kann.

Während große Vertikelseptumdefekte oft schon im Säuglingsalter auffallen, bleiben kleine und mittlere lange unbemerkt und werden vielfach erst im Erwachsenenalter diagnostiziert. Bis zu 60 Prozent heilen von selbst aus.

Symptome Größere Kammerseptumdefekte können schon beim Säugling zur Herzinsuffizienz führen. Sie äußern sich zunächst durch eine Trinkschwäche sowie vermehrtes Schwitzen. Im weiteren Verlauf treten Atemstörungen, beschleunigte Atmung *(Tachypnoe)* und Atemnot *(Dyspnoe)*, zum Teil auch

Wasseransammlungen in der Lunge (Lungenödeme) auf. Aufgrund der gesteigerten Lungendurchblutung kommen vermehrt Atemwegsinfekte vor.

Beim Erwachsenen kann sich ein zunächst unentdeckter kleiner und mittlerer Kammerseptumdefekt durch Herzrhythmusstörungen, eine Aortenklappenundichtigkeit (Insuffizienz), eine Endokarditis oder allgemein durch herabgesetzte körperliche Belastbarkeit bemerkbar machen. Betroffene fallen häufig durch eine blasse Haut und eine bläuliche Verfärbung der Haut und Schleimhäute auf *(Zyanose)*. Dieses Phänomen ist auf die Verringerung der Sauerstoffaufnahme in der Lunge zurückzuführen.

Therapie Asymptomatische kleine und mittlere Ventrikelseptumdefekte bedürfen meist keiner Therapie. Zudem weisen diese Defekte eine hohe Spontanverschlussrate im Kindesalter auf. Große Defekte müssen dagegen operativ versorgt werden. Je nach betroffenem Anteil der Scheidewand, der Größe und der Anzahl der Defekte erfolgt ein Verschluss mittels eines kleinen Verschlussimplantats über einen Herzkatheter oder konventionell chirurgisch mit einer Naht in der Herzscheidewand. Eine Endokarditis-Prophylaxe – also eine vorbeugende Behandlung gegen Bakterien, die die Herzinnenhaut entzünden könnten – mit Antibiotika im Kindesalter wird bei höherer Gefährdung empfohlen, ebenfalls die Behandlung von begleitenden Infekten der Atemwege oder einer Herzinsuffizienz.

Diagnose bei allen Vitien

Die Diagnose ist bei allen aufgeführten Herzfehlern gleich. Neben der Echokardiographie ist die MRT mit die wichtigste Untersuchung, da hier neben der Darstellung des Defektes auch die Messung des Shuntvolumens, also der Blutmenge pro Zeiteinheit, die jeweils in den arteriellen bzw. venösen Schenkel des Blutkreislaufs übertritt, gelingt.

Die Untersuchung beginnt wie bei allen anderen Herzfehlern mit der Suche nach einem nicht normalen Herzton mit Hilfe des Stethoskops und einem EKG. Mit einem »Schluckecho«, einer Ultraschallsonde, die durch die Speiseröhre hinter das Herz gebracht wird, dem sogenannten *transösophagealen Ultraschall*, kann ein Loch in der Scheidewand genau lokalisiert werden.

Herzinfarkt

An die 300 000 Deutsche pro Jahr – etwa 800 pro Tag – erleiden einen Herzinfarkt, meist in den frühen Morgenstunden, weil zu diesem Zeitpunkt die Gerinnungsaktivität des Blutes zunimmt. Die Zahl der Todesfälle infolge eines akuten Herzinfarktes liegt zwischen 60 000 und 70 000 pro Jahr. Die Überlebenschance hat sich dank einer verbesserten notärztlichen Versorgung in den letzten Jahrzenten deutlich erhöht. Trotzdem erreichen noch immer zu wenige Notfallpatienten rechtzeitig das Krankenhaus, weil sie Beschwerden falsch deuten und den Notarzt zu spät alarmieren. In den europäischen Ländern ist ein Drittel aller Betroffenen älter als 70 Jahre.

Der Myokardinfarkt stellt zumeist den Endpunkt einer längeren Phase dar, in der sich die koronare Herzkrankheit (KHK) entwickelt. In ihrem Verlauf haben sich eine oder mehrere Koronararterien zunehmend verengt, am Ende verschlossen. Durch das Aufbrechen der Ablagerungen, durch einen Riss der koronaren Plaque, durch oberflächliche Plaque-Erosionen mit Fortschwemmen von Plaquebestandteilen mit Fett und Kalk oder durch überschießende Reparaturmechanismen, bei denen Blutplättchen an der Aufrissstelle verklumpen, kommt es zum Infarkt. Doch auch eine Thrombose/Embolie der Herzkranzarterien und eine extreme Blutdruckerhöhung *(Hypertonie)* können den Infarkt verursachen.

Bei jedem Herzinfarkt handelt es sich um einen akuten Gefäßverschluss mit nachfolgender Unterversorgung der Herzmuskelregion, die durch das verschlossene Gefäß sonst versorgt wird. Weil der Blutzufluss aufgrund verschlossener Gefäße

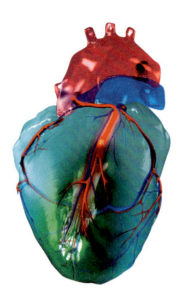

Der Herzinfarkt
Ein Thrombus oder Kalk und Fett aus einer aufgerissenen Plaque haben das Endgefäß verstopft. Damit ist eine Versorgung der sogenannten »letzten Wiese« nicht mehr gewährleistet. Es gibt keine anderen Gefäße, die das Muskelgewebe aus der Nachbarschaft versorgen könnten. Der Muskel stirbt an dieser Stelle ab (grün), öfter »feuert« das Erregungssystem unsynchron, das Herz pumpt unkoordiniert. Kammerflimmern führt zum plötzlichen Herzstillstand und kurze Zeit später zum Tod, wenn keine notärztliche Versorgung erfolgt.

partiell unterbrochen ist, kommt es zu einem Sauerstoff- und Nährstoffmangel in den Herzmuskelzellen *(Myokard)*. Innerhalb kürzester Zeit sterben sie ab. Gewebeverluste und funktionelle Schädigung des Herzen sind die Folge. Der Herzmuskel verliert seine Fähigkeit, Blut zu pumpen. Der frühe Tod nach einem solchen Myokardinfarkt ist dann hauptsächlich auf das Kammerflimmern, eine Herzrhythmusstörung, die zum plötzlichen Herzstillstand führt, sowie auf ein akutes Pumpversagen des geschädigten Herzmuskels zurückzuführen. Die meisten Patienten mit einem akuten Herzinfarkt versterben plötzlich oder bevor das Krankenhaus erreicht wird. In der Klinik ist die Infarktsterblichkeit durch die modernen Behandlungsmöglichkeiten unterdessen deutlich reduziert worden (um 50 Prozent). 10 Prozent der Überlebenden versterben aber nach wie vor in den ersten zwei Jahren nach dem Infarkt. Spätkomplikationen eines überlebten Infarkts sind Rhythmusstörungen (Kammerflimmern), Herzinsuffizienz (Herzmuskelschwäche) und natürlich weitere Infarkte.

Symptome Anzeichen für einen Myokardinfarkt sind anhaltende Brustschmerzen oder ein Druck- und Engegefühl hinter dem Brustbein, einschnürend, wie mit einem Amboss beschwert. Weder Ruhe noch das bei Angina-Pectoris-Anfällen eingesetzte Nitroglyzerin helfen gegen den Schmerz. Bis in die Arme (links häufiger als rechts), in die Schultern, in den Kiefer, den Unterbauch oder in den Rücken kann er ausstrahlen. Die Minuten wirken wie eine Ewigkeit. In mindestens einem Fünftel der Fälle aber tritt der Infarkt auch ohne diese Warnzeichen auf, das heißt nahezu schmerzfrei. Man spricht von einem *stummen Infarkt*. Insbesondere Diabetiker mit Nervenschädigungen und ältere Menschen sind davon betroffen.

Auch geschlechtsspezifisch gibt es große Unterschiede. Frauen vor den Wechseljahren sind gegenüber Männern im Vorteil. Das weibliche Geschlechtshormon Östrogen bietet ihnen wahrscheinlich einen gewissen Schutz vor dem Herzinfarkt. Mit zunehmendem Alter steigt jedoch auch ihre Gefährdung – und das sogar in besonderem Maße. Da sie überwiegend völlig anders reagieren als Männer, nämlich ohne deren ausgeprägtes Schmerzerleben, werden Herzinfarkte bei ihnen oft zu spät und völlig falsch behandelt. Zwei Drittel der Frauen erleben einen Herzinfarkt ohne Brustschmerzen. Sie klagen vielmehr über Atemnotgefühl, Schlaflosigkeit oder besondere Müdigkeit und Abgeschlagenheit, was nur allzu oft etwas anderes als einen Herzinfarkt vermuten lässt, selbst wenn die Betroffenen über ein Druck- oder Engegefühl in der Brust oder Schmerzen im Oberbauch klagen. Insgesamt ist in jüngster Vergangenheit eine Zunahme der Herzinfarktfälle gerade bei Frauen zu verzeichnen.

Weitere wichtige **Anhaltspunkte,** die bei Frauen wie bei Männern auf einen Herzinfarkt hinweisen können, sind
- ein akut einsetzendes Schwächegefühl,
- innere Unruhe,
- Luftnot,
- Todesangst,

- kalter Schweiß,
- Übelkeit oder Erbrechen und
- ein unregelmäßiger, sehr schneller *(Tachykardie)* oder auch sehr langsamer Puls *(Bradykardie)*.

Blutdruckabfall bis hin zum Bewusstseinsverlust oder zum Kammerflimmern mit Herzstillstand kann schnell die Folge sein.

Mitunter aber gibt es auch **Schmerzen, die täuschen können.** Vor allem junge Patienten, die über einen plötzlich einschießenden Schmerz in der linken Brusthälfte klagen, werden meist durch die »Verrenkung« einer Rippe erschreckt. Ihre Verklemmung macht das Einatmen extrem schmerzhaft. Auch ein streifenförmiger Schmerz, der durch eine Blockade der kleinen Facettengelenke der Brustwirbelsäule, ganz selten durch einen Bandscheibenvorfall ausgelöst wird, kann das Einatmen erschweren. In solchen Fällen fehlen aber die anderen herzinfarkttypischen Symptome wie Kaltschweißigkeit, innere Unruhe, Übelkeit oder ein akut einsetzendes Schwächegefühl. Es sollte daher versucht werden, Arm, Hals- und Brustwirbelsäule zu dehnen. Auch beim Einschießen eines scharfen Schmerzes in den Oberarm ist es meist die Halswirbelsäule, die das verursacht. Das heißt, stechende, atemabhängige Schmerzen sind in aller Regel keine Symptome eines Herzinfarkts. Sollte der Schmerz durch Dehnen nicht verschwinden oder wiederholt auftreten, ist dennoch der Facharzt um Rat zu fragen.

Da viele Menschen Schmerzen in der Brust oder im linken Arm zuerst mit einem Herzinfarkt in Verbindung bringen, ist die Angst zwar verständlich, aber nicht immer begründet. Allerdings können atemabhängige Schmerzen mit Todesangst und Leistungseinbruch ebenso gut auf eine bedrohliche *Lungenembolie* hinweisen, den akuten thrombotischen Verschluss einer Lungenarterie. Ursache ist dann meistens ein Thrombus, der sich bei einer Beinvenenthrombose losgerissen hat.

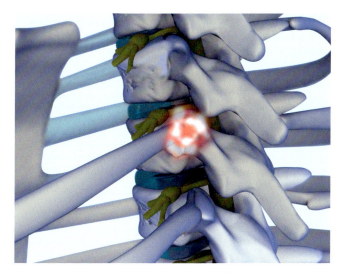

Ein »Herzschmerz« wird nicht selten durch eine leichte Verdrehung einer Rippe am Ansatz der Wirbelsäule (rot-weiße Zone) ausgelöst oder durch die Blockade eines kleinen Wirbelgelenks. Diese Schmerzen können extrem sein und das Atmen erschweren. Sie treten häufig bei jungen Menschen und Sportlern auf.

Diagnose Schon der sofort zu Hilfe gerufene **Notarzt (Tel. 112)** legt einen ersten Gefäßzugang für Medikamente und zur Blutuntersuchung. Ein erstes EKG wird nach Möglichkeit schon auf dem Transport zum Krankenhaus erstellt, Sauerstoff über eine Nasensonde zugeführt. Schmerzmittel und Medikamente zur Beruhigung werden notfallmäßig verabreicht, immer auch Mittel zur Blutverdünnung. Wenn nötig, wird der Blutdruck gesenkt. Im Krankenhaus folgt dann häufig ein sofortiger Herzkathetereingriff, um das verschlossene Koronargefäß zu lokalisieren und es eventuell mittels einer Ballondilatation (unter Umständen mit Stentimplantation) wieder zu eröffnen. Alles ist darauf ausgerichtet, wieder eine ausreichende Blutversorgung des Herzmuskels herzustellen und damit den Gewebeverlust zu begrenzen. Die Defibrillation (Stromstoßtherapie) zur Behebung von gefährlichen Herzrhythmusstörungen kann in jedem Stadium notwendig werden. Selbst eine Notfall-Bypassoperation ist in Einzelfällen angezeigt.

Grundsätzlich angeben (nicht nur beim Herzinfarkt): Wann sind die Beschwerden aufgetreten? Wie machen sie sich bemerkbar? Sind sie stechend, drückend, dumpf? Wie ist der Verlauf, wo treten sie auf?

Therapie In den ersten Tagen nach dem Infarkt wird der Patient intensivmedizinisch überwacht und mit Medikamenten
- zur Auflösung von Blutgerinnseln,
- gegen Rhythmusstörungen,
- zur Blutverdünnung,
- zur Weitstellung der Gefäße,
- zur Entlastung des Herzens,
- zur allgemeinen Beruhigung und gegen Schmerzen,
- und zur Einstellung des Blutdrucks, des Zuckers und des Cholesterins

versorgt. Der gefährlichste Zeitraum nach einem Herzinfarkt sind die ersten 48 Stunden. Sollten in dieser Zeit keine Komplikationen auftreten, erfolgt eine Verlegung von der Intensiv- auf die Normalstation und die Krankenhausentlassung nach wenigen Tagen. Danach empfiehlt sich die Teilnahme an einer Anschlussheilbehandlung, entweder in einer Rehabilitationsklinik oder in einem ambulanten Therapiezentrum. Innerhalb von drei bis vier Wochen kann so die körperliche Leistungsfähigkeit zurückgewonnen werden, zum Beispiel durch ein persönlich abgestimmtes Bewegungs- und später Krafttraining. Herzgruppen betreiben nicht nur gemeinsam Sport, sondern kümmern sich auch um Ernährungsberatung und gesellschaftliche Aktivitäten. Nicht zu vergessen sind die Gesundheitsaufklärung und die Angstbewältigung. Auch sie sollten zu einer umfassenden Rehabilitation mit dem Ziel der aktiven Wiedereingliederung in den Alltag und das Berufsleben gehören.

Frauen reagieren anders auf Medikamente als Männer.
- Das niedrigere Körpergewicht erfordert niedrigere Dosierungen.
- Durch Gerinnungshemmer können starke Regelblutungen ausgelöst werden.
- Kalzium-Antagonisten halten Wasser im Gewebe zurück, das führt immer wieder zu Ödemen in den Beinen.

Wissenschaftliche Studien haben belegt, dass eine konsequente Umstellung des Lebenswandels, die Entscheidung für ein gesundes Leben mit ausgewogener Ernährung, ausreichender Bewegung und dem Verzicht auf Genussmittel wie Nikotin, das Risiko eines erneuten Infarktes stark verringert und die Lebenserwartung deutlich erhöht. Entscheidend aber ist vor allem, dass den Ratschlägen und Therapiemaßnahmen des Arztes Folge geleistet wird. Niemals sollte ein Patient von sich aus die Einnahme der verordneten Medikamente beenden oder verändern. Er könnte sich damit sogar in Lebensgefahr bringen.

Nach einem Infarkt werden fast immer folgende Medikamente gegeben:
1. Acetylsalicylsäure, z.B. Aspirin (zur Blutverdünnung)
2. Clopidogrel (zur Vorbeugung von Blutgerinnseln)
3. Statine (zur Cholesterinsenkung)
4. ACE-Hemmer/AT1-Antagonisten (zur Blutdrucksenkung)
5. Betablocker (zur Senkung der Ruheherzfrequenz und des Blutdrucks)

Die genannten Medikamente verhindern erneute Infarkte und verbessern die Prognose der Patienten. Bewusste Bewegung, Ernährungsumstellung und eine Veränderung des Lebensstils wirken unterstützend.

Herzinsuffizienz

Auch das Herz, scheinbar unermüdlich schlagend, kann mit dem Alter ermüden oder überlastet werden, durch emotionalen Stress sowie durch degenerative oder entzündliche Erkrankungen. Eine Herzinsuffizienz, Herzschwäche, ist die Folge. Allein in Deutschland sind 1,6 Millionen Herzschwäche-Patienten erfasst. Schätzungen gehen sogar davon aus, dass die Zahl der tatsächlich Betroffenen doppelt so hoch ist, da niemand die Dunkelziffer derjenigen kennt, die noch nicht symptomatisch erkrankt sind – Männer und Frauen weltweit etwa gleichermaßen. Statistisch belegt handelt es sich um die Herzkrankheit mit den höchsten Zuwachsraten, besonders bei den über 65-Jährigen. Zu den Hauptursachen der Krankheit zählen in Europa die koronare Herzkrankheit (KHK) mit deren Folgen. Auch der erhöhte Blutdruck spielt als Verursacher eine immer größere Rolle. Außerdem können zugrunde liegen: virale oder bakteriell bedingte Entzündungen des Herzmuskels, Herzklappenschäden oder eine Schilddrüsenüberfunktion.

Durch die Herzinsuffizienz ist die Herzmuskulatur so geschwächt, dass das Organ nicht mehr in der Lage ist, ausreichend Blut aus den Kammern in den Körper zu pumpen. Es kommt zum Blutrückstau. Um das alte Leistungsvolumen so schnell wie möglich zurückzuerlangen, werden im Körper hormonelle und nervliche Gegenreaktionen ausgelöst. Das heißt, wenn der Körper unterversorgt wird, weil das geschwächte Herz nicht mehr ausreichend Blut pumpt, wird es angetrieben, mehr zu leisten. Der Herzmuskel wird stärker gedehnt, aber nicht funktionstüchtiger. In dieser Notsituation werden, veranlasst durch das alarmierte Gehirn, verstärkt Botenstoffe wie die Stresshormone Adrenalin und Noradrenalin ausgeschüttet. Das führt zur Engstellung der Gefäße und stimuliert zugleich das Herz, schneller und kräftiger zu schlagen. Um den Blutdruck zu erhöhen, wird außerdem mehr auf die Gefäßwände drückendes Wasser im Gewebe eingelagert, weil die Nieren Wasser zurückhalten. Aber auch das belastet dann wieder das Herz. Ein doppelter Teufelskreis, in dem sich die Kraft des Herzens zunehmend erschöpft, bis es, wenn keine Behandlung erfolgt, schließlich versagt. Es kommt zum Tod durch Herzversagen mit Lungenödem (Blutstau in der Lunge) oder zum plötzlichen Herztod durch Rhythmusstörungen.

Symptome Das Hauptsymptom einer Herzschwäche ist die Luftnot, zunächst nur unter Belastung. Abhängig davon, ob eine Rechtsherz-, eine Linksherz- oder eine *globale Herzinsuffizienz* vorliegt, klagt der Patient über völlig unterschiedliche Beschwerden. Von der rechten Herzkammer aus wird das venöse Blut in den Lungenkreislauf befördert. Lässt die Pumpleistung dieser Herzhälfte im Rahmen einer *Rechtsherzinsuffizienz* nach, dann gibt es einen Rückstau in den venösen Gefäßen. Dies führt zur Flüssigkeitsverlagerung ins Gewebe. Das macht sich zuerst mit Wasseransammlungen, mit Ödemen in den unteren Körperpartien bemerkbar. Es kommt zu geschwollenen Unterschenkeln und Füßen. Möglich sind je nach Stadium aber auch geschwollene Halsvenen, Wassersucht im Bauch (Aszites) oder eine gestaute Leber.

Eine *Linksherzinsuffizienz* indes führt dazu, dass sich das Blut in die Lungengefäße zurückstaut, weil die Leistung des Herzens nicht ausreicht, genügend Blut wieder in den Körperkreislauf zu pumpen, oder weil sich die Herzkammer nicht mit genügend Blut füllt. Im ersten Fall spricht man von einer *systolischen*, im zweiten von einer *diastolischen Herzschwäche*. Bei beiden sind die Lungengefäße überfüllt. Ein allgemeiner Leistungsabfall wird spürbar. Atemnot mit hörbaren Rasselgeräuschen und Husten

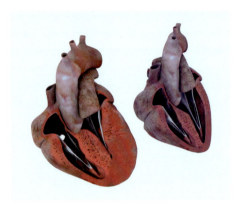

Vergleich zwischen einem gesunden (rechts) und einem verdickten kranken Herzmuskel (links).

kann sich in einem späteren Stadium einstellen. Die Symptome verschlimmern sich im Liegen. In extremen Fällen deuten dann bläuliche Lippen auf eine Linksherzinsuffizienz hin. An ihnen erkennt man die mangelnde Versorgung des Gewebes mit Sauerstoff. Die Patienten sind schnell erschöpft und immer weniger belastbar.

Unterschieden werden heute **vier Stadien** der globalen Herzinsuffizienz:

Stadium I: Leistungsfähigkeit normal, technische Untersuchungen wie die Echokardiographie zeigen erste Störungen.

Stadium II: Leichte Leistungseinschränkung, Spaziergänge sind noch möglich. Intensive Anstrengungen führen zu Beschwerden.

Stadium III: Erhebliche Einschränkung, schon eine geringe Alltagsbelastung führt zur Erschöpfung.

Stadium IV: Jede Belastung erschöpft oder verursacht Atemnot, der Patient braucht Ruhe.

Diagnose Krankengeschichte und Vorerkrankungen geben erste Hinweise auf das Stadium der Erkrankung. Mit der Echokardiographie wird regelmäßig die Funktion des Herzens, der

Muskulatur und der Herzklappen, vor allem der Aorten- und Mitralklappe beurteilt. Die Analyse der Durchblutung und der Vitalität des Herzmuskelgewebes kann durch eine Magnetresonanztomographie (MRT) und bei Patienten mit implantierten Schrittmachern oder Defibrillatoren auch durch eine Myokardszintigraphie erfolgen. Zur Gefäßuntersuchung ist bei manchen Patienten die MRT eine herzschonende Alternative zur Angiographie. EKG und Langzeit-EKG sowie 24-Stunden-Blutdruckmessung werden regelmäßig zur Verlaufskontrolle eingesetzt, ebenso die Laboruntersuchungen.

Therapie Die tägliche Trinkmenge muss therapeutisch kontrolliert werden. Ein Zuviel an Wasser belastet das Herz zusätzlich. Dem vermehrten Durstgefühl sollte mit kleineren, über den Tag verteilten Flüssigkeitsmengen entsprochen werden, am besten in kleinen Schlucken. Eine salzarme Diät unterstützt die Verminderung der Wasserbindung im Körper. Regelmäßige Gewichtskontrollen, nach Möglichkeit täglich, helfen, eine drohende Wasseransammlung frühzeitig zu erkennen und den täglichen Wasserbedarf zu ermitteln. Generell sollten überschüssige Pfunde unter ärztlicher Kontrolle abgebaut werden. Jedes zusätzliche Kilo belastet das Herz. Exakt dosierte Bewegung dagegen entlastet, auch leichtes Kraft- und Ausdauertraining. Der Umfang der sportlichen Tätigkeit muss mit dem Kardiologen abgesprochen werden. Eine leichte Kost in Absprache mit dem Kardiologen ist zu empfehlen. Auf Alkohol sollte dagegen bei symptomatischer Herzinsuffizienz verzichtet werden. Zur weiteren Behandlung werden je nach Bedarf folgende Medikamente eingesetzt:
- ACE-Hemmer (zur Blutdrucksenkung),
- Sartane (Angiotensin-II-Antagonisten, ebenfalls zur Blutdrucksenkung),
- Betablocker (zur Senkung der Ruheherzfrequenz und zum Schutz vor gefährlicher Adrenalinwirkung),
- Diuretika (zur Wasserausscheidung),

- Digitalisglykoside (zur Schlagverlangsamung und zur Verbesserung der Herzkraft).

Alle verordneten Medikamente müssen, selbst wenn man beschwerdefrei sein sollte, regelmäßig und konsequent eingenommen werden. Das unkontrollierte Absetzen könnte schnell zu einem Rückfall führen. Da es sich bei der Herzinsuffizienz meist um eine chronische Erkrankung handelt, bedarf sie auch lebenslanger Behandlung. Die erfolgreiche Heilung von Herzklappenfehlern, einer Herzmuskelentzündung oder anderer Erkrankungen, die zu einer Herzinsuffizienz geführt haben, macht deren medikamentöse Therapie in der Regel unnötig. Jährliche Schutzimpfungen gegen Grippeviren und Pneumokokken oder andere den Körper schwächende Erreger werden dringend empfohlen.

In Einzelfällen kann eine bestimmte Herzschrittmachertherapie, bei der die rechte und die linke Herzkammer synchronisiert stimuliert werden, zu einer Verbesserung der Leistungsfähigkeit und der Symptomatik führen. Letztendlich ist im Fall eines drohenden Herzversagens eine Herztransplantation in Betracht zu ziehen.

Herzklappenerkrankungen

Herzklappenfehler sind fast ausschließlich erworbene Defekte. Nur zu einem sehr geringen Teil sind sie angeboren. Verursacht werden die krankhaften Herzklappenveränderungen durch altersbedingte Degeneration oder entzündliche Veränderungen, etwa nach einer Endokarditis oder nach einem rheumatischem Fieber, nach un- oder schlecht behandelter Mandelentzündung durch Streptokokken. Auch Herzerkrankungen, die wie ein Herzinfarkt oder ein bluthochdruckgeschädigtes Herz zu einer Vergrößerung der Kammern führen, können ursächlich sein. Seltener lässt sich das Geschehen auf degenerative Prozesse unbekannter Herkunft wie den Vorfall der Mitralklappe in der linken Herzhälfte, den *Mitralklappenprolaps*, zurückführen. Sehr vereinzelt können *Herztumoren* ursächlich sein.

Bei der Funktionseinschränkung der Herzklappen wird prinzipiell unterschieden zwischen der *Insuffizienz*, einer Klappenschwäche, bei der die Klappen nicht mehr richtig schließen, so dass das Blut aus der Kammer zurück in den Vorhof oder aus der Schlagader zurück in die Kammer fließt, und der *Stenose*, bei der die Öffnung der Klappen durch Verengungen oder »Verkalkungen« beeinträchtigt ist. Aufgrund der höheren mechanischen Belastung sind bei beiden Erkrankungen meist die Klappen des linken Herzens betroffen.

Symptome Anzeichen für krankhafte Veränderungen der Mitral- und Aortenklappe, die den Rückfluss des Blutes in der Kontraktion oder in der Erschlaffungsphase verhindern, sind eine eingeschränkte körperliche Leistungsfähigkeit, Angina Pectoris, Atemnot, Herzrhythmusstörungen, Schwindel und Ohnmachtsanfälle. Sind die Klappen des rechten Herzens betroffen, kann sich dies durch Wasseransammlungen in den Beinen, sogenannte Ödeme, Blauwerden der Lippen, Appetitlosigkeit und Übelkeit äußern. Die Zunahme des Bauchumfangs durch Wassereinlagerung und Gewichtsverlust können weitere Anzeichen sein. Da der Krankheitsprozess bei Herzklappenerkrankungen meist langsam verläuft, treten Symptome mit stärkerer Ausprägung erst in den späteren Stadien auf.

10 Prozent aller Herzklappenstenosen sind angeboren oder beruhen auf angeborenen Fehlanlagen, die zu einer beschleunigten Abnutzung der Klappe führen und somit zu einer Verengung. Immer wieder werden sie auch durch eine Endokarditis ausgelöst. Bei einer *Aortenklappenstenose* verstärkt sich eine Linksherzinsuffizienz, da zu wenig Blut in den Körper gepumpt wird. Schwindel, Ermüdung bis hin zur Bewusstlosigkeit bei Anstrengungen sind die Folge. Die *Mitralklappenstenose* führt zu einem Blutstau vor der Mitralklappe und zu einer Vergrößerung des linken Herzvorhofs. Dadurch tritt ein Rückstau mit Druckerhöhung im Vorhof und Lungenkreislauf auf, was zu Vorhofflimmern oder Blutgerinnselbildung im Vorhof führen kann. Wenn diese sich lösen, können sie als Embolien ins Gehirn ausgeschwemmt werden und einen Schlaganfall verursachen. Die Betroffenen weisen häufig typisch gerötete Wangen und eine gleichzeitige blaue Lippenverfärbung durch Sauerstoffmangel auf. Durch den Rückstau in den Lungenkreislauf tritt Luftnot auf, manchmal mit Wasseransammlung in den Lungen (Lungenödem). Die Patienten husten stark, ein weiteres Indiz.

Diagnose Die Diagnose erfolgt durch Auskultation, EKG, Ultraschall, vor allem durch das Schluckecho. Strömungsphänomene sind sicher darzustellen. Eine Röntgenuntersuchung des Herz-/Lungenraumes zum Ausschluss von Wassereinlagerungen in der Lunge oder einer Herzvergrößerung und ein Kardio-MRT zur Beurteilung der Klappenfunktion und Vitalität der

Herzmuskulatur stehen ebenfalls zur Verfügung. Eine Herzkatheterisierung kann weitere Aufschlüsse geben.

Therapie Die primäre Therapie besteht in der medikamentösen Behandlung etwaiger Rhythmusstörungen und einer antibiotischen Therapie bei bakteriellen Infektionen. Danach erfolgt bei der *Mitralklappenstenose* die interventionelle Katheterbehandlung oder operative Erweiterung *(Valvuloplastie)* oder sogar der Einsatz einer künstlichen Klappe bei höhergradigen Funktionsstörungen. Bei der *Mitralklappeninsuffizienz* wird zunächst die Herzinsuffizienz behandelt, später folgt eventuell ein Klappenersatz oder die Rekonstruktion bei Fortschreiten der Erkrankungssymptome. Heute können bestimmte Mitralklappenfehler auch über Katheter behandelt werden (Mitralklappenchip). Bei einer *Aortenklappenstenose* und *-insuffizienz* ist ein rechtzeitiger Ersatz der Klappe notwendig.

Die Operation zur Behebung manifester Herzklappenfehler kann klassisch mit Eröffnung des Brustkorbs, minimal-invasiv oder interventionell mit Hilfe eines Herzkatheters erfolgen. Bei der Wahl der Operationsmethode sind mehrere Faktoren zu berücksichtigen: Lage und Zahl der betroffenen Klappen, Stadium der Funktionseinschränkung, Geschichte der Herzklappenveränderung und deren bisherige Therapie, Alter und gesundheitlicher Allgemeinzustand des Patienten. Grundsätzlich wird bei der Herstellung der Herzklappenfunktionalität zwischen der Reparatur und dem Ersatz unterschieden. Wenn möglich gibt man einer Rekonstruktion und somit dem Erhalt der natürlichen Klappe den Vorzug.

Ist ein *Herzklappenersatz* erforderlich, kommen entweder mechanische Herzklappenprothesen oder biologische Implantate aus tierischem Gewebe in Frage. Beides hat Vor- und Nachteile. So ist der mechanische Klappenersatz zwar sehr widerstandsfähig und dadurch langlebiger, begünstigt aber als körperfremdes Material auch die Bildung von Blutgerinnseln, die wiederum zu Gefäßverschlüssen, zu einem Schlaganfall oder einer

Lungenembolie führen können. Um dies zu verhindern, müssen die Patienten nach der Operation lebenslang Blutgerinnungshemmer einnehmen. Bei Einsatz der biologischen Klappen ist die Gefahr einer Embolie wesentlich geringer. Gerinnungshemmer müssen nur unmittelbar nach der Operation oder für einen begrenzten Zeitraum eingenommen werden. Dafür nutzen sich biologischen Implantate stärker ab und müssen öfter wieder ausgetauscht werden.

Bei der *konventionellen Herzklappenoperation* wird das Brustbein mittig in seiner gesamten Länge durchtrennt, um den Brustkorb zu öffnen. Danach erfolgt das Freilegen des Herzens durch Eröffnung des Herzbeutels. Zur Sicherstellung des Kreislaufs wird der Patient an eine Herz-Lungen-Maschine angeschlossen und das Herz für die Dauer der Klappenoperation stillgestellt. Der Vorteil eines großen Sicht- und Operationsfeldes geht mit dem Nachteil einer großflächigen Operationswunde einher. Nicht zu vernachlässigen ist dabei auch die längere Rekonvaleszenz.

Bei der *minimal-invasiven Klappenoperation* wird entweder nur der obere Teil des Brustbeins durchtrennt, zum Beispiel bei einem Ersatz der Aortenklappe. Oder man spreizt die Rippen bei intaktem Brustbein, um dann mit dem Endoskop zu operieren, zum Beispiel bei Rekonstruktion oder Ersatz der Mitralklappe. Auch hier erfolgt der Anschluss an die Herz-Lungen-Maschine mit vorübergehender Stilllegung des Herzens. Der Vorteil dieser minimal-invasiven Operationstechniken besteht in der kleineren Operationswunde, der Erhaltung der Brustkorbstabilität und der schnelleren Erholung des Patienten nach dem Eingriff. Die Behandlungsergebnisse entsprechen bei geeigneten Patienten durchaus denen der konventionellen Technik.

Seit wenigen Jahren besteht für Hochrisikopatienten bei bestimmten Indikationen außerdem die Möglichkeit einer *interventionellen kathetertechnischen Herzklappenkorrektur* unter Verwendung eines Herzkatheters am schlagenden Herzen. Der Vorteil liegt wiederum in einer minimalen Operationswunde und dem

Verzicht auf eine Herz-Lungen-Maschine. Das Vorschieben des Herzkatheters ist auch mit Risiken verbunden, die jeweils im Einzelfall mit dem Spezialisten im Aufklärungsgespräch erörtert werden müssen. Die Techniken, aber auch das Ausmaß jeder Erkrankung, sind unterschiedlich. So kann es etwa zu Embolien oder zu Verletzungen der Erregungsleitung kommen, so dass zusätzlich ein Herzschrittmacher implantiert werden muss. Die größten Erfahrungswerte bestehen bisher beim Ersatz einer krankhaften stenosierten Aortenklappe durch Kathetertechniken.

Als mittlerweile weitverbreitetes, schonendes Standardverfahren kann die Aufdehnung (Sprengung) einer verengten Mitralklappe mit dem Ballonkatheter angesehen werden. Der Zustand der Herzklappe und der Verkalkungsgrad entscheiden, ob dieses Verfahren anwendbar ist.

Herzrhythmusstörungen

Ohne die elektrische Aktivität des Herzens wäre kein Leben möglich, die »Pumpe« würde nicht anspringen, das Blut nicht in Umlauf gebracht werden. Steuermann dieser elektrischen Erregung ist der *Sinusknoten*. Er sorgt für den Grundrhythmus des Herzens, das sind etwa 50 bis 80 Schläge pro Minute. Sollte der Sinusknoten aus krankhaften Gründen versagen, kann der *AV-Knoten* als Notbehelf *(sekundärer Schrittmacher)* einspringen, mit 40 bis 50 Herzschlägen pro Minute. Außerdem kann auch noch das sogenannte *His-Bündel* als tertiärer Schrittmacher mit etwa 30 bis 40 Herzschlägen pro Minute die Rolle des Hauptrhythmusgebers eingeschränkt übernehmen. Bei allen drei Taktgebern handelt es sich um spezifische Zellen, die die Fähigkeit der Selbsterregung besitzen. Liegen keine Störungen vor, dominiert der Sinusknoten mit seiner Frequenz. Deshalb spricht man beim normalen, regelmäßigen Herzrhythmus auch vom Sinusrhythmus.

Die Anpassung des Herzrhythmus an die jeweilige körperliche, auch seelische Belastung erfolgt direkt über das vegetative, das nicht willentlich gesteuerte Nervensystem. Zwei gegensätzlich arbeitende Nervenstränge sorgen für die Erre-

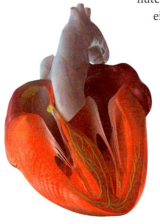

Die Erregungsleitung des Herzens vom Vorhof bis in die Muskulatur ist als gelbes Netzwerk dargestellt.

gungsleitung. Die Aktivierung des Sympathikus wirkt dabei »belebend«, während ein verstärkter Einfluss des Parasympathikus sich »dämpfend« auf die Herztätigkeit auswirkt. Zudem kann die Ausschüttung verschiedener Hormone zu einer Änderung der Herztätigkeit führen. Am bekanntesten ist das in der Nebennierenrinde gebildete Stresshormon Adrenalin, das schon Sekunden nach der Ausschüttung die Herztätigkeit beschleunigt.

Allgemeine Ursachen

Sofern sie nicht angeboren sind, stellen die Herzrhythmusstörungen manchmal keine eigene Krankheit dar, sondern sind zumeist das Symptom anderer Grunderkrankungen des Herzens wie etwa einer koronaren Herzkrankheit (KHK), einer Herzklappen- oder Herzmuskelerkrankung. Neben dieser Grunderkrankung des Herzens kann die Konzentration der im Blut gelösten Elektrolyte eine auslösende Rolle spielen. Ein gestörter Elektrolythaushalt, zum Beispiel ein Kalium- und/oder Magnesiummangel infolge regelmäßiger Anwendung von Entwässerungsmitteln, exzessiver Saunagänge oder eines Durchfalls, kann sowohl gutartige wie auch gefährliche Rhythmusstörungen auslösen oder bestehende verstärken. Aber auch andere Krankheiten und Einflüsse können das Herz aus dem Takt bringen. In diesem Zusammenhang sind die Schilddrüsenüber- und -unterfunktion, Nebenwirkungen von Medikamenten, Genussgifte wie Alkohol, Nikotin und Koffein, Stress und Schlafmangel erwähnenswert. Nicht selten können herzspezifische Angstneurosen, die Angst vor einem Herzinfarkt oder dem plötzlichen Herztod, andere Ängste, Ärger und sonstiger negativer Stress zu Herzrhythmusstörungen führen. Auch virale oder bakterielle Infektionen mit Schädigung der Herzstrukturen wie dem Herzmuskel oder körperliche Überforderungen sind hier zu nennen. Oft sind aber natürliche Alterungsprozesse des Reizleitungssystems mit bindegewebigem Umbau alleinige Ursache.

Grundsätzlich wird bei den Rhythmusstörungen zwischen Einflüssen unterschieden, die einerseits zu einer *Bradykardie*, einer Verlangsamung des Herzschlags, führen oder andererseits eine *Tachykardie*, eine Steigerung der Herzfrequenz, nach sich ziehen. Die Grenze zur krankhaften Bradykardie liegt im Normalfall bei etwa 40 Schlägen pro Minute. Eine tachykarde Rhythmusstörung liegt bei einer Ruhefrequenz von mehr als 100 Schlägen pro Minute vor. Schlägt das Herz zusätzlich noch unregelmäßig, spricht man entweder von einer *bradykarden* oder *tachykarden Arrhythmie*. *Extrasystolen* sind Herzschläge, die zusätzlich zum Grundrhythmus auftreten. Man spricht vom »*Herzstolpern*«.

Allgemeine Symptome

Bei jedem Menschen treten im Laufe des Lebens immer wieder einmal harmlose Herzrhythmusstörungen auf, oftmals unbemerkt. Meist ist nur ein kurzes Rucken im Herzen zu spüren oder ein zusätzlicher Pulsschlag bei sonst regelmäßigem Puls zu messen. Manchmal fühlt man einen kleinen Ruck durch den Körper zucken oder das Herz pocht kurz *(Palpitation)*. Das alles ist meistens ungefährlich. Kinder haben häufiger solche nicht krankhaften Einzelschläge (Extrasystolen), die dazu auch noch atemabhängig sein können. Manchmal bleibt der Herzrhythmus lange Zeit trotz Therapie unregelmäßig, mal ist die Herzschlagfrequenz extrem schnell, dann wieder sehr langsam. Der Übergang zwischen normalen und krankhaften Rhythmusstörungen ist fließend. Aber auch als krankhaft erkannte, wiederholt auftretende Herzrhythmusstörungen müssen nicht immer gefährlich sein.

Allgemeine Diagnose

Ob Herzrhythmusstörungen harmlos, potentiell gefährlich oder lebensgefährlich sind, kann der Facharzt mit Sicherheit feststellen. Ein EKG ist dazu genauso wichtig wie andere Untersuchungen (zum Beispiel ein Ultraschall), um zunächst eine strukturelle

Herzerkrankung auszuschließen. Zur weiteren Diagnose kann manchmal eine elektrophysiologische Untersuchung mittels Herzkatheter notwendig werden.

Allgemeine Therapie

Der allgemeine Therapieansatz bei erworbenen Rhythmusstörungen zielt in erster Linie auf die Eliminierung des Auslösers und die Beseitigung begünstigender Faktoren, also beispielsweise auf die Behandlung einer ursächlichen koronaren Herzkrankheit oder auf die Verringerung des Genusses von Alkohol und Nikotin ab. Auch Stressminimierung oder das Lösen von persönlichen Problemen im privaten Bereich oder im Arbeitsumfeld können eine große Rolle spielen.

Starke Gefühlsausbrüche – freudige ebenso wie bedrückende – und extreme Anspannung erhöhen das Risiko von Rhythmusstörungen und Herzinfarkt durch die Ausschüttung von Stresshormonen. Herzkranke Patienten sollten deshalb starke Aufregung vermeiden. Mittels spezifischer Maßnahmen können die kardialen Erregungsstörungen kontrolliert werden, zum Beispiel durch

- die Einnahme von Medikamenten,
- den Einsatz eines Herzschrittmachers,
- die Verödung von Muskelzellen, die die krankhafte Herzerregung auslösen, mittels Hitze oder Kälte (*Katheterablation*),
- die Normalisierung des kranken Rhythmus durch einen Defibrillator (elektrische *Kardioversion*) mit externer oder interner Anwendung.

Langsame (bradykarde) Herzrhythmusstörungen

Der bradykarden Rhythmusstörung, bei der der Puls zu langsam schlägt, liegt entweder eine Störung der Erregungsbildung durch den Sinusknoten oder eine Dysfunktion des AV-Knotens

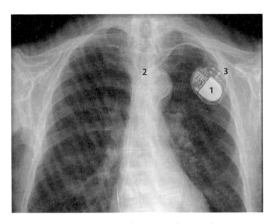

Röntgenaufnahme eines Brustkorbs mit Schrittmacher
1 Herzschrittmacher (implantiert unter Brustmuskel)
2 Kabel (führt zum Herzen)
3 Kontakte

(*AV-Block*) zugrunde. Der AV-Knoten kann in seiner Funktion beeinträchtigt sein, was gegebenenfalls zu einer mangelnden Synchronisation zwischen der Tätigkeit der Vorhöfe und der Herzkammern führt.

Manchmal beruht dies auf der eingeschränkten Funktion der Herzerregung, die auf einen erhöhten Hirndruck oder auch ein langsam auf die Herzkammern geleitetes Vorhofflimmern (*Bradyarrhythmie*) zurückzuführen ist.

Ursache kann zum Beispiel eine Herzmuskelentzündung infolge einer Streptokokken-Angina, einer verschleppten Grippe oder eines Scharlachs sein. Meist ist es ein altersbedingt kranker Sinusknoten, der durch Umbildung oder Bindegewebseinlagerung seine korrekte Funktion verliert. Auch Verengungen der Koronargefäße oder Herzklappenfehler rufen unter Umständen Durchblutungsstörungen hervor, die den Sinusknoten in seiner Aktivität einschränken. Die Folge ist eine unzureichende Herzleistung, die wiederum die Versorgung des Körpers mit Blut und Sauerstoff gefährdet.

Symptome Je nach Intensität können Schwindel, Schwäche oder Sehstörungen auftreten, manchmal sogar eine Ohnmacht, in diesem Zusammenhang Synkope genannt. Der Körper kann sich in solchen Fällen häufig selbst helfen. Er schüttet Stresshormone aus, die den Sinusknoten wieder in Gang setzen.

Therapie Leichtere Formen eines AV-Blocks sind nicht therapiebedürftig. Bei schweren, die zu einem kompletten Kammerstillstand mit Herz-Kreislauf-Versagen führen können, muss ein Herzschrittmacher dafür sorgen, dass das Herz weiter regelmäßig und unterbrechungsfrei in Gang gehalten wird.

Schnelle (tachykarde) Herzrhythmusstörungen

Vorhofflattern und Vorhofflimmern

Beim Vorhofflimmern wird der elektrische Impuls nicht vom Sinusknoten gebildet und vorgegeben und wie im Normalfall über den AV-Knoten weitergeleitet. Die elektrischen Impulse werden von anderen Zentren und Regionen in den Herzvorhöfen gebildet, bleiben dort gefangen, kreisen extrem schnell auf einer geschlossenen Strecke und erregen die Muskelzellen stetig aufs Neue. Es können Impulsfrequenzen von ca. 250 bis 350 *(Vorhofflattern)* oder bis zu 600 *(Vorhofflimmern)* pro Minute erreicht werden. Dabei werden aber meist nur 120 bis 200 Erregungen durch die Bremswirkung des AV-Knotens in die Kammern weitergeleitet. Bei einer hohen Anzahl arrhythmischer Herzschläge wird von einer absoluten Arrhythmie gesprochen. Um ein solches Vorhofflimmern auszulösen, reichen manchmal winzige Narben im Muskelgewebe. Hauptsächlicher Ursprungsort der Störungen, die Vorhofflimmern auslösen, sind die Einmündungszonen der Lungenvenen (Pulmonalvenen). Hier finden sich manchmal versprengte Herzmuskelzellen, die elektrisch aktiv sein und Extrasystolen oder Vorhofflimmern auslösen können. Größe und Art dieser Verwachsungszonen entscheiden darüber, ob wir fürs Vorhofflimmern empfindlich sind oder nicht. Meist sind es Einflüsse des vegetativen Nervensystems, die in den Verwachsungszonen der Veneneinmündungen Impulse und Impulsserien (Salven) auslösen, die schließlich die gesamten Herzvorhöfe zum Flimmern bringen.

Auch andere Erkrankungen können ein Vorhofflimmern verursachen. Zu nennen sind hier vor allem Herzklappenfehler, Herzmuskelentzündungen, Klappenerkrankungen, Bluthochdruck oder die Schilddrüsenüberfunktion. Das *Holiday-Heart-Syndrome* (übersetzt: Herzstörungen im Urlaub) bezeichnet Rhythmusstörungen, häufig ein Vorhofflimmern, das bei Ruhe im Urlaub oder am Wochenende bzw. nach Alkoholgenuss auftritt. Meist verschwindet es von selbst wieder. Ca. 800 000 Menschen leiden in Deutschland laut Schätzung der Stiftung Deutsche Schlaganfallhilfe an einem Vorhofflimmern.

Symptome Die Betroffenen – meist die mit schnellen, unregelmäßigen Herzaktionen – klagen über plötzlichen Leistungsabfall, Schwäche, Müdigkeit, manchmal Luftnot. Verstärkt werden diese Symptome mitunter durch starke Angstgefühle, an einem Herzinfarkt oder Schlaganfall zu sterben. Das Vorhofflimmern ist in der Regel nicht lebensbedrohlich, manchmal wird es noch nicht einmal bemerkt. Im Einzelfall ist jedoch das Risiko, durch Blutgerinnselbildung einen Schlaganfall zu erleiden, abzuschätzen.

Therapie Zuerst wird der Versuch unternommen, den Herzrhythmus mit Medikamenten *(medikamentöse Kardioversion)* zu harmonisieren. Zum Einsatz kommen:
- Elektrolytkanalblocker (Antiarrhythmika),
- Stresshormonblocker (Betablocker),
- Leitungsverzögerer (Calciumantagonisten),
- Schlagverlangsamer (Digitalispräparate).

Wirken die Medikamente nicht wie gewünscht, kann unter einer Kurznarkose das Herz von außen über einen Elektroschock mit einem Defibrillator wieder rhythmisiert werden. Immer häufiger werden Stellen, die Störimpulse produzieren, verödet, z. B. im Bereich der Lungenvenen-Einmündungen. Manchmal muss ein Leben lang medikamentös behandelt werden, auch mit blutverdünnenden Medikamenten wie Marcumar oder Acetylsalicylsäure-Präparaten, um einen Schlaganfall zu verhindern.

Das Kammerflimmern – eine Notfallsituation

Wenn sich die Herzfrequenz auf über 350 Schläge pro Minute erhöht, spricht man von *Kammerflimmern*. Es besteht akute Lebensgefahr. Das Herz »zuckt« zwar noch wie wild, funktioniert aber nicht mehr als Pumpe und transportiert kein Blut mehr. Die Diagnose lautet: funktioneller Herzstillstand. Wird nicht sofort reanimiert, mit Hilfe eines Defibrillators, stirbt der Patient. Bei vielen plötzlichen Herztoden liegt ein Kammerflimmern vor. Meist liegt dem Kammerflimmern – bei einer Herzfrequenz von bis zu 350 Schlägen pro Minute spricht man noch von *Kammerflattern* – eine andere Herzerkrankung zugrunde, eine Herzmuskelentzündung, eine Herzschwäche oder eine koronare Herzkrankheit (KHK). Auch ein chronisch erhöhter Blutdruck kommt als Auslöser in Frage. In vielen Fällen tritt das Kammerflimmern innerhalb von 48 Stunden nach einem Herzinfarkt auf. Auch deshalb werden Infarktpatienten über mehrere Tage hinweg auf der Intensivstation beobachtet.

Symptome Die Betroffenen sind nicht mehr ansprechbar, auf Schmerzreize reagieren sie nicht, ihre Pupillen sind starr und weitgestellt, das Herz scheint stillzustehen, es ist kein Puls zu fühlen.

Therapie Sofort 112 wählen und den Notarzt rufen. Erste Hilfe leisten mit Herzdruckmassage und bei zwei Helfern auch mit Mund-zu-Mundbeatmung. Es muss so schnell wie möglich defibrilliert werden! Je früher, um so höher die Chance der Wiederbelebung.

Zunehmend werden in öffentlichen Einrichtungen wie Fußballstadien und Flugplätzen frei zugängliche automatische Defibrillatoren installiert, die im Notfall nutzbar sind. Leider sind es immer noch viel zu wenige weltweit. Rettungsdienste (Rotes Kreuz) bieten vielerorts Kurse an, wie der Defibrillator eingesetzt wird und was im Notfall zu tun ist.

Schlaganfall

Beim Schlaganfall (lat. *Apoplex*) handelt es sich um einen plötzlich auftretenden Ausfall bestimmter Hirnfunktionen, weshalb man auch vom Hirnschlag spricht. Die Betroffenen sind »schlagartig« mehr oder weniger handlungsunfähig, das heißt, sie sind motorisch, oft auch sprachlich gelähmt, weil bestimmte Hirnbereiche nicht mehr steuernd wirken können. Die Gefahr, einen Schlaganfall zu erleiden, steigt mit dem Alter. Von den ca. 200 000 Menschen, die jährlich in Deutschland davon betroffen sind, sind die meisten über 70 Jahre alt. Prinzipiell aber kann der Hirnschlag in jedem Alter auftreten. Gerade heute sind immer öfter auch Jüngere betroffen. Ein unbehandelter Bluthochdruck oder bei jungen Frauen die Einnahme der »Pille« in Verbindung mit Nikotin (Rauchen) ist dann oftmals die Ursache. Insgesamt wird eine Hypertonie bei etwa 75 Prozent aller Schlaganfallpatienten diagnostiziert.

Nach einer weit verbreiteten Vorstellung entsteht der Schlaganfall entweder dadurch, dass das Herz plötzlich stillsteht oder dass ein Gefäß im Gehirn platzt, wodurch es zu einer Blutung und nachfolgenden Quetschungen sowie mangelnder Durchblutung bestimmter Hirnareale kommt. Tatsächlich aber macht der blutungsbedingte *hämorrhagische Schlaganfall* nur etwa 10 bis 15 Prozent der Fälle aus. In ganz seltenen Fällen sind Aussetzer oder Pausen des Herzschlags Ursache eines Schlaganfalls. Sehr viel häufiger wird der Hirnschlag – ebenso wie der Herzinfarkt – durch eine Verstopfung von Gefäßen ausgelöst, und zwar durch eine Blockade der Halsschlagader oder auch durch einen Verschluss der Arterien im Kopf. Vielfach hat sich dabei ein Blutpfropf, ein Thrombus, an einer arteriosklerotisch veränderten Gefäßwand gebildet. Dieser wird abgespült und verstopft eine hirnversorgende Arterie. Durch diesen Gefäßverschluss kommt es zur Mangeldurchblutung *(Ischämie)* des angeschlossenen Hirnareals, es wird in seiner Funktionsfähigkeit eingeschränkt, Nervenzellen sterben ab, neurologische Ausfälle sind die Folge. Direkte arteriosklerotische Verengungen in den großen Hals- und Hirngefäßen oder Embolien, verursacht durch Vorhofflimmern, Herzklappenfehler, Herzinfarkt und Herzkatheter-Manipulationen, sind weitere typische Ursachen für diesen *ischämischen Schlaganfall*. Besonders bei jüngeren Menschen kann er außerdem durch sogenannte paradoxe Embolien ausgelöst werden, die im Zusammenhang mit angeborenen Herzfehlern wie einem Loch in der Herzscheidewand stehen können. Seltene Ursachen eines Hirnschlags sind Gefäßverletzungen, Gerinnungsstörungen oder Drogenkonsum.

Symptome Als Hauptsymptome des Schlaganfalls gelten plötzlich auftretende Lähmungserscheinungen von Körperabschnitten oder Funktionen, häufig
- eines Armes,
- der Gesichtsmuskulatur,
- Sprachstörungen,
- akute Sehstörungen (Gesichtsfeldausfälle),
- Bewusstlosigkeit.

Dem Schlaganfall geht oft eine TIA, eine *transitorische ischämische Attacke*, voraus. Für Sekunden oder Minuten treten dabei ganz ähnliche Symptome wie bei einem Schlaganfall auf, Sehstörungen zum Beispiel. Ursache ist der vorübergehende Verschluss einer Gehirnarterie durch ein kleines Blutgerinnsel. Da das Schlaganfall-Risiko nach einer TIA deutlich erhöht ist, sollte die Ursache umgehend und in jedem Fall geklärt werden.

Diagnose Die Symptome können isoliert oder in Kombination auftreten. Beim geringsten Verdacht sollten folgende drei Kurztests durchgeführt werden. Der Betroffene wird aufgefordert,
1. zu grimassieren oder zu lachen,
2. beide Arme nach vorne gestreckt auf 45 Grad anzuheben und die Handflächen nach oben zu drehen,
3. einen Satz nachzusprechen oder einen Gegenstand zu benennen.

Wenn er eine dieser Funktionen nicht mehr oder nur ungenügend ausführen kann, hat er mit großer Wahrscheinlichkeit einen Schlaganfall erlitten. In etwa 80 Prozent der Fälle ist das Ergebnis dieses Schnelltestes zutreffend.

Weiteren Aufschluss geben die neurologische und die computertomographische Untersuchung oder auch die noch präzisere, aber länger dauernde kernspintomographische Analyse des Schädels.

Therapie Der Schlaganfall stellt immer eine lebensbedrohliche Situation dar. Um das drohende Absterben von Gehirnzellen zu verhindern, müssen Therapiemaßnahmen schnellstens eingeleitet werden. Jede Minute zählt. Deshalb müssen bei einem entsprechenden Verdacht – selbst wenn der Kurztest negativ ausfällt – sofort der **Notarzt (Tel. 112)** verständigt und der Rettungsstelle ein »Verdacht auf Schlaganfall« gemeldet werden. Amerikanische Forscher haben errechnet, dass bei einem ischämischen Schlaganfall während jeder Minute 1,9 Millionen Nervenzellen absterben. Je schneller mit Gegenmaßnahmen begonnen wird, desto größer ist also die Chance, dass schwere gesundheitliche Folgen gemindert oder ganz verhindert werden. Auch wenn sich die Symptome innerhalb von Minuten wieder zurückbilden, muss unbedingt ein Arzt konsultiert werden. Es könnte eine transitorische ischämische Attacke (TIA) vorliegen.

Grundsätzlich richtet sich die Sofort-Therapie nach der Art des Schlaganfalls. Bei einem ischämischen Hirninfarkt ist sie mit der bei einem Herzinfarkt vergleichbar. Es gilt, schnellstmöglich die Blutzufuhr wiederherzustellen. Verabreicht werden Medikamente zur Thrombusauflösung durch lokale Blutverdünnung. Diese *Lysetherapie* ist allerdings nur innerhalb der ersten drei Stunden nach einem Schlaganfall erfolgversprechend. Bei der anderen Form des Schlaganfalls, bei der Hirnblutung, wird zuerst versucht, die Blutung zu stoppen, um so zu verhindern, dass es zu einer Quetschung des Gehirns kommt. Konservative Therapieoptionen umfassen verschiedenste Medikamente. Von Fall zu Fall werden auch neurochirurgische Maßnahmen notwendig, zum Beispiel eine Gefäßdrainage oder die operative Beseitigung des Blutergusses.

Die Akutversorgung eines Schlaganfalls erfolgt nach Möglichkeit in einer spezialisierten und zertifizierten Schlaganfall-Abteilung, einer so genannten *Stroke Unit*, namentlich abgeleitet von der englischen Bezeichnung für Schlaganfall. Hier arbeiten Neurologen, Internisten, Neuroradiologen und spezialisierte Pflegekräfte zusammen. Da auch geschulte Krankengymnasten, Ergotherapeuten und Logopäden zu einer Stroke Unit gehören, kann dort schon im unmittelbaren Anschluss an die Notfallversorgung mit der Rehabilitation begonnen werden.

Generell kommt der speziellen Rehabilitation nach einem Schlaganfall besonders große Bedeutung zu. Abgestorbene Nervenzellen können sich zwar, wie man inzwischen weiß, durch Neubildung regenerieren, werden aber nicht in ausreichendem Maße nachgebildet. Die betroffenen Hirnareale bleiben dauerhaft zerstört. Allerdings ist das menschliche Gehirn, insbesondere die Hirnrinde, in der Lage, sich auch selbst zu reorganisieren. Durch diese sogenannte *neuronale Plastizität* können Aufgaben geschädigter Nervenzellen-Areale in einem gewissen Rahmen durch noch intakte Zellen an anderer Stelle übernommen werden. Eine große Rolle spielen in diesem Zusammenhang die »Kommunikations«-Verknüpfungen zwischen den einzelnen Nervenzellen über die Synapsen.

Eine Nervenzelle bildet bis zu 10 000 Synapsen, also winzig

kleine Kontaktstellen, mit denen andere Nervenzellen berührt und Informationen durch elektrische Nervenimpulse übertragen werden.

Vor- und Nachsorge Damit eine »Reparatur« der geschädigten Nervenstrukturen oder eine Neuorganisation zustande kommen können, muss das Gehirn wieder intensiv geschult werden, zum Beispiel durch Wahrnehmungs- und Sprachtraining oder durch das Training der Motorik. Das ist mitunter mühsam und langwierig, am Ende aber ist es die einzige Möglichkeit, verlorene Lebensqualität zurückzugewinnen. Zur Vorbeugung vor einem erneuten Schlaganfall können neben einer persönlichen Lebensstilumstellung verschiedene medizinische Maßnahmen notwendig werden. Beispielhaft zu nennen sind das nachhaltige Erweitern von eingeengten Hals- oder Hirnschlagadern durch Stents oder die Behandlung von Herzrhythmusstörungen und die chirurgische Beseitigung von Emboliequellen wie etwa angeborenen Schäden an der Herzscheidewand. Grundsätzlich ist an die Einstellung des Blutdrucks und an die Beseitigung bzw. Einstellung der Risikofaktoren zu denken.

Diese Nachsorge ist umso dringlicher, als rund 20 Prozent der Schlaganfallpatienten innerhalb von 10 Jahren mindestens einen weiteren Hirninfarkt erleiden. Mehr als ein Drittel sterben innerhalb eines Jahres, ein weiteres Drittel ist nach dem Schlaganfall dauerhaft auf fremde Hilfe angewiesen oder wird zum Pflegefall.

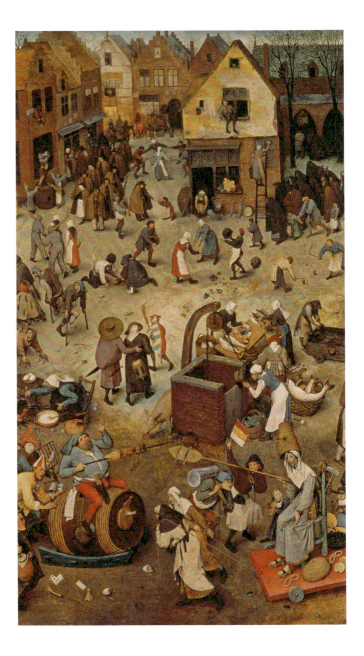

Teil IV
Was man nicht vergessen sollte

Bild auf vorhergehender Seite:
Pieter Bruegel der Ältere (1525/26–1569),
Der Kampf zwischen Karneval und Fasten (Ausschnitt)

Kann auch guttun: Stress

Stress gehört zum Leben. Ohne ihn würden wir vermutlich nicht existieren. Der aus dem Englischen kommende Begriff bezeichnet einen »Druck«, den wir körperlich und seelisch erleben, der unser Herz bedrücken und beflügeln kann. Keineswegs handelt es sich beim Stress ausschließlich um die Belastung, über die wir in aller Regel klagen, wenn wir den Begriff gebrauchen. Wie den negativen so gibt es einen positiven Stress, den sogenannten *Eustress*, der uns antreibt und zu Höchstleistungen motivieren kann. Durch ihn geraten wir in einen Zustand körperlicher und geistiger Anspannung, die wir positiv erleben, wenn ihr immer wieder die Entspannung folgt. Erst wenn die Anspannung zum Dauerzustand wird, wenn es keine lösende Entspannung mehr gibt, wenn Angst und Frustration die Seele belasten, entsteht der negative Stress, der sogenannte *Disstress*. Ihn erleben wir dann als Erschöpfung, als Überforderung mit seelischen und körperlichen Folgen. Er schlägt uns nicht nur auf den Magen, schlimmer noch kann er unser Herz aus dem Takt bringen, womöglich zum Infarkt führen – gleich, ob er durch berufliche oder sportliche Überlastung, durch private Probleme oder durch Umwelteinflüsse wie Lärm und Hektik verursacht ist.

Das Positive kann sich schnell ins Negative verwandeln und umgekehrt. Für die meisten beginnt die Fahrschule mit Ängsten und banger Unruhe, also mit Disstress, um am Ende, nach bestandener Prüfung, mit einem stimulierenden Hochgefühl, also *Eustress*, zu enden. Die damit verbundenen körperlichen Phänomene bis hin zum Herzrasen oder der Herzbeklemmung sind eine Reaktion auf die Adrenalinausschüttung der Neben-

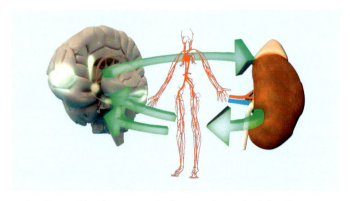

Das Stressrückkopplungssystem: **Reflexartig schüttet das Gehirn Hormone aus, die wiederum die Nebennieren aktivieren, das Stresshormon Adrenalin und andere Hormone auszuschütten. Über das Blutsystem erreichen diese Hormone alle Körperregionen, auch das Gehirn, von wo der Kreislauf von neuem ausgelöst wird.**

niere durch den Regelkreis. In Belastungssituationen sorgt dieses Stresshormon für eine Verengung der peripheren Blutgefäße. Der Blutdruck steigt, der Herzschlag beschleunigt sich, Muskeln und Gehirn werden stärker durchblutet, die Sinneswahrnehmung schärft sich, wir hören und sehen besser, unsere Muskeln sind angespannter. Bis heute wiederholt sich bei dieser Stressreaktion, was schon unsere Vorfahren erlebten, wenn sie sich bei der plötzlichen Konfrontation mit einem Säbelzahntiger blitzartig auf Verteidigung oder Flucht einstellen mussten. Nach wie vor ist der Stress ein Schutzmechanismus, der anregend wirkt. Erst als fortdauernder Gesamtzustand wird er gesundheitsgefährdend und am Ende bedrohlich für das Herz.

Wenn Probleme ungelöst bleiben und daraus dauerhaft negativer Stress mit kontinuierlicher Adrenalinausschüttung resultiert, kann das nicht zuletzt Bluthochdruck, Herzinfarkt, und Schlaganfall nach sie ziehen. Alarmzeichen, typische Symptome für chronisch negativen Stress, sind Erscheinungen wie Überreiztheit, Schwindel, Nervosität, Konzentrationsschwäche,

Weinkrämpfe und andere körperliche Reaktionen wie beschleunigter Herzschlag und erhöhter Blutdruck. Auch Durchfall, Sodbrennen, Juckreiz, Schlafstörungen und »Fresssucht« zählen zu den bekannten Symptomen. Frauen insbesondere sind gefährdet, ein stressbedingtes *Broken-Heart-Syndrom* (gebrochenes Herz) zu erleiden. Durch einen psychischen Schock kann plötzlich so viel Adrenalin freigesetzt werden, dass das Herz schlagartig in eine Muskelstarre verfällt.

Negativer Stress am Arbeitsplatz, verursacht durch Überbelastung, Versagensängste oder Mobbing, wird heute immer mehr zum Auslöser koronarer Herzerkrankungen. Bis um das Dreihundertfache höher kann das Gesamtrisiko der Betroffenen sein, unter »Job Strain« eine Herzschädigung zu erleiden. Vor allem jüngere Arbeitnehmer bis zum 50. Lebensjahr sind hier gefährdet. Um derartige Situationen bewältigen zu können, müssen die Ursachen erkannt und Lösungsansätze gefunden werden, die es dem »Gestressten« erlauben, neben dem negativen auch wieder positiven Stress zu erleben, beispielsweise durch Bewegung. Auf das Wechselspiel von Eustress und Disstress kommt es an, wenn der Stress an sich nicht zur bedrohlichen Belastung werden soll. Spannung und Entspannung müssen in einem ausgewogenen Verhältnis stehen. Das wussten schon die alten Chinesen, die daraus die Symbolik der Ausgewogenheit des Yin und Yang entwickelt haben: Spannung – Entspannung, Freude – Angst, schneller – langsamer Herzschlag, enge – weite Pupillen, heiß – kalt, in jedem Zustand steckt bereits der andere. Harmonie entsteht in der Ausgewogenheit beider Zustände. Diese Harmonie, die das Herz stärkt, kann kein Arzt verschreiben. Jeder muss sie selbst zu erreichen versuchen, Möglichkeiten der Selbsthilfe gibt es genug. Meine eigenen Erfahrungen sprechen für:

Genussvolle Entspannung durch
- das Zusammensein mit geliebten Menschen und Freunden
- Sport

- tanzen
- Musik hören, Musikinstrumente spielen
- lesen
- Kino und Theater
- kreative Pausen

Relax-Techniken
- Yoga, Tai Chi
- Atemübungen
- Progressive Muskelentspannung
- Kurse zur Stressbewältigung
- Selbstanalyse und Stresstagebuch

Grundsätzlich unterscheiden sich die naturheilkundlichen Ansätze zur Stressbewältigung nicht wesentlich von den schulmedizinischen.

Zur Entspannung sind immer wieder sinnvoll:
- Akupunktur/-pressur
- Massagen
  - Ganzkörper
  - klassische Rückenmassage
  - Fußreflexzonenmassage
- Heiße Nackenwickel
- Meditation

Zur Kräftigung bei Erschöpfung werden gern empfohlen:
- Ingwer-Tee
- Ginseng-Tee
- Magnesium-Präparate
- Vitamine B und E
- Ayurveda-Kuren
- Walking, Jogging

Jeder sollte sich die Elemente heraussuchen, die am besten zu ihm passen.

Schlaf in himmlischer Ruh

Wenn das Herz den Anforderungen des Lebens gewachsen sein soll, braucht der Körper genügend Schlaf. Auch das Herz erholt sich während der Schlafphasen. Der Pulsschlag sinkt, wenn sich Nerven und Stoffwechsel beruhigen. Energiereserven werden geschont. Das weiß jeder, es versteht sich sozusagen von selbst. Weniger bekannt dürfte dagegen sein, dass der Schlaf das Herz auch gefährden und unter Umständen sogar zum Herzstillstand führen kann, dann nämlich, wenn eine *Apnoe* vorliegt, eine Fehlregulation, die man gar nicht ernst genug nehmen kann, handelt es sich bei dieser Krankheit doch um einen phasenweisen Atemstillstand während des Schlafs. Das heißt, es kommt zu Atemaussetzern oder Atemstockungen, die mit einem lauten Luftschnappen beendet werden können. Während der Atemaussetzer sinkt der Sauerstoffspiegel im Blut. Um diese Unterversorgung auszugleichen, versucht das Herz mehr Blut zu pumpen, die Herzfrequenz steigt. Es entsteht eine Paniksituation, das Organ kann überfordert werden, es ermüdet im Schlaf. Nicht nur Bluthochdruck und Tagesschläfrigkeit sind die Folgen. Etwa 30 Prozent aller Schlaganfälle, aber auch Herzinfarkte und plötzlicher Herztod werden auf eine Apnoe zurückgeführt.

Prinzipiell unterscheidet man dabei zwei Arten der Erkrankung. Bei der *zentralen Apnoe* erschlafft die Atemhilfsmuskulatur der Brust und des Zwerchfells durch Fehlregelungen des Gehirns. Die Atmung funktioniert nur noch eingeschränkt, der Sauerstoffgehalt des Blutes sinkt ab. Bei zunehmender Herzschwäche (Herzinsuffizienz) verringert sich die Atemtiefe, was zwischenzeitlich bis zum Herzstillstand führt. Bei der anderen, der viel häufigeren *obstruktiven Apnoe* verschließen sich dagegen die Rachenwege kurzzeitig, selbst die Luftröhre kann zusammenfallen. Es entsteht eine Erstickungssituation, die teilweise bis zu 90 Sekunden anhält.

Die von Schlafapnoe betroffene Person merkt die Aussetzer selbst nicht. Oft ist der Schlüssel zur Erkenntnis die Befragung des Partners. Dieser stellt häufig beim Schnarchen längere Aussetzer fest, in denen nicht geschnarcht oder geatmet wird.

Ein Schlafapnoe-Patient berichtet oft über ausreichend lange Nachtruhe, aber trotzdem bestehende Müdigkeit am Tag und das Gefühl, nicht ausgeschlafen zu haben. Typisch ist plötzliches Einschlafen tagsüber, z.B. beim Zeitunglesen, beim Warten an der roten Ampel oder auch während einer Gesprächspause. Weitere Symptome: Konzentrationsabnahme, Antriebsarmut, Erinnerungslücken.

Eine mögliche Vorstufe des krankhaften *Schlaf-Apnoe-Syndroms*, an dem in Deutschland etwa 800 000 Patienten leiden, ist das *Schnarchen*. Obwohl es in den meisten Fällen nur lästig, ungefährlich für die Gesundheit ist, kann es vielen Menschen zum Verhängnis werden. Diese Gefahr wird allzu oft unterschätzt. Sie betrifft mehr Menschen, als man glaubt. Denn nicht allein Übergewichtige schnarchen, weil Fettpolster den Rachenraum einengen. Auch wer rundherum gesund lebt, ohne übermäßigen Alkoholgenuss und sportlich aktiv, kann davon betroffen sein, selbst dann noch, wenn die anatomischen Verhältnisse im Nasen-Rachen-Raum normal sind. Auch ohne die landläufig bekannten Ursachen, ohne eine Nasenscheidewandverdickung und ohne vergrößerte Mandeln oder eine zu große Zunge kann man zum gefährdeten Schnarcher werden. Chronische Infektionen und Polypen der Atemwege können das ebenso bewirken wie erschlaffte Weichteile der Atemwege, das »schlabbernde« Gaumensegel zum Beispiel. Alles fängt dann an zu vibrieren. Und das wiederum kann durchaus mehr nach sich ziehen als nur die unangenehmen Geräusche.

In jedem Fall ist die Schlafapnoe eine gefährliche Erkrankung. Bis zu 3 Prozent der Bevölkerung leiden darunter, ca. 20 Prozent der 20- bis 40-jährigen und 60 Prozent der über 65-jährigen Männer sind davon betroffen. Frauen indes sind dank einer anderen Halsanatomie und der weiblichen Geschlechtshormone wenigstens bis zur Menopause weitgehend geschützt.

Generell gilt, dass die pathologische Form der Apnoe dringend einer fachärztlichen und kardiologisch überwachten Behandlung im Schlaflabor bedarf, manchmal unter Einsatz einer Sauerstoffmaske. Gleiches gilt für Schlafstörungen, die länger als 2 Wochen anhalten oder gemeinsam mit Herz-Kreislauf-Symptomen auftreten.

Überhaupt dürfen länger andauernde Schlafstörungen nicht auf die leichte Schulter genommen werden, gleich, ob es sich dabei um Einschlaf- oder um Durchschlafstörungen handelt. 15 Prozent der deutschen Bevölkerung leiden unter den Belastungen des Herz-Kreislauf-Systems, die sich aus einem Schlafverlust ergeben. 50 Prozent aller Männer und 60 Prozent aller Frauen im sechsten Lebensjahrzehnt klagen über Schlaflosigkeit. Besonders bedenklich ist dabei, dass selbst Kinder und Jugendliche immer öfter von Schlafstörungen betroffen sind. Auch dafür gibt es vielfältige Ursachen. Bewegungsmangel, eine einseitige, zu kalorienreiche Ernährung, übermäßige Computer- und Internetnutzung sind nicht zu unterschätzende Faktoren dieser besorgniserregenden Entwicklung.

Hilfe zur Selbsthilfe bei Schlafstörungen

Die benötigte Schlafzeit variiert von Mensch zu Mensch. Kurzschläfer kommen mit fünf Stunden aus. Andere brauchen mehr, um fit, gesund und leistungsfähig zu bleiben. In der Regel liegt die Spanne zwischen vier und zehn Stunden täglich, im Alter etwas niedriger. Der medizinisch ermittelte Durchschnitt beträgt sieben bis acht Stunden. (Nach neuesten Studien kann fehlender Schlaf nachgeholt werden!) In diesem Zeitraum erholen sich der Körper und damit auch das Herz am effektivsten. Man sollte deshalb versuchen, seine Schlafgewohnheiten danach auszurichten. Es gibt eine Reihe von **Maßnahmen**, die das begünstigen, zum Beispiel:

- Regelmäßige Bettzeiten einhalten,
- täglich am Abend spazieren gehen,
- abends eiweiß- und rohkostarm essen, keine großen, schwer verdaulichen Speisen,
- frühzeitiges Abendessen (ca. vier Stunden vor dem Zubettgehen), damit genügend Verdauungszeit besteht,
- auf Rauchen, Cola, schwarzen/grünen Tee und Kaffee am Abend verzichten,
- sich nicht im Bett über Schlafstörungen ärgern, lieber aufstehen und etwas Angenehmes tun.

Hilfreiche **Hausmittel** zum Einschlafen sind:
- ein warmes Fußbad (zwei Esslöffel Salz auf einen Liter Wasser),
- Wassertreten,
- kalte Wadenwickel vor dem Schlafengehen,
- Baldrian- oder Fencheltee,
- warme Milch mit Honig.

Eine bessere Schlafsituation schaffen auch **traditionelle Heilverfahren** wie:
- autogenes Training,
- Massagen,
- Akupressur,
- Yoga,
- Qi Gong, Tai Chi,
- verschiedene Meditationstechniken.

11 wichtige Antischnarch-Hilfen:
- auf der Seite schlafen,
- Nase freihalten,
- bei Frischluft schlafen,
- Kaffee meiden,
- keine Zigaretten,
- abnehmen,
- bewegen, bewegen, bewegen,
- Vorsicht mit Essen nach 19 Uhr,
- Vorsicht mit Alkohol nach 20 Uhr,
- Vorsicht mit Schlaf- oder Beruhigungsmedikamenten,
- entspannender Genuss am Abend, zum Beispiel baden.

Liebe und Sexualität wirken heilend

Zu einem erfüllten Leben gehören Liebe und Sexualität, seelisches und körperliches Verlangen genauso wie liebevolle Hingabe, die Zärtlichkeit der Worte und Gesten sowie der erfüllende Orgasmus. Wenn das Herz nicht beteiligt ist, bleibt die körperliche Befriedigung unzureichend, ein im wahrsten Sinne des Wortes mechanischer Akt, dem oft genug deprimierende Ernüchterung folgt. Das eine muss zum anderen kommen, was aber auch heißt, dass physische Probleme, die vielfach diskutierten Potenzstörungen, eine Liebe durchaus gefährden können. Wo sie auftreten, sind diese Probleme ernst zu nehmen. Mit schamhaftem Verschweigen ist ihnen nicht beizukommen. Männer sollten dies mit dem Arzt ihres Vertrauens unter Einbeziehung ihrer Partnerin oder ihres Partners besprechen, gerade bei Herz-Kreislauf-Patienten. Können doch beispielsweise ausgeprägte Gefäßverkalkungen vor allem der Bauch- und Beckenarterien dazu führen, dass sich die Schwellkörper des Penis nicht mehr füllen und damit Impotenz droht.

Außerdem können Herzmedikamente Libido und Potenz einschränken. Auch Herzerkrankungen, die die Belastungsfähigkeit generell vermindern, verursachen mitunter Probleme bei der körperlichen Liebe. Trotzdem können Frauen und Männer ihre Sexualität gemeinsam ausleben, wenn sie nicht glauben, daraus einen Leistungssport machen zu müssen.

Ein erfülltes Liebesleben ist mehr als eine »Dauererektion«. Ein sexueller Höhepunkt kann auch im Kopf stattfinden, wie mir vor kurzem ein Patient nach radikaler Blasen- und Prostata-Operation berichtete. Potenzfördernde Mittel indes können –

zusammen mit Herzmedikamenten eingenommen oder überdosiert – zu einem lebensgefährlichen Herz-Kreislauf-Versagen führen.

In jedem Fall sind die Ursachen einer Impotenz zu klären, die körperlichen und die psychischen wie Burnout oder Probleme in der Paarbeziehung. Das ist nicht zuletzt wichtig, um Versagensängsten zu begegnen, die dann ihrerseits blockierend wirken könnten. Durch Verdrängung entsteht nur ein Leistungsdruck, der das Gegenteil bewirkt. Damit lässt sich die Liebe so wenig retten wie mit diversen »Mittelchen«. Eine medikamentöse Potenzverstärkung bei krankhaften Prozessen sollte daher immer therapeutisch initiiert und begleitet werden, zumal weitere Gefahren für das Herz damit verbunden sein könnten. Generell jedoch tun Liebe und Sexualität dem Herzen eher gut, als dass sie ihm schaden, selbst wenn in dem Zusammenhang immer wieder Fragen wie die folgenden auftauchen:

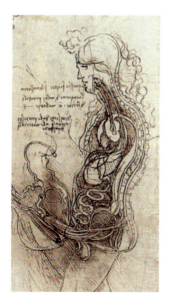

In der anatomischen Zeichnung Leonardo da Vincis (1452–1519) ist das Herz direkt mit dem männlichen Genital verbunden. Das entsprach einer Auffassung, die seit der Antike verbreitet war. Aristoteles, der griechische Arzt Galen, aber auch noch die deutsche Mystikerin Hildegard von Bingen nahmen an, dass der Samen eine vom Herzen initiierte Ausscheidung des Blutes sei.

Ist sexuelle Betätigung schädlich für das Herz?
Im Gegenteil. Beim Liebesspiel werden Glückshormone ausgeschüttet, es macht zufrieden und trainiert das Herz-Kreislauf-System. Die freigesetzten Geschlechtshormone stabilisieren Gefäßwände und Herzmuskulatur, was auch dem Herzinfarkt vorbeugt.

Muss das Sexualleben bei einer Arteriosklerose eingeschränkt werden?
Nein. Man sollte aber auf seinen Körper hören. Für die Sexualität gibt es keine allgemeinen Maßstäbe. Sie variiert von Mensch zu Mensch, je nach Konstitution, Psyche, Alter und persönlichem Gesundheitszustand.

Darf ein herzkranker Mensch Potenzmittel einnehmen?
Grundsätzlich sollte der Arzt immer über alle Medikamente unterrichtet sein, die ein Patient einnimmt, da es viele Inhaltsstoffe gibt, die nicht kombiniert werden dürfen. Manche heben sich in ihrer Wirkung gegenseitig auf, andere führen in der Kombination zu gefährlichen Nebenwirkungen. Bei potenzsteigernden Mitteln wie Viagra und nitrathaltigen Herzmedikamenten kann die gemeinsame Wirkung durchaus bedrohlich sein. Deshalb müssen solche Kombinationen unbedingt vermieden werden.

Welche Gefahren bestehen durch Überdosierungen bei potenzsteigernden Mitteln?
Eine Dauererektion (Priapismus) kann das Penisgewebe zerstören. Starke Blutdrucksteigerungen, Kopfschmerzen, Sehstörungen, Luftnot und schlimmstenfalls ein Herzinfarkt können weitere Folgen sein. Bedenklich ist, dass immer mehr Jugendliche derartige Mittel als Libido-Droge anwenden, meist um den negativen Effekt von Alkohol und anderen Drogen auf die Erektionsfähigkeit auszugleichen.

Ist Sex für Angina-Pectoris-Patienten gefährlich?

Kaum ein Herzpatient stirbt, weil er sich im Bett überanstrengt hat. Sexuelle Betätigung bringt den Kreislauf in Schwung und ist im doppelten Sinn gut fürs Herz. Als Herzpatient muss man es ja nicht übertreiben. Sexualität kann sehr entspannend und zärtlich sein und ohne sportlichen Ehrgeiz ausgeübt werden

Das Doppel-Herz der Schwangerschaft

Das Herz einer Schwangeren muss für zwei schlagen, und zwar von Monat zu Monat mehr. Kurz vor der Geburt ist das Herzminutenvolumen der Frau, die Blutmenge, die in einer Minute durch das Herz gepumpt wird, um bis zu 50 Prozent höher als vor der Schwangerschaft. Möglich wird das durch eine zunehmend erhöhte Herzfrequenz und die Vergrößerung des einzelnen Schlagvolumens. Bei Frauen, die während ihrer Schwangerschaft oder während des Geburtsvorgangs unter besonders starken Schmerzen leiden, sehr aufgeregt oder ängstlich sind, verursacht die verstärkte Ausschüttung von Stresshormonen eine weitere Steigerung der Herzfrequenz. Die Folge ist ein noch größeres Herzminutenvolumen. 25 Prozent der Frauen sind von einer solchen Schwangerschaftshypertonie, einer der häufigsten Komplikationen für Mutter und Kind, betroffen. Es besteht Lebensgefahr für beide, wenn auch noch eine Wasseransammlung in den Beinen vorliegt. Vorausweisende Symptome sind Kopfschmerzen, Übelkeit, Schwindel oder Sehstörungen. Die Urinausscheidung kann zunehmen. Immer wieder fragen Frauen deshalb:

Ist eine Schwangerschaftshypertonie gefährlich?
Ja. Die dadurch bedingte Mütter- und Säuglingsterblickeit ist nicht unerheblich. Regelmäßige gynäkologische Schwangerschaftsvorsorgeuntersuchungen und die Anleitung zur Eigenmessung des Blutdrucks und zur Blutdruckkontrolle sind dringend geboten. Ruhewerte über 140/100 gelten als krankhaft.

Kann ein Bluthochdruck während der Schwangerschaft behandelt werden?

Die Schwangere muss sich maximal schonen, ausgleichende Entspannungsübungen ausführen und immer wieder Bettruhe einhalten. Mit leichter, kochsalzreduzierter, aber gehaltvoller Nahrung wird versucht, die Hypertonie zum Stillstand zu bringen. Gelingt das nicht, folgt eine medikamentöse Behandlung.

Zu welchen Komplikationen kann es durch Schwangerschaftshochdruck kommen?

Gefürchtet ist die Eklampsie, ein Zustand, der manchmal zu Krämpfen mit Bewusstseinsverlust führt. Vorausgegangen ist meist eine Hypertonie zusammen mit starker Wassereinlagerung (Ödem) ins Gewebe und einer Eiweißausscheidung im Urin.

Keine Angst vor Sport

Regelmäßiger Sport trainiert Muskel, Gefäße und Herz. Das Herz-Kreislauf-System wird leistungsfähiger, Fette und Stresshormone werden abgebaut. Dem Gewebe wird in der selben Zeiteinheit mehr Blut zugeführt als im untrainierten Zustand. Es verbessern sich die Sauerstoff- und die Nährstoffversorgung des Körpers sowie die Fließeigenschaften des Blutes. Das Herz-Kreislauf-System ist weniger anfällig für Arteriosklerose, Herzinfarkt, Schlaganfall und Herzrhythmusstörungen.

Das Herz eines professionellen Ausdauersportlers kann nahezu doppelt so viel Blut pumpen wie das eines untrainierten Menschen. Dadurch ist das Gewebe in der Lage, etwa doppelt so viel Sauerstoff aufzunehmen. Die Leistungskraft steigt entsprechend. Die Herzgröße kann zunehmen und ein Gewicht von 500 Gramm erreichen. Dafür aber schlägt ein solches Herz auch langsamer. Die Frequenz sinkt bis auf 40 Schläge pro Minute im Ruhezustand, im Schlaf auch darunter.

Wer lange – auch als Hobbysportler oder nach Erkrankungen – nicht mehr trainiert hat, sollte, um das Herz zu schonen, langsam wieder anfangen: zum Beispiel zunächst 30 Minuten täglich stramm spazieren gehen, danach mit langsamer Steigerung joggen, um schließlich mindestens dreimal wöchentlich dreißig Minuten zu trainieren. Ebenso gut kann man sich natürlich für eine andere Sportart entscheiden; für welche, darüber entscheiden am Ende Neigung und persönliche Vorlieben, gelegentlich auch andere gesundheitliche Erwägungen, Gelenkprobleme zum Beispiel. Auch sollten Patienten mit Herzerkrankungen ihren Trainingsplan und den Trainingsumfang immer mit dem behandelnden Arzt besprechen. Häufig tauchen dabei folgende Fragen auf:

Kann Ausdauersport vor einem Herzinfarkt schützen?

Nach Angaben der Deutschen Herzstiftung tragen Männer, die wöchentlich mehr als zwei Stunden Ausdauersport betreiben, ein 40 Prozent geringeres Risiko, einen Herzinfarkt zu erleiden.

Darf man mit Angina Pectoris Sport treiben?

Bei pectanginösen Beschwerden sollten sportliche Aktivitäten mit dem Arzt besprochen werden. Dabei sind Ausdauersportarten wie Joggen, Nordic Walking, Radfahren, Skilanglauf oder Schwimmen zu bevorzugen. Optimal sind Trainingseinheiten von täglich 30 Minuten. Generell gilt aber: lieber öfter und kürzer als seltener und länger. Treten Beschwerden auf, muss das Training sofort abgebrochen werden. Das Nitro-Spray sollte man für den Fall einer Angina-Pectoris-Attacke immer dabeihaben.

Abzuraten ist von Sportarten, die den Körper kurz, aber heftig belasten. Dazu zählen unter anderem Tennis, Squash oder Krafttraining mit schweren Gewichten. Wer nicht sicher ist, welche Sportart für ihn geeignet ist, sollte mit seinem Arzt sprechen. Mit einem Belastungs-EKG wird er die individuelle Belastungsgrenze feststellen und auf dieser Basis eine Empfehlung für das Training aussprechen.

Darf man mit Herzrhythmusstörungen Sport treiben?

Werden Herzrhythmusstörungen behandelt und spricht aus Sicht des Arztes nichts dagegen, ist Sport möglich. Die Belastbarkeit des Herzens hängt vorwiegend von der Art der Erkrankung und von der Behandlung ab. Je stabiler ein Herz schlägt und je trainierter es ist, desto höher ist die Leistung, die es erbringen kann. Gut abgestimmte körperliche Betätigung baut zudem Stress ab und sorgt für einen psychischen Ausgleich. Patienten verlieren so die Angst vor Herz-Kreislauf-Störungen und lernen, ihre persönliche Belastbarkeit besser einzuschätzen.

Prinzipiell sind Ausdauersportarten wie Wandern, Jogging, Radfahren, Ergometertraining, Schwimmen und Gymnastik besonders geeignet.

Wie messe ich mein Übergewicht?

Bei Herzinfarkt und Schlaganfall zählt das Übergewicht zu den Risikofaktoren, die zunehmend an Bedeutung gewinnen, gerade bei jüngeren Menschen. Fast zwei Millionen aller Kinder in Deutschland sind heute übergewichtig und besonders gefährdet, später an einem Herz-Kreislauf-Leiden zu erkranken.

Auskunft darüber, ob man übergewichtig ist, geben neben den Taillenumfang – bei Männern sollte er nicht mehr als 102, bei Frauen nicht mehr als 88 cm messen – der von der WHO, der Weltgesundheitsorganisation, eingeführte Body-Mass-Index (BMI). Um ihn zu errechnen, teilt man das Körpergewicht durch das Quadrat der Körpergröße, also beispielsweise:

80 kg Körpergewicht : (1,80 m × 1,80 m Körpergröße)
ergibt einen BMI von 24,69.

Der wünschenswerte BMI ändert sich im Laufe des Lebens mit leicht steigender Tendenz. Folgende Werte wurden von der WHO ermittelt:

Altersgruppe	wünschenswerter BMI
19 bis 24 Jahre	19 bis 24
25 bis 34 Jahre	20 bis 25
35 bis 44 Jahre	21 bis 26
45 bis 54 Jahre	22 bis 27
55 bis 64 Jahre	23 bis 28
über 64 Jahre	24 bis 29

Untergewichtig ist, wer als Erwachsener einen BMI von weniger als 18,4 hat. Von Adipositas, von krankhafter Fettsucht, spricht man, wenn der BMI über 30 liegt.

Wie lese ich einen Beipackzettel?

Beipackzettel, diese ellenlangen, oft schwerverständlichen Abhandlungen, verlieren ihren Schrecken, wenn man weiß, wie sie zustande kommen. Dienen sie doch in erster Linie dazu, den Hersteller eines Medikaments rechtlich abzusichern. Er muss hier der Pflicht genügen, alles Notwendige zur Anwendung aufzuschreiben, alle denkbaren Gefahren aufzulisten. Ob das Ganze dann auch verstanden wird und inwieweit es der medizinischen Praxis entspricht, interessiert dabei weniger, zu wenig, wie man aus ärztlicher Sicht sagen muss.

Das gilt umso mehr, wenn es um die Anzeige der Nebenwirkungen geht. Darüber muss der Beipackzettel ebenso informieren wie über Gegenanzeigen, Dosierung, Einnahmekriterien und die Wechselwirkung mit anderen Medikamenten. Der Hersteller ist rechtlich dazu verpflichtet, jede bekannte Nebenwirkung – auch wenn sie nur ein einziges Mal irgendwo in der Welt aufgetreten sein sollte – zu erfassen. Das macht das Lesen eines Beipackzettels nicht bloß zu einer komplizierten, sondern oft auch erschreckenden Lektüre. Viele lassen danach aus Angst das verordnete Medikament unberührt liegen. Etwa 50 bis 80 Prozent aller Bluthochdruckpatienten in Deutschland nehmen die verschriebenen Medikamente nur unregelmäßig oder überhaupt nicht. Zum einen, weil sie ihren Bluthochdruck nicht spüren und nicht wissen, dass die Hälfte aller Herzinfarkte und zwei Drittel aller Schlaganfälle auf einen chronisch erhöhten Bluthochdruck zurückzuführen sind; zum anderen aber auch aus Angst vor den dargestellten Nebenwirkungen. Um eine sekundäre, womöglich nur theoretische Gefährdung zu vermeiden, werden am Ende viel größere Risiken in Kauf genommen, eben jene Bedrohungen, die medikamentös abgewendet werden sollten.

Deshalb kann man nicht oft genug dazu aufrufen, sich mit dem Arzt zu besprechen, wann immer der Beipackzettel Anlass zu dieser oder jener Befürchtung gibt. Andererseits besteht aber auch kein Grund, den Medikamentenbeschreibungen generell zu misstrauen, im Gegenteil. Enthalten sie doch neben den mehr oder weniger irritierenden sehr viele wichtige Informationen zu den Wirkstoffen, zu deren Zusammensetzung und Dosierung sowie zum Gebrauch des Medikaments. Oft weisen dabei Abkürzungen auf den Packungen auf folgende Darreichungsformen und **Dosierungsgrößen** hin:

retard bedeutet eine verzögerte Medikamentenabgabe über Stunden;

mite bezeichnet ein schwächeres Medikament mit der Hälfte der normalen Dosis;

forte bezeichnet ein Medikament mit höherem, häufig doppeltem Wirkstoffgehalt;

comp steht für ein Medikament, das mehrere Wirksubstanzen enthält.

Die **Packungsgrößen** sind in N1, N2, N3, klein, mittel und groß angegeben.

Das **Indikationsgebiet** wird als Nächstes beschrieben. Wenn das Medikament gegen mehrere Krankheiten eingesetzt werden kann, spielt die Reihenfolge ihrer Aufzählung keine Rolle. Sie sagt nichts darüber aus, ob das Medikament besonders gut gegen die erste und besonders schlecht gegen die letzte Erkrankung eingesetzt werden kann. Darüber hinaus werden an dieser Stelle auch allgemeine Informationen dazu gegeben, ob man nach kurzer Zeit zur Kontrolle seinen behandelnden Arzt aufsuchen sollte oder ob eine bestimmte Nebenwirkung medikamentös behandelt werden muss, also zum Beispiel die Müdigkeit, die beim Beginn einer Therapie auftreten könnte.

Über die notwendige und individuell angezeigte **Dosierung** wird der Patient in aller Regel schon bei der Verschreibung durch den Arzt informiert. Gleichwohl informiert der Beipackzettel noch einmal darüber, welche Dosierung im Normalfall die richtige ist.

Über den Gebrauch des Medikaments bei Schwangerschaft, während der Stillzeit oder bei bestimmten Erkrankungen informiert der Abschnitt **Gegenanzeigen**. Auch welche Medikamente keinesfalls zusammen eingenommen werden sollten, wird dort vorsorglich erklärt. Wie alle Angaben auf dem Beipackzettel gelten aber auch diese im Allgemeinen. Den besonderen, den eigenen Fall kann immer nur der behandelnde Arzt beurteilen.

Gleiches gilt für die Angaben zu den **Nebenwirkungen**. Auch hier sagt die Reihenfolge der Auflistung nichts über die unterschiedliche Schwere der Reaktionen aus. Die Angaben zu ihrer Häufigkeit lassen sich wie folgt interpretieren:

Sehr selten: Weniger als 0,01 % (1 Behandelter von 10 000) derjenigen, die das Medikament eingenommen haben, hatten diese Nebenwirkungen.

Selten: Über 0,01 %   (1–10 Behandelte von 10 000)

Gelegentlich: Über 0,1 %   (1–10 Behandelte von 1000)

Häufig: Mehr als 1 %   (1–10 Behandelte von 100)

Sehr häufig: Mehr als 10 %   (1 Behandelter von 10)

In der Medikamenten-Übersicht der wichtigsten Herzmedikamente sind auch die häufigsten Nebenwirkungen verzeichnet. Keineswegs aber handelt es sich dabei um Reaktionen, die immer oder gar zusammen auftreten. Gleichwohl sollte man von Fall zu Fall beachten, dass es bestimmte Wechselwirkungen mit anderen Medikamenten oder auch Nahrungsmitteln gibt. So kann Acetylsalicylsäure beispielsweise die Wirkung von Penicillin verstärken; während dieses wiederum die empfängnisverhütende Wirkung der Antibabypille deutlich reduziert. Und Grapefruit etwa erhöht die Konzentration von vielen Arzneistoffen, auch von Herz- und Beruhigungsmitteln.

Wichtige Herz-Medikamente und Vitalstoffe

ACE-Hemmer und **Angiotensin-II-Antagonisten** *(Sartane)* wirken blutdrucksenkend und entlasten das Herz durch eine Verringerung des Gefäßwiderstands. Um dies zu erreichen, wird die Wirkung des gefäßverengenden Stoffes Angiotensin II blockiert.

Nebenwirkungen: Manchmal können Verstopfung, Geschmacksstörungen, Hautausschläge und häufiger auch Reizhusten auftreten. Die Anzahl der weißen Blutkörperchen kann sich verringern *(Leukopenie)*. Eine Verschlechterung der Nierenfunktion ist von Fall zu Fall möglich, besonders bei Vorschädigungen der Niere und Diabetes mellitus, deshalb sollte die Einnahme ärztlich begleitet und kontrolliert werden.

Antihypertensiva senken den Blutdruck, zu ihnen zählen ACE-Hemmer, Sartane, Kalzium-Antagonisten, Diuretika, Sympatholytica, besser bekannt als Betablocker, oder Vasodilatatoren.

Nebenwirkungen: Zu Beginn der Therapie können Magen-Darm-Beschwerden, Müdigkeit und Kreislaufregulationsstörung auftreten. Auch eine Verminderung der Hirndurchblutung ist bei älteren Pateinten möglich. Konzentrationsstörungen, Gleichgültigkeit oder Antriebslosigkeit sind Anzeichen dafür.

Trotz der beschriebenen Nebenwirkungen sollten die Medikamente nicht ohne ärztliche Anweisung abgesetzt werden. Es könnte zu Rückfall-Effekten mit Herzrhythmusstörungen oder hochschießendem Blutdruck kommen. Deshalb sollten ergänzende Maßnahmen wie eine vollwertige herzspezifische Ernährung, die Flüssigkeitszufuhr und ein gezieltes Bewegungsprogramm therapeutisch abgestimmt werden. Wegen der blutdrucksenkenden Wirkung ist es zu Beginn der medikamentösen Behandlung außerdem ratsam, sich nur langsam im Bett aufzusetzen und langsamer vom Stuhl aufzustehen.

Betablocker (auch β-Blocker) verringern die Herzfrequenz, indem sie den Sympathikus, den erregenden Teil des vegetativen Nervensystems, hemmen. Weiterhin wird die Anstiegszeit des Blutdrucks verzögert. Verhindert wird, dass sich das Stresshormon Adrenalin an den ß-Rezeptoren im Herz-Kreislauf-System anlagert. Betablocker werden bei Bluthochdruck, bei Herzschwäche und koronarer Herzerkrankung verordnet.
Nebenwirkungen: Durch die Verringerung des Blutdrucks und der Herzfrequenz kann es zu Müdigkeit und Schwindel kommen. Bei Depression und Schuppenflechte können sich die Zustände verschlechtern, bei Männern Potenzstörungen auftreten. Bei Diabetikern werden die Symptome einer Unterzuckerung verdeckt.

Digitalisglykoside stärken die Herzkraft, indem sie eine Steigerung der Kontraktionsfähigkeit des Herzmuskels, eine Verlangsamung der Frequenz und eine Verbesserung der Reizleitung bewirken. Das Herz kann ökonomischer arbeiten und mehr Blutvolumen pro Herzschlag weiterleiten. Seit Jahrhunderten wird das Präparat, früher gewonnen aus der giftigen Fingerhutpflanze, aus Maiglöckchen und Adonisröschen, zur Behandlung der Herzinsuffizienz eingesetzt.
Nebenwirkungen: Bei geringster Überdosierung kommt es zu heftigen Reaktionen wie Verlangsamung des Herzschlags, Sehstörungen, Übelkeit, Erbrechen oder Kopfschmerzen, Herzrhythmusstörungen.

Diuretika wirken harntreibend. Dabei scheiden sie aber nicht nur Wasser, sondern auch lebenswichtige Mineralien, Elektrolyte wie Natrium, Kalium, Kalzium oder Magnesium, aus. Sie werden zur Behandlung von Ödemen in den Beinen bei Herzinsuffizienz und zur Bluthochdruck-Therapie eingesetzt.

Nebenwirkungen: Neben Mangelzuständen mit entsprechenden Körper- und Herzreaktionen können je nach Medikament auch Blutzucker- oder Harnsäurespiegel ansteigen. Bei einzelnen Medikamenten wie den Schleifendiuretika kann ein rückbildungsfähiger Hörverlust auftreten. Wenn das Wasser zu schnell ausgeschieden wird, kann eine Thrombose entstehen. Patienten sollten bei der Neueinstellung täglich den Blutdruck messen, sich mindestens alle zwei Tage wiegen und dies protokollieren. Kaliummangel durch Diuretika kann zu Herzrhythmusstörungen und Muskelkrämpfen führen. Nötig sind deshalb begleitende EKG-Kontrollen, eine kaliumreiche Ernährung (z. B. Bananen), unter Umständen auch die Einnahme von Kalium-Präparaten und häufigere Blutzuckerkontrollen bei Diabetikern. Patienten mit Nierenerkrankungen, besonders einer Niereninsuffizienz, sollten aufmerksam ärztlich überwacht werden.

Kalzium-Antagonisten senken den Blutdruck, indem sie die Wirkung des Kalziums an der Muskulatur der Gefäßwände blockieren und so zu einer Weitstellung führen, die den Gefäßwiderstand verringert. Der Sauerstoffverbrauch der Herzmuskelzellen wird reduziert. Insbesondere zur Behandlung koronarer Herzerkrankungen werden diese Medikamente eingesetzt, auch bei tachykardem Vorhofflimmern.

Nebenwirkungen: Manchmal kann es reflektorisch zu Herzrhythmusstörungen (Reflextachykardie) kommen. Dabei sollte aber nicht vorschnell auf eine Verschlimmerung des Zustands oder gar auf neue Erkrankungen geschlossen werden, auch nicht, wenn Wasseransammlungen (Ödeme) in den Beinen auftreten. Übelkeit, Appetitlosigkeit, Kopfschmerzen, Potenzstörungen oder Hitzegefühle stellen sich gelegentlich ein.

Nitrate dienen zur Behandlung von Angina-Pectoris-Anfällen. Unmittelbar nach der Einnahme bewirken sie eine Entspannung der glatten Gefäßmuskulatur von Arterien und Venen. Der Blutdruck sinkt. Die Venen stellen sich weit und können mehr Blut fassen, es kommt weniger Blut im Herzen an, die sogenannte Vorlast verringert sich. In den Arterien führt die Weitstellung dazu, dass das Herz gegen weniger Widerstand pumpen muss, die Nachlast sinkt. Die Herzkranzarterien werden ebenfalls weit gestellt und das Herz besser mit Sauerstoff versorgt.

Nebenwirkungen: Kopfschmerzen sind am häufigsten, verschwinden aber nach einigen Tagen. Auch ein rotes Gesicht kann auftreten. Bei höheren Dosierungen kann es zur Ohnmacht führen, wenn das Blut »versackt« und gleichzeitig das Herz als Reflex stark beschleunigt schlägt; man spricht von einer Reflextachykardie.

So hilfreich lindernd Nitrate im Augenblick des Angina-Pectoris-Anfalls wirken, so groß ist die Gefahr der Gewöhnung. Schon nach mehrmaligem Gebrauch innerhalb weniger Tage muss die Dosis erhöht werden. Ein Aussetzen der Therapie stellt in der Regel den alten Wirksamkeitszustand wieder her. Aber: Keine Nitrate mit Stimulation der Sexualfunktion kombinieren!

Statine auch *CSE-Hemmer* genannt, werden häufig zur Senkung eines erhöhten Cholesterinspiegels eingesetzt. Vermutet wird, dass sie auch das Aufbrechen von Plaques in den Herzkranzgefäßen als Auslöser eines Herzinfarkts verhindern und die Gefahr lokaler Entzündungen in den Herzkranzgefäßen verringern. Unter allen derzeit bekannten sind die Statine die wirksamsten Präparate zur Senkung des Cholesterinspiegels, können aber weder eine herzgesunde Ernährung noch Bewegung ersetzen.

Nebenwirkungen: Muskelschmerzen und -schwäche (Muskel- und Leberstoffwechseldefekt). Falls eine Schwangerschaft eingetreten sein sollte, bitte den behandelnden Arzt fragen, ob das Medikament weiter eingenommen werden soll. Dies gilt bei Schwangeren grundsätzlich für alle Medikamente.

Sympatholytika oder Antisympathikotonika beeinflussen das vegetative Nervensystem. Beispielsweise senken sie die Herzfrequenz oder verringern die Pumpleistung des Herzens. Wegen im Einzelfall unangenehmer Nebenwirkung werden sie nicht mehr so oft als Monotherapie verschrieben, eher in geringerer Dosis mit anderen Mitteln zusammen (Kombinationstherapie).

Nebenwirkungen: Trockener Mund, Libido- und Potenzstörungen, Abgeschlagenheit, Ohnmacht, Depressionen, Wassereinlagerung (Ödeme).

Vasodilatatoren senken den Blutdruck, indem sie die Gefäße durch eine direkte Einwirkung auf die glatten Muskeln der Gefäßwände erweitern. Vasodilatatoren werden meist nur bei Patienten mit schwer einstellbarem Bluthochdruck oder Blutdruckkrisen eingesetzt.

Nebenwirkungen: Kopfschmerzen, Schwindel, Übelkeit. Auch Wassereinlagerungen oder Tachykardie (Herzrasen), Rötung der Haut und Durchfall können auftreten.

Blutgerinnungshemmende Mittel

Acetylsalicylsäure, ursprünglich aus der Weidenrinde gewonnen, ist seit dem Altertum als schmerzsenkende Substanz bekannt. Heute wird sie synthetisch hergestellt. Unter anderem wirkt sie blutgerinnungs- und entzündungshemmend sowie fiebersenkend. Niedrig dosiert, wird sie als Gerinnungshemmer zur Vorbeugung eines erneuten Gefäßverschlusses nach einer Stentimplantation, im Einzelfall auch zur Prophylaxe vor einem (erneutem) Schlaganfall und Herzinfarkt eingesetzt.

Nebenwirkungen: Magenschmerzen, Übelkeit, Kopfschmerzen, Hörstörungen.

Nicht anwenden
- bei Kindern und Jugendlichen unter 14 Jahren – selten können das Gehirn und die Leber geschädigt werden (Reye-Syndrom);
- vor Operationen, weil Blutungen verstärkt werden können;
- nicht bei Magen-Darm-Geschwüren, Allergien, Nieren- und Leberversagen.

Kalium wird oft bei Herzrhythmusstörungen verordnet, bei Bedarf zusammen mit Magnesium. Als ein lebensnotwendiger Mineralstoff, der stark im Inneren der Zellen wirkt, wird Kalium für die Nervenleitung und zur Muskeltätigkeit vor allem des Herzens und für den Stoffwechsel der Nieren gebraucht. Den Wasserhaushalt und die Salzausscheidung regelt Kalium im Austausch mit Natrium. Unter starker sportlicher Belastung, bei Magen-Darm-Infekten, bei Erbrechen und Durchfall oder nach neuesten Studien auch bei übermäßigem Genuss von Cola kann Kaliummangel auftreten. Wadenkrämpfe, Rhythmusstörungen oder Erschöpfungszustände sind möglich. Der normale Kaliumbedarf beträgt etwa 150 mg täglich. Abführende und wasserausscheidende Mittel, Diuretika, und verschiedene Herzmedikamente greifen in den Kaliumstoffwechsel ein. Deshalb muss der Kaliumspiegel bei derartiger Medikamenteneinnahme regelmäßig kontrolliert werden.

Nebenwirkungen: Übelkeit, Sodbrennen, Erbrechen, Durchfall, Blähungen.

Kalzium senkt den Blutdruck, indem es die glatte Muskulatur der Gefäßwände entspannt. Gleichzeitig ist es intensiv am Gerinnungsprozess und an allen Zellteilungen sowie zusammen mit Phosphat am Knochenstoffwechsel beteiligt. Kalzium ist der am meisten vorkommende Mineralstoff im Körper. Die Knochen dienen als Speicher, in Mangelsituationen können sie das Mineral abgeben. Gebraucht wird es für die Kontraktion der Muskulatur und für die Nervenerregung – auch im Herzen –, beim

Zuckerstoffwechsel oder bei der Zellteilung. Entzündungshemmende und antiallergische Effekte sind bekannt. Bei Nierenschädigungen, Vitamin-D-Mangel oder geringer Eiweiß-Konzentration (z. B. bei Leberschäden) kann der Kalzium-Spiegel zu niedrig sein, bei Schilddrüsenüberfunktion, bei Tumoren oder nach Flüssigkeitsverlusten wie Durchfall zu hoch.

Nebenwirkungen: Eine Überdosierung kann den Verkalkungsprozess, die Arteriosklerose, verstärken, besonders in Verbindung mit der gleichzeitigen Einnahme von Vitamin D. Nieren- und Hirngewebe können geschädigt werden, Nierensteine sich bilden.

Magnesium ist wesentlich für die Kontraktion des Herzmuskels sowie für den Nervenstoffwechsel und den Knochenaufbau. Gespeichert wird es in Knochen und Zähnen. Herzrhythmusstörungen oder Muskelkrämpfe, TIA (transitorische ischämische Attacken) oder Schwangerschaftshochdruck können im Einzelfall mit Magnesium behandelt werden.

Nebenwirkungen: Durchfall, Müdigkeit, Abgeschlagenheit.

Phenprocoumon (zum Beispiel Marcumar) ist eine blutgerinnungshemmende Substanz, die zur Thrombose-Prophylaxe nach Herzklappen- oder Bypassoperation verordnet wird, aber auch bei bestimmten Herzrhythmusstörungen, in deren Folge sich Thromben bilden könnten. Die Verdünnung des Blutes muss regelmäßig anhand des Quick- oder des neu eingeführten INR-Wertes kontrolliert werden. Die aktuellen Werte werden in einen *Marcumar-Pass* eingetragen. Der anzustrebende INR-Wert liegt je nach Indikation (Anlass zur Behandlung) zwischen 2,0 und 3,0. Bei Bluthochdruck sollte man sehr umsichtig sein mit der Dosierung, damit eine zu starke Gerinnungshemmung keine Hirnblutung auslösen kann.

Nebenwirkungen: Durchfall, Magenschmerzen, Haarausfall, Blutungen. Gegenmittel: Vitamin K.

Herzhafte Ernährung

Nur ein gut durchblutetes Herz kann konstant und zuverlässig funktionieren. Wie alle anderen Gewebe des Körpers muss es ständig und ausreichend mit Nährstoffen, mit Kohlenhydraten, Eiweißen, Vitaminen und Fettsäuren sowie mit Hormonen und Sauerstoff versorgt werden. Eine entsprechend ausgewogene Ernährung ist daher entscheidend für die Gesunderhaltung sowie für die therapiebegleitende Behandlung des Herzens. Dazu gehören:
- viel Vitamine, Obst und Gemüse (800 g täglich oder 5 Anteile oder Portionen pro Tag),
- insbesondere Tomaten, Olivenöl oder auch Raps- und Leinöl, Traubenkerne, Kürbiskerne, Weintrauben, Zitrusfrüchte, Bananen, Birnen, Hülsenfrüchte (3 × pro Woche), Kichererbsen, Nüsse, Mandeln, aber auch Fisch und Wein in Maßen,
- viel Ballaststoffe, Vollkornbrot, Haferflocken,
- wenig tierische Fette,
- wenig Zucker,
- keine Genussgifte wie Nikotin und nur mäßig Koffein.

Gerade bei krankhaften Veränderungen des Herzens und der Gefäße ist diese Mäßigung dringend geboten, um
- die Fließgeschwindigkeit des Blutes zu verbessern,
- die Elastizität der Gefäßwände zu erhalten,
- den Cholesterinwert zu senken,
- den Blutdruck zu normalisieren,
- das Gewicht zu optimieren.

Wer unter Arteriosklerose leidet, schon einmal einen Herzinfarkt oder einen Schlaganfall erleben musste, weiß aus eigener schmerzvoller Erfahrung, wie nötig die gesunde Ernährung für das Herz ist. Für die Herzkranken gehört sie sozusagen zum Überlebenstraining. Je nachdem, welche Krankheit sie haben, müssen sich die Betroffenen darauf einstellen. Das Wissen um den gesundheitlichen Wert der natürlichen Nahrungsmittel ist ein großer Schatz der Volksheilkunde, den es weiterhin zu nutzen gilt – auch zur Vorsorge und therapiebegleitend bei der Behandlung der verschiedenen Herzleiden.

Angina Pectoris

Neben den notwendigen Medikamenten kann eine spezifische Ernährung bei der Behandlung einer Angina Pectoris hilfreich sein. Auszuwählen sind einerseits Nahrungsmittel, die die Funktionsfähigkeit der Koronargefäße unterstützen. Andererseits sollte der Verbrauch von Nahrungsmitteln verringert werden, die die Gefäße belasten. Das heißt: wenig Produkte, die tierisches Fett enthalten wie Butter, Wurst, Speck, Fleisch (besonders Schweinefleisch, weil es nicht sichtbares Fett in den Zellen enthält), dafür Oliven-, Sonnenblumen-, Distel-, Traubenkern- oder Nussöle und besonders Leinöl, also alles, was ungesättigte Fettsäuren enthält. Auch der den Blutdruck erhöhende Salzverbrauch sollte verringert werden.

Positiv unterstützend wirken folgende Nahrungsmittel:

Walnüsse
    senken den Cholesterinspiegel,
Zwiebeln & Knoblauch
    entkrampfen die Gefäßwände und verbessern den Blutfluss,
Kartoffeln und Roggenprodukte
    fördern die Ausscheidung von Natrium und wirken
    entspannend auf die Gefäßwände,

Cashew-Kerne
  bei Gefäßwand- und Muskelkrämpfen,
Weintrauben
  wirken gefäßerweiternd und verbessern die Blutzirkulation.

Durch ihren hohen *Vitamin-B1-Gehalt* wirken Cashew-Nüsse ebenso wie Sonnenblumenkerne, Macadamia-Nüsse, Backhefe, Bohnen oder Weizenkleie beruhigend auf die Nerven. Umgekehrt kann ein Mangel an Vitamin B1 Herzschwäche, Ödeme, auch Müdigkeit, Minderung der Hirnleistung oder Sehstörungen nach sich ziehen. Man kennt dies aus Erkrankungen wie Beriberi aus Regionen, in denen sich die Bevölkerung beispielsweise ganz einseitig nur von geschältem Reis ernährt.

Vitamine B und E spielen bei der Arteriosklerose-Vorbeugung eine wichtige Rolle. B-Vitamine werden für den Abbau von Fetten und Eiweißen benötigt. Vitamin E schützt die Zellen, indem es aggressive chemische Verbindungen, die freien Radikale, abfängt. Diese Funktion wird auch als antioxidative Wirkung bezeichnet. Zu der Gruppe der B-Vitamine gehören unter anderem Vitamin B1, B2, B6, B12 und Folsäure. Sie sind in Hefe, Getreide, Gemüse, Kartoffeln, Milch, Käse, Eiern, Bananen und Innereien reichlich enthalten. Vitamin E kommt vor allem in Pflanzenölen wie Weizenkeim- und Sonnenblumenöl sowie in Getreidekeimen und Eiern vor.

Arteriosklerose

Ob die Einengungen (Stenosen) der Gefäße durch eine Umstellung der Ernährung wirklich rückgängig gemacht werden können, ist zwar bis heute nicht mit letzter Sicherheit geklärt. Auf jeden Fall aber können die Durchblutung und die Nährstoffversorgung trotz bestehender verengter Gefäße deutlich verbessert werden. Fest steht, dass eine entsprechende Ernährung der Krankheit, das heißt einer allmählichen Verengung der Gefäße durch Fettablagerungen, vorbeugen kann. Tritt doch die Arteriosklerose in den Mittelmeerländern mit ihrer an Gemüse und Olivenöl reichen Küche sehr viel seltener auf als bei uns, wo deutlich mehr tierisches Fett und fettes Fleisch und weniger Obst, Gemüse und frische Kräuter gegessen werden. Auch bei den Naturvölkern ist die »Verkalkung« nahezu unbekannt, weil sie gesünder essen. Denn frisches Obst und Hülsenfrüchte, die viel Eiweiß enthalten, bisweilen auch pflanzliche Hormonsubstanzen wie Soja, die sogenannten Phytoöstrogene, schützen die Gefäßwände auf natürliche Weise. Der Arteriosklerose bauen sie ebenso vor wie Vollkornmehl, Nüsse oder Pflanzenöle mit ihren ungesättigten Fettsäuren. Sie vor allem verhindern die Cholesterinproduktion im Körper, während der Genuss von Knoblauch das Anlagern von Fetten an den Gefäßwänden und damit die Gefahr ihrer Schädigung vermindern soll. Eine ganz ähnliche Wirkung haben Antioxidantien wie Vitamin C und E in Obst und Gemüse/Pflanzenprodukten. Salat und anderes Blattgemüse wiederum enthalten viel Folsäure, die den gefäßreizenden Homocystein-Spiegel, das ist die Konzentration einer Aminosäure im Blut, verringern.

Zur Prävention der Gefäßverkalkung sowie als Begleitmaßnahme einschlägiger Behandlungen sind, Verträglichkeit vorausgesetzt, zu empfehlen:

- Joghurt, Hüttenkäse, Quark, Dickmilch, Buttermilch und Fisch an Stelle von Fleisch und milchhaltigen Produkten,
- Olivenöl und andere Pflanzen- und Samenöle (Nuss, Distel, Sonnenblumen- und Traubenkern) mit ihren ungesättigten Fettsäuren an Stelle von frittierter Nahrung oder Margarine mit Transfetten, wie sie sich auch in industriell hergestellten Keksen und Kuchen finden.

Transfette sind Fette, die aus pflanzlichen Ölen gewonnen und chemisch so verändert werden, dass sie eine festere Konsistenz annehmen. Damit werden die Öle streichfähig oder Kuchen schmackhafter gemacht, aber auch wichtige antioxidative Omega-3-Fettsäuren vernichtet. Transfette erhöhen den Spie-

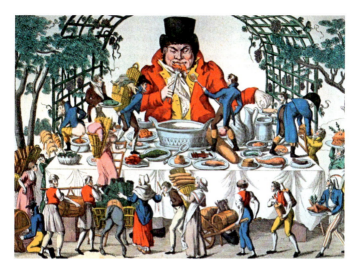

Gargantua und sein reich gedeckter Tisch, hier auf einer Darstellung aus der ersten Hälfte des 19. Jahrhunderts. Die literarische Figur des Gargantua, satirisch gestaltet von dem Franzosen François Rabelais (1494–1553) und dem Deutschen Johann Fischart (1546–1590), verkörpert den genussfreudigen Menschen mit ungeheurem Appetit und Freude an der Völlerei.

gel des negativen LDL-Cholesterins im Blut und damit das Risiko von Arteriosklerose und Herzinfarkt. Der Gesundheit sind sie noch abträglicher als tierische Fette. Wenn auf einer Lebensmittelverpackung »gehärtetes (Pflanzen)Fett« als Inhaltsstoff angegeben wird, sollte man sich nach Alternativen umschauen.

Vorbeugend sollte man aber auch den ausgiebigen Genuss von Kaffee, raffiniertem Zucker und alkoholischen Getränken vermeiden, ebenso wie den Verbrauch größerer Kochsalzmengen. Das alles befördert die Gefäßverkalkung und den Bluthochdruck.

Bluthochdruck

Eine besondere Rolle spielt die Ernährung bei der Blutdruckregulation. Als Faustregel gilt, je mehr Obst und Gemüse man isst, umso seltener wird sich der Blutdruck erhöhen. Zu empfehlen sind:

Birnen, Bananen, Sellerie, Dill
  wirken harntreibend und können über die verstärkte Ausscheidung den Blutdruck reduzieren helfen.
Hülsenfrüchte, Weizenkeime, Nüsse
  reduzieren schädliches Cholesterin und unterstützen die Blutdrucksenkung,
Kartoffeln oder Joghurt
  entspannen die Blutgefäße.

Zu warnen ist vor allem, was blutdrucksteigernd wirkt, also vor Pfeffer und Chiliprodukten, vor Alkohol und allen koffeinhaltigen Genussmitteln, auch vor Matetee oder Guarana-Produkten, sogar vor Limonaden, wie neueste Studien zeigen. Vorsicht außerdem beim Verzehr von Wurst, Eiern und reifem Käse wegen des hohen Natriumgehalts. Auch hier ist ein eingeschränkt maßvoller Verbrauch anzuraten, selbst wenn man den Salzgehalt nicht immer gleich herausschmeckt.

Herzinfarkt

Der Herzinfarkt wird durch zwei maßgebliche Faktoren ausgelöst, einerseits durch die Arteriosklerose mit Versteifung der Gefäßwände und andererseits durch die Verstopfung der Gefäße. Deshalb sollte die Ernährung darauf abzielen, die Gefäßwände elastisch und einen freien Blutfluss aufrechtzuerhalten. Nach einem Infarkt sollte die Kräftigung und Regeneration des Gewebes durch die richtige Ernährung unterstützt werden. In jedem Fall ist der Fleischgenuss (vor allem Schweinefleisch, Wurst, Würstchen oder Speck etc.) zu reduzieren. Ein bis zu 40 Prozent höheres Infarktrisiko haben diejenigen, die viermal oder häufiger in der Woche Fleisch essen. Ebenfalls sollte der Verbrauch von Fetten tierischen Ursprungs aus Fleisch, Eiern und Milch verringert werden, um den Cholesteringehalt zu senken. Denn je höher dieser ist, umso höher ist das Risiko eines Herzinfarkts. Fette, wie man sie in frittierten Nahrungsmitteln findet, sind ähnlich bedenklich für den Cholesteringehalt des Blutes wie gesättigte Fettsäuren. Auch Kekse, bestimmte Margarinen, Kuchen und andere Produkte der Backindustrie enthalten diese Transfette. Milchprodukte wie fettreduzierter Quark, Joghurt, Frischkäse sind dagegen herzverträglich und zu empfehlen.

Beim Wein kommt es zahlreichen Studien zufolge auf die Menge an. Ein Glas pro Tag senkt das Herzinfarktrisiko, die doppelte Menge bewirkt aber schon das Gegenteil.

Im Einzelnen sind zu empfehlen:

Nüsse
verbessern die Durchblutung und wirken cholesterinsenkend; ein ideales Nahrungsmittel nach dem Herzinfarkt.
Hülsenfrüchte
können mit ihrem hohen Vitamin-B1- und Eiweiß-Gehalt als Ersatz für Fleischprodukte dienen.
Kichererbsen
enthalten wie alle Hülsenfrüchte Ballaststoffe, die den Cholesterinspiegel senken. Auch mehrfach ungesättigte Fettsäuren, B1-Vitamine und Folsäure sind in Kichererbsen enthalten. *Folsäure* (auch in Tomaten, Vollkornprodukten, Nüssen, Brokkoli oder Blattgemüse enthalten, besonders aber in Weizenkleie) kann das Herzinfarkt- und Schlaganfallrisiko reduzieren.
Haferflocken
reduzieren den Cholesterinspiegel im Blut wie die Kichererbsen durch Bindung von Gallensäuren im Darm.

Apfel
: besteht aus viel Pektin und bindet Nahrungscholesterin und Gallensäuren. *Gallensäuren benötigen Cholesterin zum Aufbau.* Da diese aber an Haferflocken gebunden über den Darm ausgeschieden werden und damit der Leber zur Herstellung von neuer Gallensäure fehlen, holt sie sich Cholesterin aus dem Blut und verringert damit den Cholesteringehalt.

Kartoffeln
: enthalten wenig Natrium und viel Kalium und entlasten so den Kreislauf.

Erdbeeren
: bremsen möglicherweise die Gefäßverkalkung durch eine stark antioxidative Wirkung. *Antioxidantien* verhindern eine krankmachende Reaktion von Sauerstoff auf bestimmte Moleküle im Körper. Sie neutralisieren sogenannte frei Radikale, also besonders reaktionsfreudige Atome oder Moleküle, die sehr aggressiv auf Gewebe, vor allem auch auf die Gefäßwände wirken. Bekannte Antiooxidantien sind die Vitamine C und E, sekundäre Pflanzenstoffe wie Carotin in Möhren und Flavonoide in Weintrauben oder Tees.

Mango
: wirkt ähnlich wie Erdbeeren gegen Gefäßverkalkung.

Soja
: soll die Gefäßwände schützen und den Verkalkungsprozess in den Gefäßen durch die östrogenartige Wirkung von Isoflavonen, gelblichen Pflanzenfarbstoffen, verringern.

Weintrauben
: haben die stärkste herzschützende Wirkung. Insbesondere die roten Trauben enthalten starke Antioxidantien, Flavonoide, die das negative Cholesterin binden und die Gefäßwände schützen.

Olivenöl
: wirkt durch die ungesättigten Fettsäuren positiv auf die Gefäßwände und senkt die Gefahr der Bildung von Blutgerinnseln.

Herzinsuffizienz

Die Herzschwäche, Herzinsuffizienz, bei der auf Grund der eingeschränkten Muskelleistung nicht mehr genügend Blut durch den Körper gepumpt wird, ist auf verschiedene schwerere Grunderkrankungen wie Myokardinfarkt, Kardiomyopathien oder chronischen Bluthochdruck zurückzuführen. Häufig fehlen zusätzlich Vitamin B1, Magnesium, Kalium oder Kalzium. Weiter können eine Nierenfunktionsstörung oder ein zu hoher Salz-, also Natriumgehalt ursächlich sein. Beides belastet das Herz, weil dadurch zu viel Wasser im Körper gebunden wird. Diese Ursachen zeigen bereits, welche Rolle die gesunde Ernährung bei einer drohenden oder bereits diagnostizierten Herzschwäche spielt. Der Alkoholkonsum sollte in diesen Fällen sofort und vollständig eingestellt, die Natrium- und damit auch die Salzzufuhr drastisch reduziert werden. Besonders zu empfehlen ist dagegen der Verbrauch von:

Kirschen und Birnen
   wirken harntreibend und können über die vermehrte Ausscheidung druckverringernd wirken.
Nüsse
   haben eine cholesterinsenkende Wirkung.

Herzrhythmusstörungen

Begünstigt werden Herzrhythmusstörungen durch starke Veränderungen der Blutsalze (Elektrolyte), Nahrungsmittelallergien und Genussmittelgifte wie Nikotin oder Coffein. Schon in geringen Mengen beeinflusst Alkohol die Herzerregung negativ, ebenso wie der Verzehr von Nahrungsmitteln mit einem hohen Anteil gesättigter Fette, wie sie zum Beispiel in Wurstwaren enthalten sind. Ungesättigte Fettsäuren wie in Oliven-, Nuss- oder Distelöl wirken dagegen positiv. Gleiches gilt für alle Ernäh-

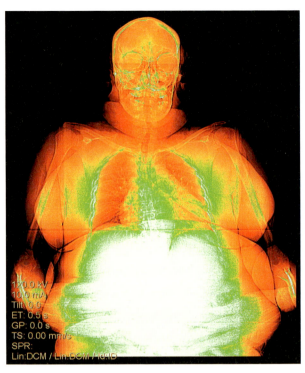

Röntgenbild einer stark übergewichtigen Frau.
Der massive Bauch engt den Herz- und Lungenbereich ein.

rungsprodukte, die Magnesium, Kalzium und Kalium enthalten. Sie unterstützen die Muskelkontraktion des Herzens und einen regelmäßigen Herzschlag. Kaliummangel kann unter Umständen Extrasystolen, auch Vorhof- oder Kammerflimmern auslösen. Die Deutsche Gesellschaft für Ernährung empfiehlt deshalb eine Tagesdosis Kalium von 2 Gramm, die meist in der Nahrung enthalten ist. Durch starkes Schwitzen beispielsweise nach sehr großen sportlichen Anstrengungen oder bei schweren Erkrankungen kann der Kaliumgehalt verringert werden, aber auch durch bestimmte Medikamente (Diuretika) oder vorgeschädigte Nieren.

Herzhafte Ernährung

Schlaganfall

Der Genuss von reichlich Obst verdünnt das Blut und kann damit der für den Schlaganfall verantwortlichen Blutgerinnsel-Bildung ebenso vorbeugen wie dem Bluthochdruck und der Arteriosklerose. Auch frischer Fisch und Fischöle mit den darin enthaltenen Omega-3-Fettsäuren verringern die Thromboseneigung. Weiterhin ist an die Zuführung von Selen zu denken, einem antioxidativen Spurenelement, das in Kombination mit Vitamin E die Gefäßwände schützt und einer mögliche Gerinnungsbildungen entgegenwirkt. Man findet Selen in Bierhefe, Nüssen oder Weizenkeimen. Selen scheint daher günstig zur Behandlung der Arteriosklerose oder nach einem Herzinfarkt. Die Ratschläge für die Ernährung ähneln denen nach einem Infarkt.

10-Jahres-Risiko, an einer Herz-Kreislauf-Erkrankung zu versterben (Hochrisikoregion in Europa)

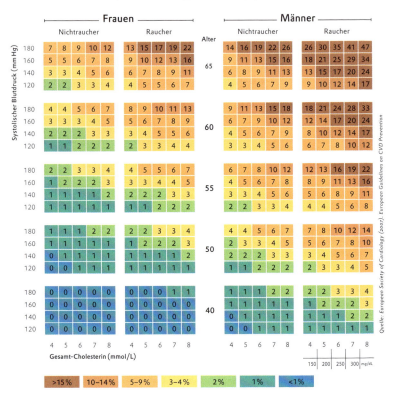

Wie die Tabelle zur Risikoabschätzung zu interpretieren ist:
Die farbigen Tabellen links und rechts neben den Altersangaben bilden das altersspezifische Risiko für eine tödlich verlaufende Erkrankung des Herz-Kreislauf-Systems ab, unter der Voraussetzung, dass die Lebensweise *unverändert* bleibt. Um Ihr Risiko abzuschätzen, gehen Sie bitte wie folgt vor:

1. Wählen Sie Ihr Geschlecht.
2. Wählen Sie Ihre Altersgruppe.
3. Ordnen Sie sich der Gruppe »Raucher« oder »Nichtraucher« zu.
4. Die Zahlen auf der linken Seite geben Werte für den systolischen Blutdruck in Millimeter Quecksilbersäule (mmHg) vor. Wählen Sie Ihren systolischen Blutdruck.

Was man nicht vergessen sollte

5. Die Zahlen unterhalb der farbigen Tabelle geben Werte für das Gesamt-Cholesterin vor. Wählen Sie Ihr Gesamt-Cholesterin. Die Zahlen 4 bis 8 geben das Gesamt-Cholesterin in der Einheit mmol/L an. Alternativ finden Sie rechts unten eine Umrechnungstabelle für die Einheit mg/dL.
6. Die sich nun ergebende Zahl stellt die statistische Wahrscheinlichkeit in Prozent dar, innerhalb der nächsten 10 Jahre an einer Herz-Kreislauf-Erkrankung zu versterben.

Beispiel:
Eine männliche Person, 60 Jahre alt, Raucher, systolischer Blutdruck 180, Gesamt-Cholesterin 180 mg/dL (entspricht 5 mmol/L), hat eine 21%ige Wahrscheinlichkeit, innerhalb der nächsten 10 Jahre an einer Herz-Kreislauf-Erkrankung zu versterben. **Allein durch Verzicht auf das Rauchen kann dieser Mann sein Risiko deutlich senken.**

Hinweis:
Die Tabelle dient in erster Linie dazu, Risikofaktoren für Herz-Kreislauf-Erkrankungen zu erkennen und zu reduzieren. Sie ist eher als Motivationshilfe denn als genaues diagnostisches Hilfsmittel zu betrachten. Sie ersetzt somit unter keinen Umständen die fundierte fachärztliche Bestimmung des individuellen Risikoprofils. Die Tabelle bezieht sich auf Hochrisikoländer wie zum Beispiel Deutschland.

Die Prozentangaben zur Wahrscheinlichkeit sind ein statistisches Mittel und basieren auf Auswertungen epidemiologischer Studien. Weitere wichtige Risikofaktoren für Herz-Kreislauf-Erkrankungen, wie zum Beispiel Übergewicht, Diabetes mellitus, genetische Prädisposition, mangelnde körperliche Aktivität, psychosoziale Stressoren, Alkoholkonsum etc., werden bei dieser Systematik zum Risikoprofil nicht berücksichtigt. Bei Vorliegen weiterer Risikofaktoren kann sich das Sterblichkeitsrisiko deutlich steigern (z. B. kann Diabetes mellitus im statistischen Mittel zu einer Risikosteigerung bei Frauen um das Fünffache und bei Männern um das Dreifache führen). Die Tabelle suggeriert, dass die Risikofaktoren für junge Menschen unter 40 kaum Bedeutung haben. Tatsächlich erhöhen jedoch auch hier die Risikofaktoren die Wahrscheinlichkeit, an einer Herzerkrankung zu sterben.

Des Weiteren erscheint in dieser Systematik das Letalitätsrisiko bei Frauen in jeder Altersgruppe, bei sonst gleichen Risikofaktoren, geringer als bei Männern. Dies verleitet zu der Annahme, dass Frauen weniger häufig an Herz-Kreislauf-Erkrankungen versterben. Die Annahme ist aber falsch, da Frauen und Männer etwa gleich häufig daran sterben. Frauen entwickeln Herz-Kreislauf-Erkrankungen in der Regel in einem späteren Lebensabschnitt. Dadurch verschiebt sich die Letalitäts-Wahrscheinlichkeit, bei Vorliegen gleicher Risikofaktoren, um ca. 10 Jahre nach oben.

Naturheilkunde und Bewegung

Prinzipiell gilt: Alle naturheilkundlichen Maßnahmen, auch die hier beschriebenen, können bei der Behandlung von Herzbeschwerden immer nur unterstützend wirken. In keinem Fall können sie die fachärztlich verordnete Therapie ersetzen. Am Herzen darf nicht herumexperimentiert werden! Viel zu oft vergessen die Patienten mit ihrem Arzt zu besprechen, was sie sich an naturheilkundlichen Produkten in Drogerien und Apotheken besorgen. Immerhin sind es über 80 Prozent der Bevölkerung, die mittlerweile nach solchen Mitteln greifen, regelmäßig oder vorübergehend. Gerade aber wenn es um das Herz geht, sollten derartige Zusatzmaßnahmen stets mit dem Arzt abgesprochen werden, kann doch schon eine an sich harmlos erscheinende Mineralstoffeinnahme zu Problemen führen. Auch Kalium, ein notwendiges Mineral, kann dem Herzen schaden, wenn es überdosiert oder in einer falschen Kombination mit anderen Medikamenten eingenommen wird. Naturheilkundliche oder traditionelle Heilverfahren sind komplementäre, ergänzende Verfahren der Medizin, nicht mehr und nicht weniger. Richtig eingesetzt, können sie im Zusammenspiel mit der schulmedizinischen Behandlung manches Positive bewirken. Ist das Zusammenspiel aber nicht ärztlich abgestimmt, kann es sich negativ auf Herz und Gesundheit auswirken. Gleich, ob es sich um den Einsatz von bewährten Naturprodukten oder um die Anwendung althergebrachter Heilverfahren wie Yoga oder Tai Chi handelt. Viele traditionelle Heilweisen waren und sind wesentliche Eckpfeiler des Heilsystems. Dazu gehören:

- die **Ernährung** mit vielen Vitaminen und lebenswichtigen Nähr- und Ballaststoffen,
- die tägliche **Bewegung** und **Entspannung**,
- das körperliche, seelische und soziale **Wohlbefinden**.

Welche naturheilkundlichen Begleit-Maßnahmen zur schulmedizinischen Therapie des Herzens oder zur Vorsorge im Einzelnen sinnvoll sind, unterscheidet sich von Krankheit zu Krankheit.

Funktionelle Herzbeschwerden

Unser Herz ist ein psychosomatisches Organ. Als Motor und Sensor des Lebens ist es besonders eng mit dem Gefühlsleben verbunden. Sensibel reagiert es auf unsere innere Befindlichkeit. Herzschmerzen, stechend oder punktförmig, können körperlichen oder seelischen Ursprungs sein. Wir empfinden sie als Warnsignal, auch wenn sie in der Regel schnell wieder verschwinden, meist ohne körperliche Folgen bleiben und insofern harmlos sein mögen. Manchmal tritt dabei ein Engegefühl im Brustbereich auf, das Angstzustände oder Beklemmungsgefühle auslöst. Besonders Frauen in der zweiten Lebenshälfte leiden immer wieder an derartigen funktionellen Störungen. Negativer Stress, berufliche oder private Überbelastung, ungelöste Konflikte können diese ernstzunehmenden Symptome auslösen. Ohnehin ängstliche Patienten sind eher als andere davon betroffen. Manche bekommen eine Herzphobie, eine krankhafte Angst vor dem Herzinfarkt. Jedes Herzstolpern, jeder linksseitige Schulter- und Armschmerz wirkt dann bedrohlich. Eine solche krankhafte Angststörung bedarf aber in erster Linie psychotherapeutischer, nicht kardiologischer Behandlung, immer vorausgesetzt, eine Erkrankung des Herzens kann tatsächlich ausgeschlossen werden und die Untersuchungen umliegender Organe wie Wirbelsäule, Schulter/Arm und Lunge sind

ohne Befund geblieben. Alle anderen, gelegentlich auftauchenden funktionellen – nicht organischen – Herzbeschwerden mit bedrückender Stimmungslage und Übernervosität sind, soweit es sich nicht um schwere Erkrankungen handelt, mit naturheilkundlichen Maßnahmen und durch leichte sportliche Tätigkeit gut zu behandeln, etwa durch:
- Nordic Walking, Wandern, Fahrradfahren oder Schwimmen,
- Akupunktur,
- Massagen, vor allem der Nackenmuskulatur,
- Wechselduschen zum Gefäß- und Kreislauftraining,
- Melissen- oder Heubäder zur Entspannung,
- Baldrian- oder Hopfenpräparate bei Schlafstörungen,
- Johanniskraut bei depressiven Zuständen.

Arteriosklerose

Der verkalkende und gefäßverschließende Prozess der Arteriosklerose erstreckt sich über Jahrzehnte und betrifft alle Gefäße. Werden beispielsweise bei einer Vorsorgeuntersuchung Ablagerungen in den Baucharterien gefunden, so ist davon auszugehen, dass auch alle anderen Körperregionen betroffen sein können, selbst wenn dort noch keine Verkalkungen sichtbar sein sollten. Der Prozess ist so lange schmerzlos, solange keine relevante Einengung entsteht. Danach jedoch kommt es zu Einrissen der Gefäßinnenwände oder der Ablagerungen, der Plaques, schlimmstenfalls zu einem Gefäßverschluss, was dann wiederum zu Herzinfarkt oder Schlaganfall führen kann.

Am besten kann man dem mit einem gefäßstabilisierenden **Bewegungstraining** und mit Wasseranwendungen vorbeugen. Zu empfehlen sind:
- regelmäßiger Sport wie Laufen, Schwimmen, Radfahren,
- häufige Kneipp'sche Wasser-Anwendungen mit heiß-kaltem Wechselduschen und temperaturansteigenden Arm- oder Fußbädern.

Besonders die tägliche Gymnastik und das Gehtraining unterstützen die Durchblutung und regen vor allem die Bein-Arterien an, im Bereich von Einengungen, der sogenannten Stenosen, neue Umgehungsgefäße, Kollateralen, zu bilden. Allerdings muss man auch wissen, dass alle Wärme- und Kälteanwendungen auf die Beine verboten sind, wenn bereits das arterielle Verschluss-Stadium II erreicht ist. Jegliche Anwendungen sollten deshalb mit dem Arzt vorbesprochen werden.

Bei einer beginnenden Arteriosklerose sowie bei peripheren arteriellen Verschlusskrankheiten der Bauch-, Arm- und Beinarterien können pflanzenheilkundliche Ansätze zusammen mit diätetischen und bewegungstherapeutischen Maßnahmen hilfreich sein. Versucht werden können:

- Ginkgo, Weißdorn oder Mistel zur Verbesserung der Durchblutung,
- Knoblauch, der die Senkung des Cholesterinspiegels und der Bluthochdruckwerte begünstigt,
- Salbei zur Beruhigung des Herzens.

Auch schwarzer und grüner Tee verbessern neuesten Studien zufolge die Durchblutung. Die Tee-Zeremonien in den asiatischen Kulturen sind also nachahmenswerte Genussformen, selbst wenn man das Teetrinken allein noch nicht als Therapieersatz ansehen darf. Allerdings sollte dabei beachtet werden, dass die Milch im Tee den gefäßschützenden Effekt wieder reduzieren kann. Nicht zu reden von den Stoffwechselbelastungen, die der häufig zugegebene Zucker mit sich bringt.

Insgesamt lassen sich die naturheilkundlichen Maßnahmen zur Vorsorge gegen die Arteriosklerose in folgendem **8-Punkte-Programm** zusammenfassen:

1. ballast- und faserreiche Ernährung mit komplexen Kohlenhydraten zum Frühstück, z. B. Haferflocken,
2. 5 Mal täglich Obst und Gemüse in kleinen Portionen,
3. Salat mit Oliven- oder zum Beispiel Leinöl und Knoblauch,

frische Kräuter und Nüsse, Fisch regelmäßig,
Fleisch jedoch nur wenig, Hülsenfrüchte 3 Mal pro Woche,
4. wenig Salz, höchstens zwei Riegel Schokolade
(75 Prozent Kakao-Anteil) alle zwei Tage,
5. kein Nikotin und wenig Alkohol,
6. wenig Kaffee, dafür Kräuter- und grüner Tee,
7. täglich zehn Minuten Gymnastik und 30 Minuten
Spazierengehen, dreimal pro Woche 30 Minuten Sport.

Bluthochdruck (Hypertonie)

Großen Einfluss auf die Blutdruckregulation haben die Ernährung, das Körpergewicht, der Konsum von Genussgiften wie Koffein, Nikotin und Alkohol. Auch Kochsalz kann den Blutdruck steigern, bei jedem Dritten ist das der Fall. Manche Menschen sind salzsensitiv, das heißt, sie reagieren schon bei kleinen Mengen Salz mit einer deutlichen Erhöhung des Blutdrucks. Wenn die Betroffenen den Kochsalzverbrauch allerdings auf weniger als 1 Gramm pro Tag verringern, kann der Blutdruck auch schnell wieder sinken. Naturheilkundlich kann die Behandlung des Bluthochdrucks oder die Vorsorge durch verschiedene Maßnahmen unterstützt werden:

- langsam aufbauende Belastungssteigerung: Jogging, Langlauf,
- Kneipp'sche Wechselbäder unter kardiologischer Kontrolle,
- progressive Muskelentspannung,
- autogenes Training,
- Akupunktur,
- Heilfasten,
- Saftfasten,
- Vollwertkost,
- verringerter Verbrauch von tierischem Eiweiß und Salz.

Niedriger Blutdruck (Hypotonie)

Bei zu niedrigem Blutdruck helfen sehr gut: viel Bewegung, viel Flüssigkeit und zwischendurch auch mal ein Kaffee zur kurzfristigen Anregung. Insbesondere ist das Folgende zu empfehlen:
- langsam aufsetzen oder aufstehen,
- im Sitzen die Beine anziehen oder Füße kreisen lassen,
- bei längerem Stehen Bauch pressen oder auf den Zehenballen wippen,
- Speisen gut würzen, Rosmarin, Pfeffer, Chili und Ingwer regen den Kreislauf an,
- bei Müdigkeit Tees oder Präparate aus Weißdorn, Rosmarin, Ginseng, Wermut verwenden,
- täglich mehr als 2 Liter Wasser (am besten mit Ingwer), Biogemüsebrühe oder Kräutertees trinken,
- Gefäße durch Wechselbäder oder morgendliches Wechselduschen trainieren,
- kalte Arm-Bäder durchführen,
- Bürsten- und Heilmassage genießen,
- Akupunktur ausprobieren.

Koronare Herzkrankheit und Angina Pectoris

Es gibt Hinweise, dass bei der Behandlung der KHK neben der Ernährungs- und Bewegungstherapie in der Frühphase der Einsatz von Weißdorn- oder Ginkgo-Präparaten zur Durchblutungssteigerung hilfreich sein kann. Unruhe und Spannungszustände können mit Baldrian, Hopfen oder Melisse behandelt werden, bevor mit schulmedizinischen Maßnahmen therapiert wird. Knoblauch wirkt erweiternd auf die Gefäßwände (mit anschließender Blutdrucksenkung) und kann den Cholesterinspiegel verringern.

Die Verordnung von Magnesium zur Vorbeugung von Herzrhythmusstörungen kann sinnvoll sein.

Vorsicht ist bei Kälteanwendungen geboten. Sie können unter Umständen einen Angina-Pectoris-Anfall auslösen. Als Faustregel lassen sich die komplementär angezeigten Maßnahmen zur Vorsorge sowie Behandlung einer koronaren Herzkrankheit in vier Punkten zusammenfassen:

1. Gewicht normalisieren.
2. Ernährung mediterran ausrichten, d. h. viel Obst, Gemüse, frische Kräuter, Nüsse, Fisch und Olivenöl.
3. Bewegen, bewegen, bewegen.
4. Entspannen und genießen.

Herzinsuffizienz

Mildes Ausdauer- und Krafttraining beeinflusst die Herzfunktionen positiv. Das Herz wird durch regelmäßige Bewegung und milde Wasseranwendungen entlastet. Außerdem wirken behandlungsunterstützend:

- eine kochsalzarme und flüssigkeitsbewusste Ernährung,
- wöchentlich ein Reistag zur Entwässerung,
- eine magnesium- und kaliumhaltige Nahrung oder –
  in Absprache mit dem Arzt – der Einsatz entsprechender Nahrungsergänzungspräparate.

Herzinfarkt

Schon auf der Intensivstation beginnt die Nachsorge mit Ernährungsumstellung, Atemübungen und Physiotherapie. Längerfristig wird ein Übungsprogramm aufgestellt. Dazu gehören:

- tägliche Spaziergänge,
- Schwimmtraining,
- Rad fahren,
- Training in Herzsportgruppen.

Da eine nicht unerhebliche Anzahl von Patienten nach einem Herzinfarkt unter depressiven Verstimmungen leidet, sind aus naturheilkundlicher Sicht außerdem Aktivitäten in einer Gruppe zu empfehlen, wie zum Beispiel:
- Meditation,
- Qi Gong,
- Yoga,
- ayurvedische Massagen.

Schlaganfall

Das Wichtigste nach einem Schlaganfall ist die rasche Mobilisation. Mit der Physiotherapie wird im Krankenhaus begonnen, noch bevor der meist einseitig gelähmte Patient das Bett verlassen kann. Nicht selten werden ein gezieltes Esstraining und psychologische Betreuung – auch für Angehörige – nötig, um depressive oder aggressive Zustände zu vermeiden. Der Betroffene muss lernen, mit seiner Behinderung zu leben. Dazu gehört im Einzelfall auch, wieder das Schlucken und Sprechen zu lernen. Angehörige und Freunde sollten immer davon ausgehen, dass der Betroffene alles versteht, auch wenn er sich selbst nicht oder nur eingeschränkt verständlich machen kann. In Kontakt und in Bewegung bleiben, auch sportlich wieder aktiv werden, das gibt Lebensmut und schafft neue Lebensfreude. Die Ernährung ist dabei stets den individuellen Gegebenheiten, das heißt vor allem den motorischen Fähigkeiten, anzupassen. Aber selbst im schlimmsten Fall, wenn jemand nur noch flüssige Kost zu sich nehmen kann, kann und sollte diese nicht nur ausgewogen zusammengestellt, sondern auch schmackhaft zubereitet sein. Denn die größte naturheilkundliche Unterstützung einer Schlaganfall-Therapie ist noch immer die vermittelte Lebensfreude.

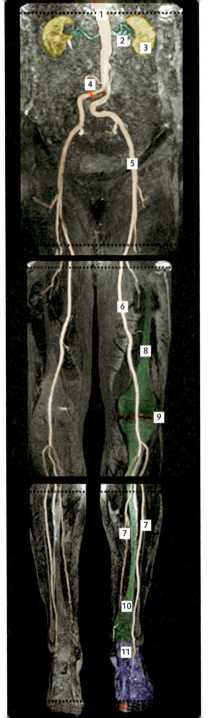

MR-Angiographie
1 Hauptschlagader
2 Nierenarterien
3 Niere
4 Verschluss der Beckenarterie
5 Beckenarterie
6 Oberschenkelarterie
7 Unterschenkelarterie
8 Oberschenkelknochen
9 Kniegelenk
10 Schienbein
11 Fuß

Teil V
Nützliches Wissen rund um Diagnostik und Therapie

Kleines ABC der Laborwerte

Zur Herz-Kreislauf-Diagnostik gehört neben der körperlichen und der radiologisch/kardiologischen Untersuchung auch die genauere Analyse von Blut und Urin im medizinischen Labor. Die Werte, die dabei ermittelt werden, sind immer individuell zu betrachten. Allgemeingültige Aussagekraft besitzen sie nur annäherungsweise. Das gilt besonders im Übergangsbereich zwischen dem sogenannten normalen und dem erhöhten Wertebereich. Was tatsächlich als »krankhaft« anzusehen ist, muss von Fall zu Fall entschieden werden, nicht zuletzt mit Blick auf den Allgemeinzustand des jeweiligen Patienten. Ein Cholesterinspiegel, der bei einem Patienten ohne sichtbare Veränderung der Gefäße im Anfangsstadium einer Arteriosklerose leicht erhöht ist, kann bei einem schwer gefäßgeschädigten Menschen lebensbedrohlich werden. Bei der diagnostischen Auswertung der Laborergebnisse dienen keine absoluten Zahlen, sondern Referenzwerte als Orientierungsgrößen. Und selbst diese Referenzwerte können in manchen Bereichen noch variieren, je nach Untersuchungsmethoden der verschiedenen Labore. Aus diesem Grund sollte man seine Werte nach Möglichkeit immer von demselben Labor ermitteln lassen, um eine Vergleichbarkeit zu ermöglichen.

Die meisten Angaben der Laborwerte erfolgen in Einheiten, in Einzelfällen wird auch nur mit + oder – gearbeitet, das heißt, es wird das Fehlen oder das Vorhandensein eines bestimmten Stoffes registriert. Die Einheiten werden beispielsweise in 100 mg/dl gemessen, also 100 mg auf 1 Deziliter, das ist ein zehntel Liter. Manche Angaben erfolgen auch in Units/Liter, die Maßeinheit ist dann U/l. Sämtliche Laborgeräte unterliegen einer kontinuierlichen Eich- und Qualitätskontrolle.

Adrenalin Erhöhte Dosen dieses Hormons findet man bei einem adrenalinbildenden Tumor. Eine Erhöhung des Adrenalins z. B. bei chronischem Stress kann zu Bluthochdruck oder Unterzuckerung führen.
Wird im Urin und im Blut gemessen.

Aldosteron hält Wasser in den Nieren zurück und kann Ursache von Bluthochdruck sein. Die Werte steigen bei Erkrankungen der Nieren und Nebennieren. Aldosteron kann durch Kochsalzzufuhr verringert werden.
Wird im Blut gemessen.

AT III (Antithrombin III) verhindert eine ununterbrochene Gerinnung. Erhöht sind die Werte bei größeren Thrombosen, Leber- oder Gallenstau, bei fortlaufender Gerinnung.
Wird im Blut gemessen. Spielt heute kaum noch eine Rolle.

Blutplättchen (Thrombozyten) Kleine Blutbestandteile, die wichtig für die Blutgerinnung sind, aber auch zu Gefäßverschlüssen führen können. Ihre Werte verändern sich bei Blutungen, Entfernung der Milz, durch Gifte und radioaktive Strahlen sowie bei Blutbildungsstörungen.
Werden im Blut gemessen.

Blutsauerstoff verändert sich bei Herzkreislauf- und Atemwegserkrankungen.
Wird im Blut gemessen.

Blutzucker Seine Erhöhung lässt auf einen Diabetes mellitus schließen. Die Werte sind erhöht bei Überernährung, Herzinfarkt, Infektionen, Schwangerschaft und Stress.
Wird im Blut und im Urin gemessen.

Cholesterin wird benötigt zur Bildung von Gallensäuren und zur Produktion von Hormonen. Aus Cholesterin bestehen auch die Zellwände unseres Körpers. Das gute, das HDL-Cholesterin (High Density Lipoprotein), transportiert Fette und Eiweiß zum Abbau in die Leber; das negative, das LDL-Cholesterin (Low Density Lipoprotein), bindet sie in den Gefäßwänden und erhöht somit das Arteriosklerose-Risiko. Für eine Veränderung des Gleichgewichts zugunsten des negativen Cholesterins gibt es verschiedene Ursachen: familiäre Veranlagung, Fettstoffwechselstörungen und Übergewicht, Alkoholmissbrauch.
Wird im Blut gemessen.

CK, CK-MB Eine Erhöhung der CK, des Wertes der *Kreatinkinase*, zeigt sich im Blut, wenn bei einen Herzinfarkt Muskelzellen absterben. Normalerweise beschleunigt die Kreatinkinase die Bereitstellung von Energie in der Muskulatur. Eine Erhöhung der Werte findet man bei einem Herzinfarkt, aber auch nach Muskelquetschungen oder Infektionen und nach stärkerer sportlicher Belastung.
Wird im Blut gemessen.

Copeptin ist ein neuer Biomarker, dessen Erhöhung im Blut zusammen mit Troponin die Frühdiagnose eines Herzinfarktes verbessern kann. Wird auch bei einer Herzinsuffizienz oder Sepsis (Blutvergiftung) gefunden. In der Verlaufskontrolle scheint nach neuesten Studien das Copeptin zur Prognosebeurteilung hilfreich zu sein.
Wird im Blut gemessen.

Fibrinogen Der erhöhte Fibrinogenspiegel wird zur Risikoabschätzung einer Arteriosklerose in Herz und Gefäßen gemessen, z. B. zur Beurteilung der Verlaufsentwicklung eines Herzinfarkts, Schlaganfalls sowie bei einer Thrombose oder Gerinnungsstörung. Die Werte geben ein Gesamtbild über die Gerinnungseigenschaft und -aktivität des Blutes wieder. Es wird zur Beurteilung der Gerinnungsbildung oder des Gerinnungsabbaus herangezogen. Aber auch akute Infektionen oder bestimmte Krebsarten bewirken einen erhöhten Spiegel. Fibrinogen ist ein Akut-Phasen-Indikator und besonders in dieser frühen Phase ein wichtiger Wegweiser.

Wird im Blut gemessen.

Homocystein Der Homocysteinspiegel wird zur Analyse eines persönlichen Risikoprofils zum Beispiel zur Risikoabschätzung vor einem Herzinfarkt oder Schlaganfall gemessen. Ebenso wird dieses Eiweiß bei Verdacht auf einen Folsäure- oder Vitamin-B2-Mangel bestimmt und ist auch bei thrombotischen Gerinnungsstörungen häufig erhöht.

Wird im Blut gemessen.

INR Diese international gültige Norm der Gerinnungsmessung (INR = International Normalized Ratio) wird zur Überwachung von blutverdünnenden Medikamenten und zur Diagnose von Blutgerinnungsstörungen eingesetzt. Der behandelnde Arzt wird die INR zwischen 2,0 und 3,5 individuell zur Antikoagulation, zur Blutverdünnung, einstellen.

Ersetzt heute den Quick-Wert. Wird im Blut gemessen.

Kalium ist beteiligt an allen Muskel- und Nervenaktivitäten. Herzerregungsstörungen können durch zu viel und zu wenig Kalium erzeugt werden. Bei Nierenerkrankungen oder Durchfall können sich die Kaliumwerte verändern. Entwässerungstabletten, auch Abführmittel verringern den Kaliumgehalt im Blut. Bananen, Kartoffeln, Bohnen und Spinat erhöhen ihn.

Wird im Blut und Urin gemessen.

Kreatinin C Bei Nierenschädigung findet sich vermehrt Kreatinin, ein harnpflichtiges Stoffwechselprodukt, im Blut. Es wird generell bei Muskeltätigkeit gebildet und weist mit pathologisch erhöhten Werten auf eine Muskelverletzung oder Nierenfunktionsstörungen bzw. auf einen Flüssigkeitsmangel hin. Veränderungen können sich auch vor und direkt nach der Schwangerschaft ergeben.

Wird im Blut gemessen.

LDH (Laktatdehydrogenase) ist ein Enzym des Herzens, der roten Blutkörperchen und der Muskeln. Die Werte steigen bei einem Herzinfarkt durch Zellzerfall.

Wird im Blut gemessen.

Lipoprotein wird eingesetzt, um das Risikoprofil eines Betroffenen in Hinblick auf eine arteriosklerotische Gefäßerkrankung, einen Herzinfarkt oder Schlaganfall abzuschätzen. Besonders bei familiärer Vorbelastung scheint es von großem Wert zu sein, eine Erhöhung des Lipidproteins frühzeitig zu erfassen. Ebenso gehört die Erfassung des Wertes zur Langzeit-Überwachung einer lipidsenkenden Therapie oder einer generellen Lebensstiländerung.

Wird im Blut bestimmt.

Magnesium ist Bestandteil von Muskeln und Knochen. Wird benötigt zur Nerventätigkeit, insbesondere für das Erregungsleitungssystem des Herzens. Die Werte sinken bei Diabetes mellitus, Schilddrüsenüberfunktion, Magen- und Darmfunktionsstörungen, Erbrechen oder Durchfall. Magnesiummangel kann Krämpfe und Herzrhythmusstörungen auslösen. Antazida, also Magensäurebinder, und Mittel zur Entwässerung (Diuretika) erhöhen den Magnesiumanteil im Blut ebenso wie Soja, Spinat oder Vollkornbrot.

Wird im Blut gemessen.

Natrium ist wichtig für den Flüssigkeitshaushalt im gesamten Körper. Die Werte verändern sich bei Fieber, Nierenerkrankungen, Erbrechen, Durchfall und starkem Schwitzen. Verringert wird der Natriumspiegel durch Diuretika. Eine Erhöhung erfolgt durch Nahrungszufuhr und/oder verringerte Flüssigkeitszufuhr. Natrium ist Bestandteil von Kochsalz. Der Salzbedarf des Körpers liegt bei weniger als 3 g/Tag.

Wird im Blut gemessen.

NT-Pro-BNP Die Bestimmung des NT-Pro-BNP-Wertes ist das Standardverfahren, um im Blut eine Herzinsuffizienz nachzuweisen. Es ist ein Vorläuferhormon, das in den Herzkammern freigesetzt wird. Mit diesem Wert lassen sich Schweregrad und Prognose einer Herzinsuffizienz abschätzen. Es wird sowohl zur Bestimmung als zur Therapie- und Verlaufskontrolle eingesetzt.

Wird im Blut gemessen.

Quick-Test (Thromboplastin-Zeit) misst die Zeit der Gerinnung. Bei Leberfunktionsstörungen oder einem Gerinnungsfaktormangel sind die Werte erniedrigt, beispielsweise durch die Einnahme von Marcumar, einem gerinnungshemmenden Medikament, oder auch durch ein Zuviel von Cumarinen, also blutgerinnungshemmenden Stoffen (Antikoagulantien), wie sie in Waldmeister enthalten sind.

Wird im Blut gemessen.

Renin ist ein Enzym des Nierenstoffwechsels, das bei Natriummangel und niedrigem Blutdruck in den Nieren ausgeschüttet wird. Es reguliert den Blutdruck durch Gefäßverengung der Arterien und die Wasserausscheidung durch die Nieren. Die Werte werden verändert bei Nierenfunktionsstörungen oder bei Nierenarterieneinengung. Auch Diuretika (Entwässerungsmedikamente), Magensäurebinder, Betablocker und die »Pille« verändern die Werte.

Wird im Blut gemessen.

Triglyceride Drei Fettsäuren und Glyzerin bilden die Triglyceride, die als Energieträger im Körper agieren. Fettreiches Essen, Alkohol, aber auch Erkrankungen wie eine Fettstoffwechselstörung oder Diabetes führen zu einer Erhöhung der Triglyceridwerte.

Hohe Triglyceridwerte führen ebenso wie ein hohes Cholesterin zu Arteriosklerose, sehr hohe Werte können zu einer Bauchspeicheldrüsenentzündung führen.

Cholesterin, HDL, LDL und Triglyceride muss man nüchtern bestimmen, da sich die Werte nach dem Essen vorübergehend erhöhen

Wird im Blut gemessen.

Troponin ist ein spezifisches Eiweiß, das bei Erkrankungen der Herzmuskelzellen freigesetzt wird. Selbst bei normalem EKG kann seine Erhöhung im Blut auf einen Herzinfarkt hinweisen. Der Wert ist drei Stunden nach dem Ereignis im Blut messbar und erreicht nach ca. zwanzig Stunden seinen Höhepunkt. Auch andere Herzerkrankungen oder eine Lungenembolie schütten Troponin aus.

Wird im Blut gemessen.

Die wichtigsten Laborkennwerte im Überblick

	Normalwert Männer	Normalwert Frauen
Blutzucker	80–120 mg/dl	80–120 mg/dl
Chlorid	95–105 mval/l	95–105 mval/l
Gesamt-Cholesterin	< 200 mg/dl	< 200 mg/dl
Cholesterin HDL	> 40 mg/dl	> 45 mg/dl
Cholesterin LDL	< 130 mg/dl	< 130 mg/dl
CRP	bis 1,0 mg/dl	bis 1,0 mg/dl
Eisen	35–168 µg/dl	23–165 µg/dl
Erythrozythen	4,5–5,9 10^6/µl	4,1–5,1 10^6/µl
Fibrinogen	1,8–3,5 g/l	1,8–3,5 g/l

	Normalwert Männer	Normalwert Frauen
GOT	bis 50 U/l	bis 35 U/l
GPT	bis 50 U/l	bis 35 U/l
Harnsäure	2,3–6,1 mg/dl	3,6–8,2 mg/dl
Hämatokrit	40–53 %	36–48 %
Hämoglobin	13,5–17,5 g/dl	12–16 g/dl
Homocystein	< 10 µmol/l	< 10 µmol/l
Kalium	3,6–4,8 mmol/l	3,6–4,8 mmol/l
Kalzium	2,15–2,58 mmol/l	2,15–2,58 mmol/l
Kreatinin	0,84–1,25 mg/dl	0,66–1,09 mg/dl
LDH	120–240 U/l	120–240 U/l
Leukozyten	4–10 Tausend/µl	4–10 Tausend/µl
Lipoprotein A	< 300 mg/l	< 300 mg/l
Magnesium	1,8–2,7 mg/dl	1,8–2,7 mg/dl
Natrium	135–145 mmol/l	135–145 mmol/l
Triglyceride	< 150 mg/dl	< 150 mg/dl
Troponin T, Troponin I	T: bis 0,1 mg/l I: < 0,1–2,0 mg/l	T: bis 0,1 mg/l I: < 0,1–2,0 mg/l

Werte aus verschiedenen Quellen zusammengetragen

Kleines ABC der Untersuchungsmethoden, Eingriffe und Operationen

Angiographie

Bei der Angiographie oder kurz Angio handelt es sich um bildgebende Verfahren zur Darstellung der Blutgefäße. Gebräuchlich sind heute vier verschiedene Verfahren:
- die röntgenstrahlbasierte digitale Subtraktionsangiographie (DSA), normale Angiographie (ohne Subtraktion),
- die Computertomographie-Angiographie (CT-Angiographie, CTA),
- die Magnetresonanzangiographie (MRA),
- die sonographische Darstellung (Ultraschall der Gefäße).

Angiographien werden genutzt, um den Blutfluss in den Arterien zu beurteilen. Mit Hilfe der verschiedenen Verfahren lassen sich Gefäßerkrankungen, -verengungen und -aussackungen (Aneurysmata) sowie Gefäßfehlbildungen und Gefäßverletzungen diagnostizieren. Auch der Verlauf nach Eingriffen in das Gefäßsystem wird mit angiographischen Verfahren überwacht.

Das älteste und noch immer meistgebrauchte Verfahren ist die **digitale Subtraktionsangiographie (DSA)**. Dabei wird über die Leistenschlagader, immer häufiger auch über die Armschlagader oder die Handgelenk-(Radialis)-Arterie, ein Katheter bis an die zu untersuchende Gefäßstelle vorgeschoben. Die Injektion eines Kontrastmittels sorgt für die Erkennbarkeit der Gefäße auf dem Röntgenbild, etwa bei einer Untersuchung der Herzkranzgefäße.

Da es wegen seiner hohen Strahlendichte sehr gut kontras-

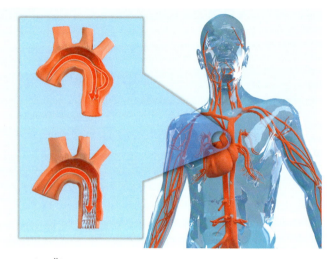

Angiographie: Über einen Katheter wird eine große Prothese in der Hauptschlagader positioniert, um eine Aussackung (Aneurysma) zu verschließen.

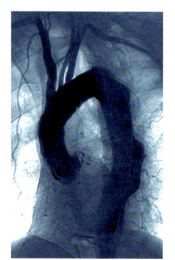

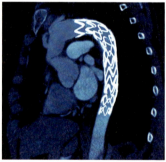

Das Gitter eines implantierten Stents liegt in der Aorta und verschließt das Aneurysma (computertomographische Darstellung).

Angiographisches Bild des Aortenbogens nach Kontrastmittelinjektion. Die rundgeformte Spitze des Katheters liegt direkt vor der Aortenklappe am Eintritt ins Herz.

Kleines ABC der Untersuchungsmethoden, Eingriffe und Operationen tiert, wird zumeist ein jodhaltiges Kontrastmittel verwendet. Dies kann bei nierenkranken Patienten zu Komplikationen führen. Bei einer Neigung zu Schilddrüsenfunktionsstörungen kann es zu einer akuten Schilddrüsenüberfunktion kommen. Auch Patienten mit einer Jod-Allergie sind gefährdet. Deshalb werden die Risikofaktoren vor einer DSA-Diagnostik eingehend ermittelt. Bestimmte Medikamente können allergischen Reaktionen vorbeugen. In manchen Fällen wird man sich aber auch für ein anderes Verfahren der Angiographie entscheiden.

Die **CT-Angiographie (CTA)**, also die computertomographische Angiographie, benötigt ebenso wie die klassische Angiographie ein Röntgenkontrastmittel, das mit Hilfe eines Injektomaten automatisch über eine liegende Kanüle in die Armbeuge injiziert wird. Parallel zur Injektion werden elektronische Schnittbilder erzeugt. Wegen der geringeren Detailauflösung im Vergleich zur DSA wird die CTA allerdings nicht als Standardverfahren angewendet. Der Einsatzbereich ist schmaler. Sehr gut lässt sich das Verfahren jedoch für die Darstellung der Koronararterien bei der Arteriosklerose-Bestimmung einsetzen. Zunehmend an Bedeutung gewinnt die CTA außerdem bei der Nachuntersuchung von Stent- oder Bypassoperationen. Eine Röntgen-Angiographie kann dann meist entfallen.

Eine röntgenstrahlfreie, nichtinvasive Gefäßdarstellung erlaubt die **Magnetresonanzangiographie (MRA)**. Als Alternative zur invasiven Angiographie wird sie immer häufiger zur Beurteilung der Bauch-Becken-Bein-Arterien und der Hals-Gehirn-Gefäße genutzt. Bei der MRA wird das Kontrastmittel Gadolineum in die Armbeuge injiziert, welches jodfrei und nicht mit Röntgenkontrastmittel zu vergleichen ist. Allergien und Nebenwirkungen gab es bisher nur in ganz seltenen Fällen. Besonders geeignet ist dieses Verfahren, um die Durchblutung des Herzmuskels zu untersuchen, zum Beispiel nach einem Herzinfarkt. Besser als mit anderen Verfahren lässt sich die Vitalität der Muskelzellen bestimmen.

Bei der **Ultraschall-Gefäßdarstellung** können außer der Gefäßmorphologie auch die Flussrichtung und die Flussgeschwindigkeit des Blutes mit Hilfe eines physikalischen Phänomens – dem Doppler-Effekt – dargestellt werden. Schließlich kommen zum Teil völlig neuartige Kontrastmittel zum Einsatz, die bestimmte Stoffe enthalten, welche den zur Untersuchung eingesetzten Ultraschall reflektieren.

Auskultation

Das in der Mitte des 19. Jahrhunderts entwickelte Verfahren zum Abhören des Körpers mit einem Stethoskop gehört bis heute zum Standard ärztlicher Untersuchung. Es ist das am meisten genutzte Diagnoseverfahren in der Medizin. Keine Hightech-Untersuchung konnte die technisch wenig aufwendige Auskultation bisher ersetzen.

Da alle körperinneren Vorgänge – das Schlagen des Herzens, die Bewegungen der Lunge oder die Arbeit des Verdauungstraktes – mit typischen Geräuschen verbunden sind, können diese auch mit dem Stethoskop abgehört werden. Dazu muss der Stethoskop-Kopf an bestimmten Stellen, den Auskultationsfeldern oder -punkten, aufgesetzt werden. Abweichungen von der Normalität lassen sich durch die akustische Wahrnehmung registrieren. Sehr schnell können erste Hinweise auf ein Vorliegen krankhafter Veränderungen gewonnen werden.

Bei der Auskultation des gesunden Herzens sind zunächst zwei unterschiedliche Töne hörbar. Der erste, dumpfe Herzton entsteht während des Zusammenziehens der Herzkammern durch die Anspannung der Kammermuskulatur, weshalb er auch als Muskelanspannungston bezeichnet wird. Er ist das Geräusch der ersten Pumpphase des Herzens im Blutkreislauf. Der zweite, hellere Herzton entsteht dann mit der zweiten, der Ruhephase bei einsetzender Erschlaffung der Herzkammern, und zwar unmittelbar nach dem Schluss der Taschenklappen: Deshalb wird er auch Klappenschlusston genannt. Er ist das

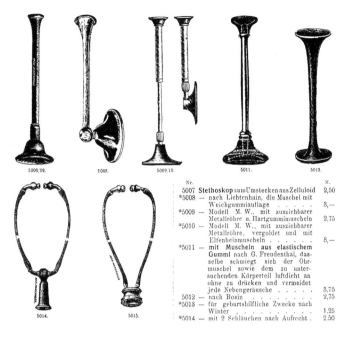

Auskultation: Verschiedene Stethoskope in einem Katalog des Berliner Medizinischen Warenhauses von 1910.

Schallphänomen der vibrierenden Blutsäule im herznahen Teil der Aorta, der Hauptschlagader. Bei tiefem Einatmen kann dieser zweite Herzton infolge des späteren Schließens einer Klappe auch gespalten wahrgenommen werden. Im Rahmen der Untersuchung von Herz-Kreislauf-Erkrankungen ist die auskultatorische Beurteilung als erster und schnellster Diagnoseschritt von orientierender Bedeutung. So können zum Beispiel Herzklappenfehler und angeborene Defekte der Herzscheidewand als Störgeräusche neben den Herztönen hörbar sein. Eine Herzbeutelentzündung, die Perikarditis, verursacht typische Reibegeräusche. Strömungsgeräusche über Arterien wie den Hals- oder den Beinschlagadern können auf deren höhergradige Verengung durch Arteriosklerose hinweisen. Je nach dem Ergebnis der Auskultation (oftmals verbunden mit Abklopfen des Brustkorbs und Abtasten des Oberbauchs) werden dann weitere Diagnose- und Behandlungsschritte veranlasst.

Bypass

Als medizinisches Verfahren handelt es sich beim Bypass um eine operativ gelegte »Umleitung« um verengte Passagen in röhrenartigen Körpersystemen. Das können Blutgefäße, aber auch Darmabschnitte sein, die sich durch chronische Entzündungen oder infolge von Krebserkrankungen verschlossen haben. In der Herzchirurgie dient die Bypassoperation zur Überbrückung eines oder mehrerer hochgradig verengter Herzkranzgefäße. Man spricht von einem koronaren Bypass. Diese seit etwa 40 Jahren routinemäßig durchgeführte Operation stellt eine weitere operative Behandlungsstufe einer koronaren Herzerkrankung dar.

In der Regel besteht die Indikation zum koronaren Bypass,

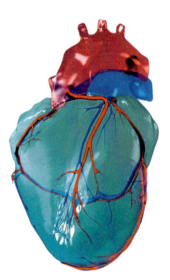

Die *Herzkranzgefäße* entspringen als rechte und linke Koronararterie kurz oberhalb der Aortenklappe aus der Hauptschlagader. Die linke Koronararterie bildet einen gemeinsamen Hauptstamm, aus dem zwei Hauptäste hervorgehen. Die rechte Koronararterie besteht dagegen aus nur einem Hauptast, der sich mehrmals gabelt.
Die Hauptäste der linken und rechten Koronararterie verzweigen sich wiederum in viele mittlere und kleinere Seitenäste, die den gesamten Herzmuskel überziehen. Zusammen gewährleisten sie die Durchblutung und damit die Versorgung des Herzens mit Sauerstoff und Nährstoffen.

wenn mehr als zwei der für die Sauerstoff- und Nährstoffversorgung des Herzens verantwortlichen Hauptäste der Koronararterien von langstreckigen Einengungen betroffen sind oder der Hauptstamm der linken Koronararterie stark verengt ist und die Gefäßveränderungen durch Katheterbehandlung und Stentimplantationen nicht mehr beseitigt werden können.

Als Gefäßbrücke bei der Verlegung eines koronaren Bypasses dienen meist körpereigene Arterien und Venen peripherer Bereiche, beispielsweise aus den Beinen. Seltener werden Spendergefäße Verstorbener und in absoluten Ausnahmefällen synthetische Gefäßprothesen verwendet. Studien haben gezeigt, dass Überbrückungen mit Arterien die beste Langzeitprognose haben, da sie aufgrund ihrer Wandanatomie weniger dazu neigen, sich wieder zu verschließen. Als besonders effektive, haltbare und elegante Lösung hat sich eine Überbrückung der Koronarengstelle durch die Verbindung mit einer oder beiden inneren Brustwandarterien erwiesen. Diese inneren Brustwandarterien sind in der Gefäßweite mit den Hauptästen der Koronararterien vergleichbar und über die Schlüsselbeinarterie direkt mit der herznahen Hauptschlagader verbunden.

Da aber oftmals mehrere Bypässe erforderlich sind, werden zusätzlich andere Adern zur Überbrückung eingesetzt, zum Beispiel Stücke aus der Unterarmarterie oder aus der oberflächlich zugänglichen großen Beinvene. Aus ihnen wird ein Stück herausgeschnitten, das so kurz ist, dass sich die offenen Enden an der Entnahmestelle nachher wieder verbinden lassen.

Bypass (gelb), der aus der Hauptschlagader kommend als Überbrückung Blut in die nicht verengten Anteile der Koronararterien transportiert.

Das gewonnene Teilstück wird dann einerseits mit der herznahen Hauptschlagader und andererseits mit der betroffenen Koronararterie verbunden, wiederum hinter der zu überbrückenden Engstelle.

Die konventionelle Bypassoperation wird nach Durchtrennung des Brustbeins am offenen, stillgelegten Herzen durchgeführt. Für die Aufrechterhaltung des Blutkreislaufs während des Eingriffs sorgt der Anschluss des Patienten an eine Herz-Lungen-Maschine. Alternativ dazu werden mittlerweile auch Bypassoperationen ohne Anschluss an die Herz-Lungen-Maschine und sogar endoskopische Eingriffe ohne Eröffnung des Brustkorbs unternommen. Abhängig ist das von der Anzahl und der Lage der zu implantierenden Bypässe sowie vom Allgemeinzustand des Patienten.

Computertomographie

Die ultraschnelle Computertomographie (CT), auch Ultrafast-CT genannt, hat viele der früher üblichen Röntgenverfahren wie die der Lunge optimiert oder überflüssig gemacht. Mit ihrer Hilfe können feinste horizontale Schnittbilder durch den Körper – bis zu 0,1 mm klein – erzeugt und Körperstrukturen dreidimensional erfasst werden, wie beispielsweise die kleinsten Knochen im Körper, die Gehörknöchelchen. Eine Röntgenquelle rotiert hierbei spiralförmig um den Patienten und ermöglicht so Röntgenaufnahmen aus verschiedenen Richtungen. Diese Aufnahmen werden anschließend unter Zuhilfenahme eines Computers in schwarzweiße Schnittbilder umgewandelt und können mit spezieller Software zu dreidimensionalen Bildern weiterentwickelt werden. Durch die hohe Geschwindigkeit der ultraschnellen Röntgen-Spezialaufnahme ist es beispielsweise auch möglich, Bilder vom schlagenden Herzen darzustellen.

In der Kardiologie kommt der ultraschnellen Computertomographie durch die Gefäßwandanalyse mit Hilfe eines geeichten *Kalk-Messverfahrens* ein wichtiger Stellenwert zu, da sie eine nichtinvasive Möglichkeit der Herzgefäßbeurteilung bietet. Teilweise können beginnende Gefäßeinengungen entdeckt werden, Jahrzehnte bevor es zu einer relevanten Einengung der Arterien kommt. Diese Bestimmung von Plaques zur Vorbeurteilung, ob eine Angiographie überhaupt notwendig wird, ist eine Indikation zur CTA ebenso wie die Verlaufskontrolle nach Stent-Einbringung und Bypassoperation.

Das Ultrafast-CT kann eine diagnostische Herzkatheteruntersuchung vielfach ersetzen und die Linksherz-Katheter-Messplätze für mehr minimal-invasive Verfahren (Ballondilatation, Endoskopie etc.) frei machen. Für den Patienten ergeben sich zwei Vorteile. Erstens entfällt eine invasive Katheteruntersuchung mit Krankenhausaufenthalt. Die CT-Untersuchung dauert wenige Minuten. Zweitens kann durch das frühzeitige Erfassen einer Gefäßverengung eine minimal-invasive Ballondilatation oder auch in besonderen Fällen eine Bypassoperation veranlasst werden.

Dilatation/Stent

Die 1977 von dem deutschen Mediziner Andreas Roland Grüntzig erstmals angewendete Ballondilatation ist ein therapeutisches Verfahren auf der Basis der Herzkatheter-Technologie.

Werden bei einer bildlichen Darstellung der Gefäße *(Angiographie)* Engstellen festgestellt, so können diese mit einer Spezialsonde dilatiert, das heißt geweitet werden. Dazu wird zunächst eine leere Ballonhülle an der Spitze eines Herzkatheters bis in die Engstelle des betroffenen Gefäßes vorgeschoben. Durch das anschließende Aufpumpen des Ballons mit einer Flüssigkeit dehnt sich das umliegende Gewebe, das verengte Gefäß weitet sich bis zu seinem ursprünglichen Durchmesser, der ungehinderte Blutdurchfluss ist wieder gewährleistet.

Als geplanter Eingriff wird die Ballondilatation der Herzkranzgefäße, die **Perkutane Transluminale Coronare Angioplastie (PTCA)**, zur Linderung der Symptome bei koronaren Herzerkrankungen wie bei der stabilen Angina Pectoris angewendet. Besonders in Notfällen wird auf das Verfahren zurückgegriffen, etwa bei instabiler Angina Pectoris und bei einem akuten Herzinfarkt. So, durch die Weitung der Gefäße im Notfall, kann das Absterben des Herzgewebes infolge unterbrochener Blutversorgung verhindert oder wenigstens begrenzt werden. Ein weiteres Anwendungsgebiet der Ballondilatation, mit der sich prinzipiell auch becken-, nieren-, bein- oder hirnversorgende Arterien wieder weiten lassen, ist die Öffnung, die »Sprengung« verengter Herzklappen nach chronisch entzündlichen Prozessen.

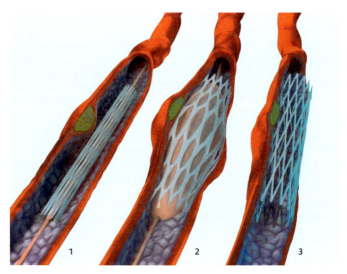

1 Einbringen eines Stents in eine verengte Arterie.
2 Aufblasen des Ballons, der Stent stabilisiert das geweitete Gefäß und presst die einengenden Ablagerungen in die Gefäßwand.
3 Der Transport-und Dilatations-Katheter wurde entfernt, das Gefäß ist ausreichend erweitert.

Die seit Mitte der achtziger Jahre zusätzlich verwendeten Gefäßstützen, die sogenannten **Stents**, haben die Anwendungsmöglichkeiten des Ballonkatheters nochmals entscheidend erweitert. Durch ihren Einsatz werden die Chancen einer nachhaltigen Wirkung der Ballondilatation wesentlich erhöht. Denn oft sind die gedehnten Gefäße nur vorübergehend stabil, so dass es nach dem Eingriff zu erneuten Verengungen kommen kann. Diese sogenannte Reststenose tritt in 30 bis 40 Prozent der Fälle auf. Der meist aus Metall gefertigte Stent kann dem entgegenwirken. Er besteht aus einem röhrenförmigen, feinen Maschenwerk, das dem zusammengefalteten Ballonkatheter aufliegt. Mit der Entfaltung des Ballons beim Aufpumpen weitet sich auch der Stent. Anders aber als der Ballon behält er nach seiner Dehnung eine stabile Form, die schließlich mit dem Gewebe verwächst. Das Gefäß wird längerfristig offen gehalten. Es können auch mehrere Stents hintereinander gelegt werden. Allerdings bleiben Stents immer Fremdkörper. Von Fall zu Fall kann es daher beim Einwachsen zu Abwehrreaktionen der Gefäßzellen kommen: Sie durchdringen das Gitternetz, die Gefäßinnenwand verdickt sich, der Blutdurchfluss wird abermals behindert. Deshalb werden häufig Stents verwendet, deren Oberflächenbeschichtung Substanzen enthält, die das Wuchern der Gefäßwandzellen verhindern sollen (**medikamentenbeschichtete Stents / Drug Eluting Stents**).

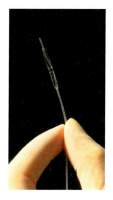

Der Ballonkatheter

Doch sowohl der normale Stent als auch der beschichtete Drug Eluting Stent (DES) bergen das Risiko einer lokalen Thrombusbildung, der Anlagerung von Blutplättchen an der rauen Oberfläche des Stents. Deshalb muss der stenttherapierte Patient meist dauerhaft Gerinnungshemmer zur Blutverdünnung einnehmen. Trotz intensiver Forschung gibt es bisher noch kein Verfahren, das diese Nebenwirkungen, die Thrombusbildung und die Zellwucherung, in jedem Fall verhindern könnte. Ein großer Schritt in diese Richtung sind neuartige Stents, die sich langsam im Körper auflösen, nachdem sich das Gefäß über einige Zeit hin stabilisiert, sozusagen selbst repariert hat.

Zur Kontrolle eines Stents auf Durchgängigkeit können mittlerweile ultraschnelle Computertomographen eingesetzt werden. Es muss also nicht mehr in jedem Fall eine Katheteruntersuchung stattfinden.

Elektrokardiogramm

Die kleinen Stromimpulse, die den Herzschlag verursachen und durch die das Herz ununterbrochen in Bewegung gehalten wird, können zwar nicht gefühlt, aber doch gemessen werden. In der Regel geschieht das im Diagnoseverfahren des EKG, des Elektrokardiogramms. Dabei werden kleine Messfühler, die Elektroden, auf den Brustkorb sowie auf Arme und Beine geklebt. Verbunden sind sie mit einem Mess- und Registriergerät, das im kleinsten Falle so groß wie eine Streichholzschachtel ist. Mit speziellen Geräten lassen sich die Herzströme inzwischen auch schon berührungslos, ohne das Auflegen von Elektroden erfassen. Mit dem dafür entwickelten **Biomagnetometer** können berührungslos bis zu 61 Ableitungen aufgezeichnet werden, also deutlich mehr als bei herkömmlichen EKG-Geräten. Das Gerät misst über Spezialsensoren in einer abgeschirmten Kammer die magnetischen Felder, die bei der elektrischen Erregungsleitung des Herzens entstehen, auch schon bei dem werdenden Leben im Mutterleib.

Bei beiden Verfahren, dem EKG und der Messung mit dem Biomagnetometer, werden Strom-Zeit-Kurven aufgezeichnet, aus denen die Herzfrequenz, der genaue Rhythmus, Extraschläge, Extrasystolen oder Blockaden im Bereich der Vorhöfe und Kammern ersichtlich sind. Da der Kurvenverlauf bei jedem

Menschen gleich ist, lassen sich mögliche Schädigungen im System der elektrischen Herzerregung wie etwa durch Herzinfarkt oder Herzrhythmusstörungen sehr genau zuordnen.

Aufgezeichnet werden beim normalen EKG 8 Ableitungen, also 8 einzelne Kurven. Beim Biomagnetometer können bis zu 64 Ableitungen erhoben werden, der Verlauf im Herzen lässt sich somit dreidimensional erfassen.

Eine besondere EKG-Untersuchung ist das **Belastungs-EKG**. Bei ihm wird die Herzaktivität unter verschiedenen Belastungssituationen aufgezeichnet. Der Patient sitzt auf einem Fahrrad-Ergometer oder läuft auf einem Laufband. Da wie dort kann die Belastung stufenweise gesteigert werden. In dem Maße, wie sie sich erhöht, sollte sich auch die Herzfrequenz erhöhen: Der Herzmuskel muss mehr leisten, er benötigt mehr Sauerstoff und wird stärker durchblutet. Ist das nicht möglich, weil die Durchblutung beispielsweise durch eine koronare Herzerkrankung gefährdet ist, wird dies meist durch abweichende Kurven im Belastungs-EKG erkennbar. Gleiches gilt für den Fall von Herzrhythmusstörungen, bei denen die Herzfrequenz trotz wachsender Belastung manchmal zu langsam steigt. Steigt die Herzfrequenz dagegen zu schnell, könnte der Grund sein, dass der Patient ganz einfach untrainiert ist, ebenso könnte dies aber auf eine Herzschwäche oder eine Herzentzündung hindeuten. In jedem Fall müssen bei der Auswertung eines EKG verschiedenste Faktoren wie Geschlecht, Alter, Trainingszustand, Vorerkrankungen, Medikamenteneinnahme und die psychische Befindlichkeit des Patienten berücksichtigt werden.

Bringt auch das Belastungs-EKG keine neuen Erkenntnisse, so kann ein **Langzeit-EKG** die Herztätigkeit über 24 oder 48 Stunden aufzeichnen. Dazu wird dem Patienten ein tragbares Messgerät angelegt, das dann Tag und Nacht, über den gesamten Zeitraum der Messung, zu tragen ist. Zusätzlich kann der Blutdruck mit einer ebenfalls langfristig angelegten Blutdruckmanschette am Oberarm gemessen werden. Treten Rhythmusstörungen nur gelegentlich auf, können sie auf diese Weise entdeckt und bestimmten Phasen oder Anlässen zugeordnet werden. Auch Anfälle von Herzrasen, eine vorübergehende Verlangsamung des Herzschlags oder ein zeitweises Aussetzen des Sinusknotens, des Impulsgebers unseres Herzens, lassen sich so dokumentieren.

In manchen Herzzentren kann das EKG per Ferndiagnose telemedizinisch überwacht und ausgewertet werden. Therapieempfehlungen lassen sich über Telefon übermitteln, was für Risikopatienten sehr hilfreich sein kann.

Es gibt auch Geräte, mit denen der Patient selbst bei Herzrhythmusstörungen ein EKG registrieren lassen kann (**Event- oder Ereignis-Speicher**). Dieses Verfahren ist geeignet für Patienten, die seltener Rhythmusstörungen haben und diese selbst registrieren können. Die Geräte haben etwa Zigarettenschachtelgröße.

In manchen Fällen, z. B. bei unklaren Bewusstlosigkeiten, wird ein EKG-Speichergerät unter die Haut, meist unterhalb des Schlüsselbeins, implantiert (**Reveal-Recorder**). EKG-Abschnitte werden automatisch nach vorheriger Programmierung registriert oder nach Aktivierung durch den Patienten. Die Geräte haben meist USB-Stick-Größe.

Herzkatheter/Koronarangiographie

Mit der Erfindung des Herzkatheters 1929 hat der deutsche Arzt Werner Forßmann die Herzmedizin revolutioniert. Mittlerweile werden allein in Deutschland ca. 1,2 Millionen Herzkathetereingriffe jährlich gezählt. Bei dem Verfahren zur Diagnostik und Therapie des Herzens und angrenzender Blutgefäße werden Sonden, auch Implantate und kleine Instrumente durch die Adern unter Durchleuchtung bis zum Herzen vorgeschoben. Der Eingriff erfolgt interventionell, das heißt ohne klassische Operation. Werden Anteile des rechten Herzens und des Lungenkreislaufs untersucht, spricht man von einem Rechtsherzkatheter (RHK), bei der linken Herzhälfte entsprechend von einem Linksherzkatheter (LHK). Eingeführt werden die Katheter über die großen Blutgefäße in der Leisten- oder der Armbeuge bzw. am Handgelenk (Radialis-Angio). In seltenen Fällen erfolgt der Zugang vom Hals aus für den Rechtsherzkatheter.

Der **Linksherzkatheter** erreicht – entgegengesetzt zur normalen Blutflussrichtung – über die Hauptschlagader die rechte oder linke Herzkranzarterie und durch die Passage der Aortenklappe schließlich die linke Herzkammer. Da der Linksherzkatheter hauptsächlich zur Begutachtung der Herzkranzgefäße eingesetzt wird, spricht man von einer **Koronarangiographie.** Liegen Engstellen vor, können diese im Zuge der Diagnose zugleich mit einem Ballonkatheter geweitet und wenn nötig mit einer Gefäßstütze, einem Stent, offen gehalten werden. Weitere Anwendungsgebiete des Linksherzkatheters sind Blutdruckmessungen in der linken Herzhälfte, Herzmuskelbiopsien zur Überwachung von Abstoßungsreaktionen nach einer Herztransplantation oder zur Abklärung einer Herzmuskelentzündung, Kontrolle der Bypassgefäße nach Bypassoperationen oder der kathetergeführte Aortenklappenersatz ohne Brusteröffnung.

Der **Rechtsherzkatheter** wird über die Venen (Bein oder Arm) eingebracht und erreicht durch die Hohlvene den rechten Vorhof. Von dort aus können im weiteren Verlauf die rechte Herzkammer und die Lungenarterien erreicht werden. RHK-Untersuchungen dienen der elektrophysiologischen Untersuchung von Herzrhythmusstörungen und vor allem der Bestimmung des Sauerstoffgehalts und der Veränderungen des Blutdrucks im Lungenkreislauf. Hieraus ergeben sich Rückschlüsse auf Herzklappenfehler. Auch angeborene Herzfehler, etwa Löcher in der Herzscheidewand (Septumdefekte), lassen sich so diagnostizieren. Diese Messungen können auch unter körperlicher Belastung (Ergometrie) erfolgen und dienen der exakten Leistungsmessung des Herzens. Der Weg über die Venen zum rechten Herzen wird auch für die Katheterablation bei Rhythmusstörungen im rechten Vorhof oder der Herzkammer gewählt oder durch die Herzscheidewand zum linen Vorhof zwecks Pulmonalvenenisolation, weiterhin auch zur Einbringung von Mitralklappenchips bei Mitralklappeninsuffizienz.

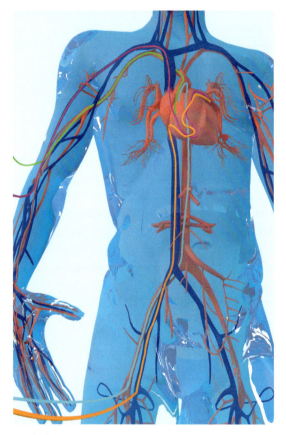

Herzkatheter
Entweder durch die Arterien (grün + gelb: Linksherzkatheter, weil im linksseitigen und arteriell versorgten Teil des Herzens positioniert) oder durch die Venen (lila + orange: Rechtsherzkatheter) wird der Katheter über eine Leiste, den Ellenbogen oder die Hand vorgeschoben.

Kleines ABC der Untersuchungsmethoden, Eingriffe und Operationen

Die meisten Herzkathetereingriffe sind Routineverfahren mit sehr geringem Risiko. Gerade im Bereich der Diagnostik können jedoch modernste nichtinvasive bildgebende Verfahren wie Ultraschall, Kernspintomographie, Magnetokardiographie und Computertomographie bereits die invasive Linksherzkatheteruntersuchung bei einigen Indikationen ersetzen und einen Krankenhausaufenthalt überflüssig machen.

Eine unabhängige Einschätzung, welche Methode zur Untersuchung sinnvoll ist auf Basis der aktuellsten medizinischen Leitlinien, ist bei der Deutschen Herzstiftung e.V. abrufbar (www.herzstiftung.de; Tel.: 069-955128-0, Fax: 069-955128-313).

Herzschrittmacher/Defibrillator

Wenn im Alter oder krankheitsbedingt die natürliche Erregungsbildung des Herzmuskels gestört wird und medikamentöse Therapieversuche vergeblich waren, wird häufig ein elektronischer Herzschrittmacher zum Ausgleich der Funktionsstörungen implantiert. In Deutschland leben derzeit mehrere hunderttausend Menschen mit einem Herzschrittmacher. Mehr als 65 000 dieser elektronischen Hilfen werden jährlich eingesetzt. Das Durchschnittsalter der Erstimplantation liegt bei 75 Jahren.

Hauptindikation für die Schrittmacherimplantation sind symptomatische bradykarde, das heißt niedrigfrequente Herzrhythmusstörungen oder längere Herzaussetzer, sogenannte Asystolen. Durch die Implantation soll der Herzrhythmus wiederhergestellt und so die Funktion des Herzens als Kreislaufpumpe sichergestellt werden. Um dies gewährleisten zu können, wird der Schrittmacher zunächst auf den persönlichen Herzrhythmus des Patienten eingestellt. Ständige Messungen der Herzfrequenz durch das Gerät und die Abgabe von kleinen Stromimpulsen bei Bedarf regeln nachher, dass die voreingestellte Frequenz nicht unterschritten wird. Akute Schwindel- und Ohnmachtsanfälle oder ein plötzlicher Herztod durch

Herzaussetzer, Herzstillstand oder langsamen Herzschlag lassen sich so verhindern. Die körperliche Belastbarkeit wird erhöht.

Der elektronische Schrittmacher (englisch Pacemaker – PM) besteht aus einem Impulsgeber, der Batterie, der Programmiereinheit, dem EKG-Speicher und der Steuerelektronik. Über Sonden ist er mit dem Herzen verbunden. Diese Elektroden dienen gleichzeitig zur Registrierung der momentanen Herzfrequenz sowie zur Stimulation der Herzfunktion. Mit einem kleinen chirurgischen Eingriff wird das System unter örtlicher Betäubung implantiert, der Impulsgeber in einer kleinen Hauttasche unterhalb des Schlüsselbeins befestigt. Die Elektroden werden durch die Schlüsselbeinvene bis zum Herzen vorgeschoben und im Herzmuskel verankert.

Zum Einsatz kommen dabei verschiedene Systeme, die über eine oder zwei Sonden die Aktionen der rechten und seltener der linken Herzkammer sowie des rechten Vorhofs kontrollieren. Ein internationaler Buchstabencode beschreibt die Funktionsweise. Die gebräuchlichsten Typen sind VVI- und DDD-Schrittmacher. Der sogenannte **biventrikuläre Schrittmacher** mit Elektroden in linker und rechter Herzkammer sowie im rechten Vorhof kommt bei bestimmten Patienten mit schwerer Herzschwäche zum Einsatz. Bei schnellen Rhythmusstörungen wird ein **Kardioverter-Defibrillator (ICD)** implantiert, der einem Herzschrittmacher ähnlich ist und bei lebensbedrohlichen schnellen Herzrhythmusstörungen automatisch einen lokalen Elektroschock zur Therapie aussendet. Etwa fünfzehntausend Menschen wird jährlich in Deutschland ein Defibrillator implantiert.

Regelmäßige Funktionskontrollen, Auswertungen des Speichers und Anpassungen der Programmierung müssen die Zuverlässigkeit des Schrittmachers garantieren. Der erste Sicherheits-Check erfolgt innerhalb des ersten Vierteljahres nach der Implantation. Weitere Kontrollen folgen dann ein- bis zweimal jährlich. Da der Schrittmacher in der Lage ist, die Herzaktivität und besondere Vorkommnisse durch ein direkt am Herzen abgeleitetes Langzeit-EKG zu registrieren, kommt der Auswertung des Speichers besondere Bedeutung zu, nicht nur für die Programmierung des Gerätes, sondern auch für die Festlegung weiterer Therapiemaßnahmen. Ein operativer Austausch des Impulsgebers ist nach sieben bis zehn Jahren erforderlich oder wenn die Batterie im Rahmen einer Kontrolluntersuchung frühzeitig eine Erschöpfung anzeigt.

Da sich moderne Schrittmacher an die körperliche Belastung anpassen, sind sportliche Aktivitäten problemlos möglich, oftmals sogar zur Stabilisierung des Gesundheitszustandes erwünscht. Elektromagnetische Felder wie in einem Kernspintomographen oder in unmittelbarer Nähe von Richtantennen müssen gemieden werden. Die Sicherheitsschleusen an den Flughäfen könnten theoretisch Probleme verursachen, praktisch aber ist bisher kein derartiger Fall bekannt. Außerdem kann man die elektronischen Schleusen bei Vorlage des Schrittmacherausweises umgehen.

Kernspintomographie

Die Kernspintomographie (**Magnetresonanztomographie/MRT**) ist ein diagnostisches Verfahren, das ohne Röntgenstrahlen Schnittbilder vom Körper erzeugt. Ausgenutzt wird hierbei die magnetisch erregte Resonanzreaktion von Wasserstoffprotonen in Körpergewebe, im Blut, in der Galle, im Urin, aber auch im Fett und im Eiweiß. Kernspintomographische Untersuchungen des Herzens werden in Spezialabteilungen durchgeführt, in denen Radiologen und Kardiologen gemeinsam das MRT auswerten. Der Ablauf einer MRT-Untersuchung des Herzens unterscheidet sich grundsätzlich nicht von einer normalen MRT-Untersuchung. Allerdings wird ein EKG aufgezeichnet und zwischendurch ein nichtjodhaltiges Kontrastmittel zur Darstellung der Gefäße verabreicht.

Die meisten Geräte sind röhrenförmig mit einem Innendurchmesser von 60 cm. Bei wenigen ist diese Öffnung 70 cm groß und die Länge des Tunnels knapp über einen Meter. Diese Systeme sind gut geeignet für Patienten mit Platzangst oder Übergewicht.

Andere Geräte, sogenannte »offene Systeme«, haben Tempel- oder U-Formen. Ihre magnetische Stärke ist aber meist zu gering für eine aussagefähige Herzdiagnostik. Gleiches gilt für Systeme, bei denen man im Sitzen und Stehen untersucht werden kann.

Die kardiovaskuläre Magnetresonanztomographie ist das modernste nichtinvasive Verfahren in der Kardiologie. Sie erlaubt mittels einer einzigen Untersuchung neben der überlagerungsfreien morphologischen Darstellung des Herzens und der angrenzenden großen Gefäße eine breite funktionelle Beurteilung. So gelingt mit diesem Verfahren eine exakte Analyse der Pumpfunktion, der Wandbewegung, der Herzklappentätigkeit, der Perfusion und der Vitalität.

Die wichtigste und häufigste Indikation für ein Kardio-MRT ist die koronare Herzkrankheit. Hier erlaubt die Methode durch eine 3-minütige Belastungssituation die Darstellung der Herzmuskeldurchblutung und somit eine funktionelle Beurteilung der Herzkranzgefäße. Darüber hinaus können Narben nach abgelaufenen Infarkten exakt dargestellt werden.

Wegen des großen Vorteils der Strahlenfreiheit ist die MRT zu einer häufig eingesetzten Methode bei der Abklärung unklarer Herzsymptome im Rahmen von Angina Pectoris, nach Herzinfarkt oder bei der Diagnose einer Herzmuskelentzündung (Myokarditis) geworden. Auch zur Abklärung einer Herzinsuffizienz ist dieses Verfahren hervorragend geeignet. Nach einem Schlaganfall oder bei der Beurteilung der Durchblutung von Hals- und Gehirnarterien (nicht der Herzkranzgefäße) besitzt das Verfahren hohe Aussagekraft. Zur Vorsorgeuntersuchung von Risikopatienten bietet sich die MRT an.

Nicht anzuwenden ist die Kernspintomographie bei Patienten mit einem Herzschrittmacher, einem Implantat im Innenohr, mit Metallclips im Gehirn oder sonstigen metallischen Fremdkörpern. Hüftprothesen oder Zahn- bzw. Wirbelkörperimplantate und Stents stellen kein Hindernis dar. Auch in den ersten 13 Wochen der Schwangerschaft oder bei ausgeprägter Platzangst scheidet das Verfahren in der Regel aus.

Nuklearmedizin

Die diagnostische Nuklearmedizin der Organe ermöglicht eine funktionelle Analyse der Abläufe innerhalb des Körpers. Stoffwechsel-, Transport- und Ausscheidungsvorgänge können durch das Verabreichen radioaktiver Stoffe (Radiopharmaka) sichtbar gemacht werden. Allerdings ist die Strahlenbelastung höher als im CT. Zur Anwendung kommen zwei Verfahren.

Die **Myokardszintigraphie** dient zur Untersuchung der Blutversorgung der Herzmuskelzellen und gibt einen Hinweis auf die Vitalität dieser Zellen. Da eine Myokardischämie, eine Unterversorgung des Herzens, in der Regel erst unter Belastung auftritt, wird der Patient bei der Myokardszintigraphie einer körperlichen oder alternativ einer medikamentösen, den Blutdruck steigernden Belastung ausgesetzt. Die radioaktive Flüssigkeit wird während des Höhepunktes der Belastung injiziert und anschließend, nach der Belastung, durch eine spezielle Gammakamera (**SPECT**-Kamera) aufgezeichnet. Nach 2 bis 4 Stunden erfolgt eine erneute Untersuchung im Ruhezustand, für die eine weitere Infusion nötig ist. Das Ergebnis, das sogenannte Szintigramm, wird als Schnittbild dargestellt.

Ein weiteres, sehr ähnliches nuklearmedizinisches Verfahren ist die **Positronen-Emissions-Tomographie (PET)**, bei der ebenfalls radioaktiv markierte Substanzen injiziert werden. Die PET ermöglicht durch eine aufwendigere Aufnahmetechnik eine bessere Erfassung und Darstellung der Aktivitätsverteilung in Schnittbildern in mehreren Schnittebenen.

Da die nuklearmedizinischen Untersuchungen eine gute

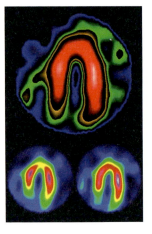

SPECT (Single Photon Emissions ComputerTomography), ein nuklearmedizinisches Schnittbild-Verfahren, mit dem der Stoffwechsel unter Verwendung radioaktiver Substanzen gemessen wird, zum Beispiel zur Beurteilung der Vitalität des Herzmuskels oder Blut-Auswurfleistung bei Patienten mit Herzschrittmachern, die nicht in einem Kernspintomographen untersucht werden können (rot: Aktivitätsverteilung im Herzen / Horizontalschnitt durch das Herz).

funktionelle Analyse ermöglichen, aber eine schlechte anatomische Darstellung bieten, werden die Untersuchungen immer häufiger mit der Computertomographie kombiniert (**PET-CT**). Die mit unterschiedlichen Systemen aufgezeichneten Bilder werden hierbei im Computer übereinandergelagert und ermöglichen somit eine genauere Lokalisationsanalyse. Dies ist vor allem in der Tumordiagnostik von hohem Wert. Neueste Entwicklungen kombinieren die PET auch mit der Magnetresonanztomographie (**PET-MRT**). Inzwischen aber werden die nuklearmedizinischen Verfahren zunehmend ersetzt durch die Kernspintomographie des Herzens (**Kardio-MRT**), da sie überwiegend aussagekräftigere Darstellungen liefern kann.

Transplantation

In bestimmten Fällen, beispielsweise bei einer schweren Herzschwäche (Herzinsuffizienz), bleibt als letzte Möglichkeit der Lebensrettung nur noch die Verpflanzung eines gesunden Spenderherzens. Erstmals gelang eine solche Herztransplantation

1967 dem südafrikanischen Herzchirurgen Christiaan Barnard (1922–2001) am Groote Schuur Hospital in Kapstadt. Der Patient überlebte die Operation 18 Tage. Seither wurden die Transplantationstechniken sowie die Verfahren zur Operationsvorbereitung und zur Nachsorge wesentlich weiterentwickelt. Mittlerweile haben rund 50 Prozent aller Patienten mit einem transplantierten Herzen eine Lebenserwartung von 10 und mehr Jahren.

2009 wurden allein in Deutschland 363 Herztransplantationen durchgeführt, wobei im gleichen Zeitraum mehr als doppelt so viele Patienten zur Transplantation angemeldet und auf eine Warteliste gesetzt wurden. Der internationale Austausch und die Vermittlung der Spenderorgane wird in Deutschland und einigen Nachbarländern über die Stiftung Eurotransplant koordiniert (www.eurotransplant.org). Entscheidend für die Zuweisung eines Spenderorgans sind neben der Übereinstimmung von Blutgruppe, Größe und Gewicht des Spenders und Empfängers auch die Dringlichkeit und die Wartezeit des Patienten. Trotz grenzüberschreitender Zusammenarbeit beträgt sie in Deutschland noch immer rund 18 Monate, unverändert besteht ein eklatanter Mangel an Spenderherzen.

Da ein Großteil der Patienten diese lange Wartezeit nicht überleben würde, kommen zur Überbrückung oftmals mechanische Kunstherzen zum Einsatz. Je nach Entwicklungsgeneration und Einsatzzweck handelt es sich dabei um außen- oder innenliegende Pump- oder Turbinensysteme, die entweder zur Unterstützung an das geschwächte Herz oder direkt an den Blutkreislauf angeschlossen werden. In diesem zweiten Fall wird das schwer geschädigte und bereits entfernte Herz für einen gewissen Zeitraum – bis zur Transplantation eines Spenderherzens – komplett ersetzt. In manchen Fällen kann sich ein geschwächtes Herz durch die Pumpentlastung eines parallel arbeitenden Kunstherzens auch wieder so weit erholen, dass die Transplantation überflüssig wird. Wenn Patienten aufgrund des Alters oder schwerer Begleiterkrankungen für eine Spenderherz-Operation nicht mehr in Frage kommen, können Kunstherzen ein Weiterleben für einige Jahre bei guter Lebensqualität ermöglichen.

Wenn eine Herztransplantation geplant ist, dann muss der gesamte Vorgang von der Entnahme des Spenderherzens über den Transport bis zu Wiedereinsetzung des Organs sehr schnell ablaufen. Denn höchstens 4 Stunden lang bleibt das entnommene Spenderherz außerhalb des Körpers funktionstüchtig. Das heißt, die Organentnahme und die chirurgische Vorbereitung des Empfängers müssen parallel erfolgen. Der eigentliche Verpflanzungsvorgang, das Einsetzen des Spenderherzens, dauert nur etwa eine Stunde. Das Risiko, bei oder kurz nach der Operation zu sterben, liegt inzwischen deutlich unter 10 Prozent.

Im Anschluss an die Herztransplantation unterliegt der Patient zunächst einer intensivmedizinischen Überwachung. Insbesondere gilt es, die Abstoßungsreaktionen des Körpers auf das Spenderherz zu kontrollieren. Zudem treten bei vielen Empfängern anfangs Probleme mit der Nierenfunktion auf. Ursachen hierfür können zum einen Vorschädigungem der Nieren unter anderem aufgrund einer Herzinsuffizienz, zum anderen die Nebenwirkung von Medikamenten sein, die gegen die Abstoßung des Transplantats verabreicht werden. Insgesamt erstreckt sich die stationäre Nachsorge über einen Zeitraum von vier bis acht Wochen. Danach folgt die Überweisung in ein spezialisiertes Rehabilitationszentrum.

Auch wenn die engmaschigen Kontrolluntersuchungen, die fortlaufende Einnahme von verschiedenen Medikamenten und mögliche gesundheitliche Rückschläge das weitere Leben eines Herztransplantierten begleiten, kann er doch Lebensqualität und körperliche Belastbarkeit zurückerlangen. So sind maßvolle sportliche Aktivität, Reisen, die Ausübung vieler Tätigkeiten und weitere Aktivitäten eines normalen Lebens wieder möglich.

Ultraschall

Die Anwendung von Ultraschall in der Herzdiagnostik wird **Echokardiographie** genannt. Man kann sozusagen »Bilder hören«. Durch einen speziellen Schallkopf wird Überschall (Ultraschallwellen) in den Körper gesendet. Die Reflexion durch das Gewebe, das »Echo«, kann der Schallkopf dann wieder auffangen und an ein Messgerät weiterleiten.

Durch spezielle Methoden kann zusätzlich noch ein »Doppler-Effekt« genutzt werden, um den Fluss des Blutes in Richtung und Geschwindigkeit zu ermitteln. Den »Doppler-Effekt« kennt eigentlich jeder: Wenn ein Auto vorbeifährt, ändert sich das Geräusch (die Frequenz). Erst ist das Geräusch höher, und wenn das Auto vorbeigefahren ist, wird das Geräusch tiefer. Dieses sogenannte »Doppler-Verfahren« eignet sich besonders für die Beurteilung der Herzklappenfunktionen.

Bei einer **Duplex-Sonographie,** auch *Farb-Doppler* genannt, können sowohl der Blutfluss des Herzens zum Beispiel an den Herzklappen als auch der Fluss des Blutes getrennt nach Arterien und Venen durch eine Farbkodierung sichtbar gemacht werden. In beiden Gefäßsystemen fließt das Blut in unterschiedlichen Richtungen. Eine farbliche Kodierung macht die Zuordnung des Blutflusses möglich: zum Schallkopf hin – Arterien (rot), vom Schallkopf weg – Venen (blau).

Bei der **Transthorakalen Doppler-Echokardiographie (TTE)** werden die Anatomie und die Funktion des Herzens von außen sichtbar gemacht. Der Schallkopf gleitet in einem wasserhaltigen Gel über den Brustkorb (Thorax). Herzklappen, Muskulatur, Herzkammern und Schlagvolumen sind so unaufwendig beurteilbar.

Eine weitere Untersuchung ist die **Transösophageale Doppler-Echokardiographie,** auch »Schluckecho« genannt. Hierbei wird der Schallkopf über die Speiseröhre direkt hinter das Herz gebracht. Da die Speiseröhre in diesem Bereich direkt neben dem Herzen verläuft, müssen die Schallwellen durch wesentlich weniger Gewebe dringen und können ein klareres und viel genaueres Bild als die transthorakale Untersuchung liefern. Dies ist beispielsweise für die Beurteilung der Klappenfunktion bei einem Verdacht auf Endokarditis wichtig. Die Untersuchung ähnelt einer Magenspiegelung.

Herzmuskelerkrankungen, pathologische Veränderungen der Gefäße, die Funktion von Klappen und Implantaten, Flüssigkeitsansammlung im Herzbeutel, rheumatische Herzklappenerkrankungen, Blutgerinnsel in den Hohlräumen oder Tumoren können so diagnostiziert werden.

Die Innenansicht: Bilder aus dem Körper

Röntgen: Herz und Lunge

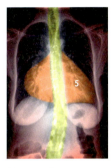

Massiv verbreitertes Herz, das beidseitig das Lungengewebe verdrängt, bei einer ausgeprägten Herzinsuffizienz.

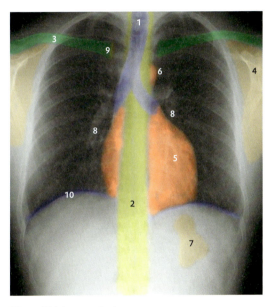

Röntgenbild der gesunden Lunge
Die Lungenflügel rechts und links erscheinen dunkel, der Bauchraum hell.

- 1 – Luftröhre
- 2 – Wirbelsäule
- 3 – Schlüsselbein
- 4 – Schulter
- 5 – Herz (orange)
- 6 – Aortenbogen
- 7 – Magenblase
- 8 – Lungengefäße
- 9 – Schlüsselbeingelenke
- 10 – Zwerchfell

Herzkatheter

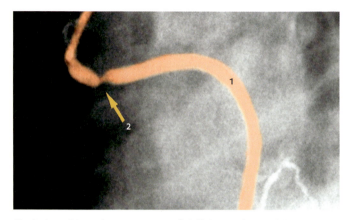

Herzkatheter. Man sieht eine Einengung (Pfeil) des Herzkranzgefäßes nach Kontrastmittelinjektion im Durchleuchtungsbild.
1 Herzkranzgefäß
2 Stenose

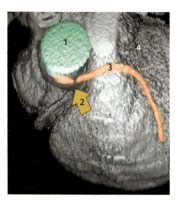

Zum Vergleich:
CT-Angiographie ohne Katheter
1 Aorta
2 Stenose
3 Herzkranzgefäß
4 Herzmuskel

Die Innenansicht: Bilder aus dem Körper

Ultraschall des Herzens

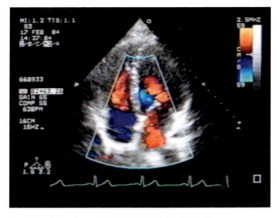
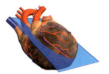

Dopplerechokardiographie-Schnittbild durch das Herz.
Zu sehen sind die unterschiedlichen Geschwindigkeiten und Richtungen des Blutflusses in farbiger Darstellung. Diese Untersuchung wird entweder von außen über den Brustkorb durchgeführt oder mit Hilfe eines sogenannten »Schluckechos«, bei dem die Ultraschallsonde über die Speiseröhre hinter das Herz gebracht wird.

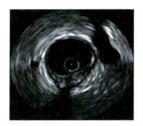
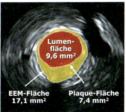

Dieser *intravasale Ultraschall* wird über einen Katheter realisiert.
Die Kamera ist im Schlauch positioniert (links Original, rechts Erklärung).
gelb: Verkalkung
rot: Gefäßdurchmesser

Computertomographie des Herzens (CT)

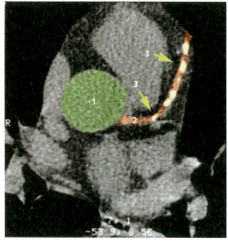

Kardio-CT: Horizontalschnitt
Schnittbild durch die linke Herzkranzarterie
1 Anschnitt Hauptschlagader (Aorta: grün)
2 Linkes Herzkranzgefäß (rot)
3 Plaques (Kalk: gelbe Pfeile)

CT-Angiographie
1+2 Bypässe
3 verkalktes Gefäß

Die Innenansicht: Bilder aus dem Körper

Kernspintomographie des Herzens (MRT)

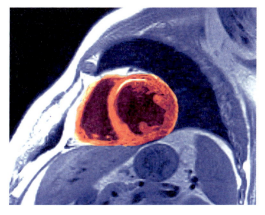

Schräger Blick in das Herz mit Darstellung des Vorhofes und der Kammer (rot). Darüber liegt (dunkelblau) die Lunge, das Herz liegt dem Zwerchfell auf. Man sieht linksseitig die Leber, in der Mitte den Magen und rechtsseitig die Milz. Darunter ist die linke Niere sichtbar.

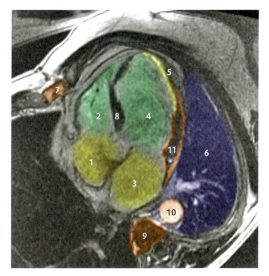

Längsschnitt durch das Herz mit der Sichtbarkeit beider Vorhöfe und beider Herzkammern.
 1+3 Vorhöfe
 2+4 Kammern
 5 Muskulatur der Herzseitenwand (gelb: Seitenwandinfarkt)
 6 Lunge
 7 Brustbein
 8 Herzscheidewand
 9 Wirbelkörper
 10 Aorta
 11 Muskulatur der Herzseitenwand (normal)

Positronen-Emissions-Tomographie (PET)

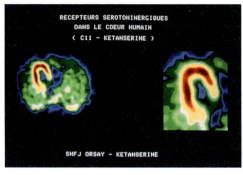
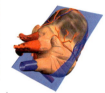

Nach Injektion eines radioaktiven Markers können bestimmte Stoffwechselprodukte im Körper in Schnittbildern sichtbar gemacht werden. Die genaue Zuordnung kann in Kombination mit der Computer- oder Kernspintomographie erfolgen, indem die Bilder überlagert werden. Hier, im horizontalen Schnittbild dargestellt, sind die Serotonin-Andockstellen im Herzen zu sehen. Serotonin gehört zu den »Glückshormonen«.

Magnetokardiographie (MKG)

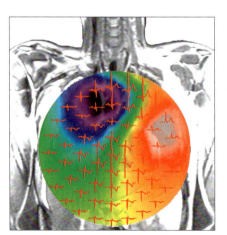

Magnetokardiographische Analyse der Herzerregung. Farblich dargestellt die dreidimensionale Aktivität des Herzens als Magnetic Field Map. Die Signale wurden in einer berührungsfreien Messung mit 61 Registrierungen aufgezeichnet. Die roten Linien stellen die Signalverläufe schematisch dar.

Die Innenansicht: Bilder aus dem Körper

Herz-Kreislauf: Zahlen und Fakten

Allgemeine Kennwerte zum Herz

Herzgewicht
- Das normale Herzgewicht beträgt beim Mann 300–350 Gramm und bei der Frau 250–300 Gramm.
- Trainierte Ausdauersportler können ein Herzgewicht von 500 und mehr Gramm aufweisen.
- Das kritische Herzgewicht beträgt 7–7,5 g/kg Körpergewicht (damit ist die Grenze zur pathologischen Herzvergrößerung mit Funktionseinschränkung erreicht).

Herzvolumen
- Absolutes Herzvolumen: 600–800 ml (Sportler: 900–1300 ml)
- Relatives Herzvolumen: 11–12 ml/kg Körpergewicht (Sportler: 14–17 ml/kg Körpergewicht)
- Kritisches Herzvolumen: 20 ml/kg Körpergewicht

Koronardurchblutung
- Körperliche Ruhe: 0,8–0,9 ml (pro Gramm Herzmuskelgewebe in der Minute)
  Also bei 300 g Herz etwa 250 ml Blut in der Minute
- Belastung: bis auf das 4,5-Fache

Blutdruck

Arterieller Blutdruck (med. Abk. RR)
- Blutdruck in den großen Arterien auf Herzhöhe
- Gemessen mittels Blutdruckmanschette in Millimeter Quecksilbersäule (mm Hg) an der sog. Brachialarterie am Oberarm (Riva-Rocci-Methode)
  Klassifikation nach Ruhe-Blutdruckmesswerten (in mm Hg):
  - Optimal:
    systolisch < 120 und diastolisch < 80
  - Normal:
    systolisch 120–129 und diastolisch 80–84
  - Hoch Normal:
    systolisch 130–139 und diastolisch 85–89
  - Hypertonie (Schweregrad 1):
    systolisch 140–159 und diastolisch 90–99
  - Hypertonie (Schweregrad 2):
    systolisch 160–179 und diastolisch 100–109
  - Hypertonie (Schweregrad 3):
    systolisch ≥ 180 und diastolisch ≥ 110
  - Isolierte systolische Hypertonie:
    systolisch ≥ 140 und diastolisch < 90

Schon bei einer dauerhaften Abweichung des systolischen Ruhe-Blutdrucks um 10 mm Hg nach oben (Referenz: normaler Blutdruck) steigt das Schlaganfallrisiko um rund 30 Prozent.

Herzfrequenz (HF)

- Zahl der Herzschläge pro Minute
  - Normbereich in Ruhe: 50–100 min^{-1}
  - Maximale Herzfrequenz:
    liegt beim Gesunden zwischen 180–220 min^{-1}

Schlagvolumen (SV)

Herzschlag
Blutvolumen, das bei einem Herzschlag ausgeworfen wird:
- Rechte und linke Herzkammer haben ein Schlagvolumen in Ruhe von jeweils 70–100 ml.
- Das Schlagvolumen kann mittels Echokardiographie, Computertomographie und Magnetresonanztomographie, Herzkatheter oder Myokardszintigraphie beobachtet und errechnet werden.
- Das Schlagvolumen ist zum Beispiel herabgesetzt bei Herzmuskelerkrankungen, Klappenerkrankungen und Herzinfarkt.

Herzminutenvolumen (HMV)
Aus dem Schlagvolumen (SV) multipliziert mit der Herzfrequenz lässt sich das sog. Herzminutenvolumen (HMV) errechnen:
- SV (in Ruhe) × HF = HMV = ca. 5 l pro Minute
- Das Herzminutenvolumen von rechter und linker Herzkammer ist beim Gesunden prinzipiell gleich groß.
- Bei körperlicher Anstrengung kann das HMV bis auf das Sechsfache gesteigert werden ($30 l \cdot min^{-1}$).
- Das HMV kann nur indirekt bestimmt/errechnet werden.
- Verringertes HMV in Ruhe z. B.:
  - Bradykardie, ausgeprägte Tachykardie (z. B. Kammerflattern oder Kammerflimmern), Myokardischämie, Klappenschädigungen, erhöhtes (z. B. bei arterieller Hypertonie) oder verringertes enddiastolisches Volumen (z. B. Hohlvenenkompressionssyndrom bei Schwangeren), Schilddrüsenunterfunktion
- Erhöhtes HMV in Ruhe z. B. durch:
  - physiologisch: bei Sportlern
  - pathologisch: Schilddrüsenüberfunktion, Fieber, Schock bei Blutvergiftung

Epidemiologie kardiovaskulärer Erkrankungen

Todesfälle, Erkrankungen, Kosten:
- Jährlich weltweit mehr als 17 Millionen Menschen
- Über 2 Millionen in Europa
- Haupttodesursache in den Industriestaaten
- Deutschland (jährlich):
  - 42 % der Gesamtsterbefälle/Jahr (Nr.1)
  - 15 % der Gesamtausgaben im Gesundheitswesen
  - Mehr als 35 Mrd. € Krankheitskosten
  - 2,8 Millionen stationäre Behandlungen
  - 300 000 Menschen erleiden einen Herzinfarkt, 200 000 einen Schlaganfall, 100 000 versterben am plötzlichem Herztod
  - Mehr als 850 000 diagnostische Herzkatheter und mehr als 300.000 Koronarinterventionen
  - 3 bis 4 % der Bevölkerung leiden unter Schlafapnoe
  - Etwa jeder zweite Deutsche hat einen zu hohen Blutdruck (doppelt so hohe Prävalenzrate im Vergleich zu Nordamerika)

Todesursachen in Deutschland

Sterbefälle insgesamt 2008 nach den 10 häufigsten Todesursachen der International Statistical Classification of Diseases and Related Health Problems

Todesursache	Gestorbene[1] Anzahl	Anteil in %
Chronische ischämische Herzkrankheit	72 683	8,6
Akuter Myokardinfarkt	56 775	6,7
Herzinsuffizienz	48 918	5,8
Bösartige Neubildung der Bronchien und der Lunge	42 319	5,0
Schlaganfall, nicht als Blutung oder Infarkt bezeichnet	26 503	3,1

Todesursache	Gestorbene[1]	
	Anzahl	Anteil in %
Sonstige chronische obstruktive Lungenkrankheit	22 328	2,6
Pneumonie, Erreger nicht näher bezeichnet	21 051	2,5
Hypertensive Herzkrankheit	19 235	2,3
Bösartige Neubildung des Dickdarmes	17 920	2,1
Bösartige Neubildung der Brustdrüse (Mamma)	17 345	2,1

[1] Ohne Totgeborene und ohne gerichtliche Todeserklärungen.
Quelle: Statistisches Bundesamt Deutschland (www.destatis.de)

Hand aufs Herz
Ein Epilog

Nicht jedes Herz, das schmerzt, ist ernsthaft erkrankt oder muss gleich technisch untersucht und medikamentös behandelt werden. Nicht selten wäre den Patienten schon mit einem verständnisvollen Gespräch oder einer Nachfrage geholfen. Kommt doch die Beklemmung der Herzen in vielen Fällen von dem, was auf den Seelen lastet, von Angst, negativem Stress und anderem psychischem Druck, von Irritationen, die kein Gerät aufzeichnen kann. Fast jeder weiß das, und neuere Studien haben es vielfach bewiesen. Das Wissen darum gehört längst in den Bereich fachlicher Selbstverständlichkeiten, einerseits. Aber, so muss man andererseits fragen, wird dem in der alltäglichen Praxis auch immer Rechnung getragen, handeln wir auch danach? Oder sind wir – Hand aufs Herz – nicht allzu oft verführt, uns die vermeintlich sicheren Befunde vom Einsatz der Gerätemedizin zu versprechen? Setzen wir nicht lieber auf die Technik, als dass wir uns auf das langwierigere Gespräch einlassen, uns auf den schwankenden Boden einer sehr persönlichen oder gar psychosozialen Untersuchung begeben, von der anscheinend keine messbaren Ergebnisse, keine eindeutigen »Daten«, keine harten Fakten zu erwarten sind? Und wird das nicht in einem gewissen Sinne sogar von den Patienten so erwartet? Ist es nicht so, dass ihr Vertrauen in die ärztliche Betreuung in dem Maße steigt, in dem sich der technische Aufwand der Behandlung erhöht? Und gilt das nicht umso mehr, wenn es um das zentrale Organ unseres Lebens geht, um das immerfort schlagende Herz?

Jeder Stich, jedes Rasen, jede Beklemmung, die wir da fühlen, weckt Angst in uns. Unversehens geraten wir in Panik. Wir sind alarmiert. Wir wollen die bestmögliche Hilfe und denken dabei zuerst an die technischen Errungenschaften der medizinischen Forschung. Geradezu mythische Erwartungen scheinen sich daran zu knüpfen. Das ist die logische Konsequenz unseres Denkens in einer Epoche, die wie keine zuvor dominiert wird von den großartigen Erfolgen technischer Entwicklung. Was sie der Medizin gebracht hat, steht außer Frage; die Rettung unzähliger Menschenleben wäre ohne sie, ohne Röntgen, ohne Schnittbildtechnologie oder Herzkatheter undenkbar. Nicht zu reden von den Träumen, zu denen etwa die Möglichkeit der Herztransplantation verführt. Wer in der Lage ist, nicht nur die verschlissenen Gelenke, Hüfte und Knie, sondern auch das zentrale Organ, den Motor des Lebens, das Herz, auszutauschen, der muss den Tod immer weniger fürchten.

Und dennoch birgt das Ganze, diese unbewusst wachsende Bevorzugung des technisch Machbaren in der Medizin, auch Gefahren in sich. Wo sie zur Fixierung wird, kann sie Irrtümern Vorschub leisten, gerade bei der Behandlung von Herzbeschwerden. Auch Frauen in der Menopause oder anderen Situationen hormonbedingter Störungen können unter Herzirritationen oder Blutdruckveränderungen leiden.

Nicht jede Störung des Rhythmus, nicht alles Herzleiden, nicht jeder Herzschmerz lässt sich technisch nachweisen. Moderne Diagnostik allein gibt keine absolute Sicherheit und muss stets eingebunden sein in die ganzheitliche Bewertung der Beschwerden.

Lange vor den Ärzten haben die Künstler, die Dichter, die Philosophen geahnt und herausgefunden, dass das Herz mehr sein muss als ein funktionierender Muskel. Hier, in der gefühlten Mitte des Körpers, im schlagenden Zentrum des Lebens, formulierten sie, kann auch der Sitz der Seele vermutet werden. Und ohne sie, ohne die Seele, ist das Herz nicht zu verstehen, sein Leiden nicht zu ergründen. Nicht bei jedem Patienten, der mit Herzstechen und Panikattacken ins Krankenhaus kommt, müssen das EKG oder die Katheteruntersuchung auffällige Ergeb-

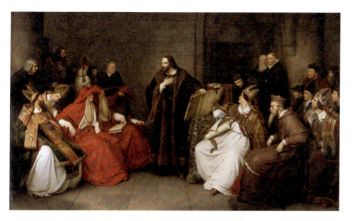

Der böhmische Theologe und Reformer Johann Hus (1369–1415) auf dem Konstanzer Konzil 1414. Mit der Hand auf dem Herzen stand er für seine Überzeugung ein. Das Konzil verurteilte ihn zum Feuertod.

nisse zeigen. Noch immer wird viel zu selten bedacht, dass das Herz auch ein Schmerzorgan der Psyche ist und als solches reagieren kann. Funktionelle Beschwerden, verursacht etwa durch negativen Stress, Angst oder Depression sowie durch Stoffwechsel- oder hormonell bedingte Regulationsstörungen, sind nach wie vor eine weithin unterschätzte Gefahr, deren technisch gestützte Fehldiagnose Krankheiten – nicht nur des Herzens – mit schlimmsten Konsequenzen nach sich ziehen kann.

Geradezu sprichwörtlich geworden ist der »Heldentod der Führungskräfte«, will sagen der Herzinfarkt stressgeplagter Manager. Unterdessen wissen wir allerdings, dass es heute gar nicht mehr die Manager sind, die diese traurige Statistik anführen. Die Zahlen belegen vielmehr: Das tödliche Herzinfarktrisiko eines Arbeiters am Fließband ist dreimal so hoch wie das seines gleichaltrigen Direktors. Überhaupt sind es mittlerweile die sozial benachteiligten Menschen, die Gefahr laufen, einen Herzinfarkt zu bekommen, weil sie sich weniger bewusst ernähren, seltener Sport treiben, häufiger übergewichtig sind, öfter rauchen und viel weniger selbstbestimmt leben.

Chronischer *Job Strain* beispielsweise, also der emotional belastende Stress, am Arbeitsplatz nicht das in Selbstverantwortung realisieren zu können, was den eigenen Fähigkeiten und Wünschen entspricht, steigert das Risiko, eine Herzerkrankung oder gar einen Herzinfarkt zu erleiden, um ein Vielfaches. Ganz anders dagegen das Bild bei den Spitzenmanagern, die über die Jahre immer gesundheitsbewusster geworden sind. Manche von ihnen leisten sich inzwischen sogar ihren eigenen Fitnesstrainer. Andere schaffen es auch so, trotz vollem Zeitplan und Wirtschaftskrise noch regelmäßig Sport zu treiben und sich gesund zu ernähren, ihr Herz mit Vernunft zu schonen.

Dieser Vergleich soll aber keineswegs darauf hinauslaufen, die eine gegen die andere Gesellschaftsschicht auszuspielen oder gar den persönlichen Fitnesstrainer zum gesellschaftlichen Ideal zu erheben. Darum geht es nicht. Zu verdeutlichen war nur eine Entwicklung, die zeigt, dass unsere Herzprobleme vielfältige, nicht immer organisch bedingte und datenmäßig erfassbare Ursachen haben. Darüber müssen wir nachdenken, dem müssen wir ärztlich Rechnung tragen. Über eine Million Links- und Rechtsherzkatheteruntersuchungen pro Jahr allein in Deutschland (Tendenz steigend) sind zwar eine stolze, aber auch kritisch zu betrachtende Zahl, bedenkt man, wie viele therapeutische Gespräche, wie viele weiterführende Untersuchungen anderer Organe oder Behandlungen dafür womöglich unterblieben sind. Allerdings würde eine Politik, die generell die technischen Leistungen (aus Kostengründen) in Frage stellt oder sie mitunter als zu innovativ diskreditiert, ebenso wenig weiterführen. Angesichts der Zunahme von »Herzbeschwerden« in allen Gesellschaftsschichten muss aber eine Praxis alarmieren, in der eine Vielzahl von Patienten fließbandmäßig oder technologisch abgefertigt wird. Das können wir uns auf Dauer nicht leisten, nicht als Gesellschaft und nicht als Ärzte. Denn: Jedes Herz, das schmerzt, braucht immer und zuerst menschliche Zuwendung; einen Katheter oder andere technische Verfahren dagegen braucht es seltener.

Weiterführende Informationen
Linkliste Gesundheit und Herz-Kreislauf

Allgemein

Deutschland
Bundesministerium für Gesundheit – http://www.bmg.bund.de
Bundeszentrale für gesundheitliche Aufklärung – http://www.bzga.de
Statistisches Bundesamt Deutschland – http://www.destatis.de
Die Gesundheitsberichterstattung des Bundes – http://www.gbe-bund.de
Spitzenverband der Gesetzlichen Krankenversicherung – http://www.gkv-spitzenverband.de
Bundesvereinigung Deutscher Apothekerverbände (ABDA) – http://www.abda.de
Patienteninformationen der Bundesärztekammer und der kassenärztlichen Bundesvereinigung – http://www.patienten-information.de
Robert Koch Institut – http://www.rki.de
Deutsches Grünes Kreuz e. V. – http://dgk.de
Deutsche Gesellschaft für Kinder- und Jugendmedizin e. V. – http://www.dgkj.de

Österreich
Bundesministerium für Gesundheit – http://www.bmgfj.gv.at
Gesundheit Österreich GmbH – http://www.goeg.at
Österreichische Gesellschaft für Kinder- und Jugendheilkunde – http://www.docs4you.at
Initiative Der Österreichische Patient – http://www.oesterreichischerpatient.at

Schweiz
Bundesamt für Gesundheit – http://www.bag.admin.ch

Übergreifende Informationen zu Herz und Kreislauf

Deutschland
Deutsche Herzstiftung – http://www.herzstiftung.de/
Deutsche Gesellschaft für Kardiologie-,
 Herz- und Kreislaufforschung e. V. – http://www.dgk.org
European Society of Cardiology – http://www.escardio.org
World Heart Federation – http://www.world-heart-federation.org
Lifeline Medizin im Internet – www.lifeline.de/herzinfarkt/home.html

Österreich
Österreichischer Herzverband – http://www.herzverband.at
Österreichische Kardiologische Gesellschaft – http://www.atcardio.at
Österreichischer Herzfonds – http://www.herzfonds.at
Interessensgemeinschaft Herz – http://www.herzschutz.at

Schweiz
Schweizerische Herzstiftung – http://www.swissheart.ch
Schweizerische Gesellschaft für Kardiologie – http://www.swisscardio.ch

Arzt- und Zentrensuche

Deutschland
Herzführer der Deutschen Gesellschaft für Kardiologie – Herz- und
 Kreislaufforschung e. V. – http://www.dgk-herzfuehrer.de
Kinderherzführer der Kinderherzstiftung –
 http://www.kinder-herzstiftung.de/kinderherzfuehrer.php
Zertifizierte Einrichtungen zur Versorgung von Patienten mit unklaren
 Brustschmerzen in Deutschland (Chest Pain Units – Deutsche Gesell-
 schaft für Kardiologie – Herz- und Kreislaufforschung e. V.) –
 http://cpu.dgk.org
Zertifizierte Einrichtungen zur Versorgung von Schlaganfallpatienten
 in Deutschland (Stroke-Units – Deutsche Schlaganfall Gesellschaft) –
 http://www.dsg-info.de (unter: »Stroke Units«)
Herzchirurgische Zentren in Deutschland (Deutsche Gesellschaft für
 Thorax-, Herz- und Gefäßchirurgie) –
 http://www.dgthg.de (unter: »Übersicht Herzzentren«)
Kinderherzchirurgische Zentren in Deutschland (Deutsche Gesellschaft
 für Thorax-, Herz- und Gefäßchirurgie) –
 http://www.dgthg.de (unter: »Übersicht Herzzentren«)

Österreich
Adressen bitte erfragen bei der Österreichischen Kardiologischen
 Gesellschaft – http.www.atcardio.at

Schweiz
Adressen bitte erfragen bei der Schweizerischen Gesellschaft für
 Kardiologie – http.www.swisscardio.ch

Blutdruck

Deutsche Hypertonie Gesellschaft / Deutsche Hochdruckliga e. V. –
 http://www.hochdruckliga.de
Deutsche Gesellschaft für Nephrologie – http://www.dgfn.eu

Blutgefäße und Schlaganfall

Deutsche Gesellschaft für Angiologie,
 Gesellschaft für Gefäßmedizin e. V. – http://www.dga-online.org
Deutsche Gesellschaft für Gefäßchirurgie und Gefäßmedizin e. V. –
 http://www.gefaesschirurgie.de
Deutsche Gesellschaft für Thorax-, Herz- und Gefäßchirurgie –
 http://www.dgthg.de
Deutsche Liga zur Bekämpfung von Gefäßkrankheiten e. V. –
 http://www.deutsche-gefaessliga.de
Deutsche Gesellschaft für Phlebologie – http://www.phlebology.de
Deutsche Schlaganfall Gesellschaft – http://www.dsg-info.de
Stiftung Deutsche Schlaganfallhilfe – http://www.schlaganfall-hilfe.de/

Kinderkardiologie und Herzfehler

Kinderherzstiftung (Teil der Deutschen Herzstiftung) –
 http://www.kinder-herzstiftung.de
Deutsche Gesellschaft für Pädiatrische Kardiologie e. V. –
 http://www.kinderkardiologie.org
Kompetenznetz Angeborene Herzfehler –
 http://www.kompetenznetz-ahf.de
Bundesverband Herzkranke Kinder e. V. – http://www.bvhk.de/

Labor

Lab Tests Online (Ein öffentliches Informationsportal zur medizinischen
 Labordiagnostik von Fachexperten) – http://www.labtestonline.de
Öffentliches Gesundheitsportal Österreichs –
 https://www.gesundheit.gv.at
Laborlexikon – http://www.laborlexikon.de

Organspende und Transplantation
BZgA – Organspende – http://www.organspende-info.de
Deutsche Stiftung Organtransplantation – http://www.dso.de
Deutsche Transplantationsgesellschaft e. V. – http://www.d-t-g-online.de
Eurotransplant International Foundation – http://www.eurotransplant.org

Patientenverfügung
Bundesministerium der Justiz –
    http://www.bmj.bund.de/enid/3482e2f8c041cd9affb8dbb21e2ed901,0/
    Publikationen/Patientenverfuegung_oe.html

Prävention, Rehabilitation und Ernährung
Deutsche Gesellschaft für Prävention und Rehabilitation von
    Herz-Kreislauferkrankungen e. V. – http://www.dgpr.de
Deutsche Gesellschaft für Sportmedizin und Prävention e. V. –
    http://www.dgsp.de
Sport pro Gesundheit (Deutscher Olympischer Sportbund) –
    http://sportprogesundheit.de
Deutsche Gesellschaft für Ernährung e. V. – http://www.dge.de
Deutsche Gesellschaft für Ernährungsmedizin e. V. – http://www.dgem.de
Deutsches Ernährungsberatungs- und -informationsnetz (DEBInet) –
    http://www.ernaehrung.de
Deutsche Adipositas Gesellschaft – http://www.adipositas-gesellschaft.de
Deutsche Gesellschaft zur Bekämpfung von Fettstoffwechselstörungen
    und ihren Folgeerkrankungen e. V. (DGFF) – http://www.lipid-liga.de
Deutsche Diabetes Gesellschaft – http://www.ddg.info
Deutsche Diabetes-Stiftung – http://www.diabetesstiftung.de
diabetesDE – http://www.diabetesde.org

Statistiken zum Thema Herz
Statistische Daten zum Thema Herz (Herzberichte von
    Herrn Dr. Ernst Bruckenberger) – http://www.bruckenberger.de/

Wiederbelebung und Erste Hilfe
Deutscher Rat für Wiederbelebung e. V. – http://www.grc-org.de
Deutsches Rotes Kreuz e. V. –
    http://ftp.drk.de/frameset.htm? http://ftp.drk.de/erstehilfe

Glossar zu herzmedizinischen Begriffen
Lifeline Medizin im Internet – www.lifeline.de/herzinfarkt/home.html
    (unter: Rubrik »Service – Glossar«)

Abkürzungsverzeichnis

Angio	Angiographie
AT III	Antithrombin III
ARF	akutes rheumatisches Fieber
BE	Broteinheit
BMI	Body Mass Index
BPOP	Bypassoperation
CPSS	Cincinatti Prehospital Stroke Scale (Kurztest bei Verdacht auf Schlaganfall)
CT	Computertomographie
CTA	Computertomographie-Angiographie (CT-Angiographie)
DES	Drug Eluting-Stents (medikamentenbeschichtete Stents)
DSA	Digitale Subtraktionsangiographie
EKG	Elektrokardiogramm
HDL-Cholesterin	High Density Lipoprotein
HI	Herzinfarkt
i. v.	intravenös
Kardio-MRT	Kernspintomographie des Herzens
KHK	koronare Herzkrankheit
LDH	Laktatdehydrogenase
LDL-Cholesterin	Low Density Lipoprotein
LHK	Linksherzkatheter
Lyse	Thrombolyse-Behandlung
MKG	MagnetoKardioGraphie
MRA	Magnetresonanzangiographie
MRT	Magnetresonanztomographie (Kernspintomographie)
Nitro	Nitroglyzerin
OP	Operation
pAVK	periphere arterielle Verschlusskrankheit
PET	Positronen-Emissions-Tomographie

PET-CT	Positronen-Emissions-Tomographie kombiniert mit Computertomographie
PET-MRT	Positronen-Emissions-Tomographie kombiniert mit Magnetresonanztomographie
PTCA	Perkutane Transluminale Coronare Angioplastie
RHK	Rechtsherzkatheter
RR	Der mit der Manschette am Oberarm »nach Riva-Rocci« gemessene Blutdruck wird »RR« abgekürzt
Sono	Sonographie (Ultraschall)
SPECT	Single Photon Emission Computed Tomography (nuklearmedizinische Untersuchung)
TIA	transitorische ischämische Attacken (ggf. Vorstufe eines Schlaganfalls)
TTE	Transthorakale Doppler-Echokardiographie

Literatur

Das Herz im Kontext der Kulturen in Philosophie, Religion und Ästhetik

Agarwala, Atul; Moebus, Oliver: Der frühindische Gedanke vom bewohnten Herzen, in: Berkemer, Georg; Rappe, Guido (Hgg.): Das Herz im Kulturvergleich. Lynkeus, Studien zur Neuen Phänomenologie, Bd. 3, Berlin 1996, 121–142.

Assmann, Jan: Zur Geschichte des Herzens im Alten Ägypten, in: Berkemer, Georg; Rappe, Guido (Hgg.): Das Herz im Kulturvergleich. Lynkeus, Studien zur Neuen Phänomenologie, Bd. 3, Berlin 1996, 143–172.

Barthel, Thomas S.: Das Herzopfer in Altmexiko, in: Dr. Karl Thomae GmbH (Hg.): Das Herz 1: Im Umkreis des Glaubens, Biberach an der Riss 1965, 51–80.

Berg, Werner: Das Herz im altägyptischen und alttestamentlichen Glauben, in: Geerlings, Wilhelm; Mügge, Andreas (Hgg.): Das Herz. Organ und Metapher, Paderborn, München, Wien, Zürich 2006, 107–132.

Berkemer, Georg; Rappe, Guido (Hgg.): Das Herz im Kulturvergleich. Lynkeus, Studien zur Neuen Phänomenologie, Bd. 3, Berlin 1996.

Biesterfeldt, Hans Hinrich: Qalb: Das liebende, erkennende, glaubende Herz im mittelalterlichen Islam, in: Geerlings, Wilhelm; Mügge, Andreas (Hgg.): Das Herz. Organ und Metapher, Paderborn, München, Wien, Zürich 2006, 215–230.

Boyadjian, Noubar: Das Herz. Seine Geschichte, seine Symbolik, seine Ikonographie und seine Krankheiten, Antwerpen 1980.

Brunner, Hellmut: Das Herz im ägyptischen Glauben, in: Dr. Karl Thomae GmbH (Hg.): Das Herz 1: Im Umkreis des Glaubens, Biberach an der Riss 1965, 81–106.

Condrau, Gion; Gassmann, Marlis: Das verletzte Herz, Zürich² 1990.

Eichhorn, Werner: Das Herz im chinesischen Denken, in: Dr. Karl Thomae GmbH (Hg.): Das Herz 3: Im Umkreis des Denkens, Biberach an der Riss 1969, 53–86.

Eschmann, Ernst Wilhelm: Das Herz in Kult und Glauben, in: Dr. Karl Thomae GmbH (Hg.): Das Herz 1: Im Umkreis des Glaubens, Biberach an der Riss 1965, 9–50.

Franz, Ansgar: »Dem Herzen Jesu singe mein Herz mit Liebeswonn«. Das Herz Jesu, zerrissen zwischen Frömmigkeit und Politik, in: Geerlings, Wilhelm; Mügge, Andreas (Hgg.): Das Herz. Organ und Metapher, Paderborn, München, Wien, Zürich 2006, 149–170.

Geerlings, Wilhelm: Rechts, wo das Herz sitzt. Die Kirche aus der Seitenwunde Christi, in: Geerlings, Wilhelm; Mügge, Andreas (Hgg.): Das Herz. Organ und Metapher, Paderborn, München, Wien, Zürich 2006, 89–106.

Geerlings, Wilhelm; Mügge, Andreas (Hgg.): Das Herz. Organ und Metapher, Paderborn, München, Wien, Zürich 2006.

Hauses, Regina: Das Herz als Unterscheidungsmerkmal zwischen Christen und

Juden. Beobachtungen zu Tertullians *Adversos Iudaeos*, in: Geerlings, Wilhelm; Mügge, Andreas (Hgg.): Das Herz. Organ und Metapher, Paderborn, München, Wien, Zürich 2006, 195–214.

Høystad, Ole Martin: Kulturgeschichte des Herzens. Von der Antike bis zur Gegenwart, Köln, Weimar, Wien 2006.

Mannebach, Hermann: Hundert Jahre Herzgeschichte, Entwicklung der Kardiologie 1887–1987. Berlin 1988

Morus [Lewinsohn, Richard]: Eine Weltgeschichte des Herzens. Erotik, Symbolik, Chirurgie, Physiologie, Psychologie, Hamburg 1959.

Müller, Irmgard; Schulze, Christian: Das Herz als anatomisches und theologisches Thema im Mittelalter, in: Geerlings, Wilhelm; Mügge, Andreas (Hgg.): Das Herz. Organ und Metapher, Paderborn, München, Wien, Zürich 2006, 133–148.

Nager, Frank: Das Herz als Symbol, Basel 1993.

Richstätter, Karl: Die Herz-Jesu-Verehrung des deutschen Mittelalters, Regensburg 1924.

Schipperges, Heinrich: Die Welt des Herzens. Sinnbild, Organ, Mitte des Menschen, Frankfurt am Main, 1989.

Schott, Heinz (Hg.): Meilensteine der Medizin, Dortmund 1996.

Stierli, Josef (Hg.): Cor Salvatoris. Wege zur Herz-Jesu-Verehrung, Freiburg im Breisgau 1954.

Thomae GmbH, Dr. Karl (Hg.): Das Herz, Bde. 1–3, Biberach an der Riss 1965–1969.

Veit, Ludwig: Das Herz. Symbol, Allegorie und Emblem. Cor humanum 5, Nürnberg 1983.

Walzer, Albert: Das Herz im christlichen Glauben, in: Dr. Karl Thomae GmbH (Hg.): Das Herz 1: Im Umkreis des Glaubens, Biberach an der Riss 1965, 107–148., Philosophie

Allgemein Herz-Kreislauf-Erkrankungen

Bjarnason-Wehrens, B., et al. (2009): Leitlinie körperliche Aktivität zur Sekundärprävention und Therapie kardiovaskulärer Erkrankungen. Deutsche Gesellschaft für Prävention und Rehabilitation kardiovaskulärer Erkrankungen e. V. In: *Clinical Research in Cardiology* (Suppl. 4): 1–44 (http://www.dgpr.de/leitlinien-empfehlungen-positionspapiere.html)

Bruckenberger, E. (2009): Herzbericht 2008 mit Transplantationschirurgie. Hannover: Dr. Ernst Bruckenberger

Bundesministerium für Bildung und Forschung (2006): Herz in Gefahr? Ursachen, Prävention, Therapie – Ergebnisse der Herzkreislaufforschung. Bonn, Berlin: BMBF

Deutsche Hochdruckliga e. V. (DHL); Deutsche Hypertonie Gesellschaft (2005): Leitlinien zur Diagnostik und Behandlung der arteriellen Hypertonie. In: *Nieren- und Hochdruckkrankheiten* 34 (11): 481–498

Deutsche Herzstiftung, Publikationen. Frankfurt am Main

Deutsche Stiftung Organtransplantation (2009). *Herztransplantation.* http://www.dso.de (Zugriff: 04.04.2010)

Frohn, Birgit; Dibbert, Hans-Jürgen: Rezeptfrei heilen. München 2007

Gahery, Y.; Vigiera, D. (1974): Inhibitory effects in the cuneate nucleus produced by vago-aortic afferent fibers. In: Brain Research 75 (2): 241–246.

Glaeske, G.; Schicktanz, C.; Janhsen, K; (2009): GEK-Arzneimittel-Report.

St. Augustin: Asgard-Verlag. Schriftenreihe zur Gesundheitsanalyse, Band 68

Grönemeyer, Dietrich: Das neue Hausbuch der Gesundheit. Reinbek 2008

Häussler, B.; Höer, A.; Hempel, E.; Storz, P. (2008): Arzneimittel-Atlas 2008. Arzneimittelverbrauch in der GKV. München: Urban & Vogel GmbH

Dietel, Manfred; Suttorp, Norbert; Zeitz, Martin (Hgg.): Harrissons Innere Medizin, Berlin 2009

Herold, Gerald: Innere Medizin. Köln 2010

European Heart Network (2009): Prävention von Herz-Kreislauf-Erkrankungen in Europa – viel erreicht, noch viel zu tun. EuroHeart Arbeitspaket 5: nationale Pläne, Richtlinien und Maßnahmen zur Förderung von Herz-Kreislauf-Gesundheit und Prävention von Herz-Kreislauf-Erkrankungen. www.ehnheart.org (Zugriff: 26.06.2010)

Liberopoulos, E. N., et al. (2008): Compliance with lipid-lowering therapy and its impact on cardiovascular morbidity and mortality. In: *Expert Opinion on Drug Safety* 7 (6): 717–725

Lyons, Albert S.; Petrucelli R. Joseph: Medicine. An Illustrated History. New York 1987

Mackay, J.; Mensah, G.: The Atlas of Heart Disease and Stroke. World Health Organization. Brighton, U.K.: 2004

May, U.; Kötting, C.; Cheraghi, T. (2010): Non-compliance als gesundheitspolitische Nebenwirkung – Demoskopie und Problemanalyse am Beispiel der Rabattverträge. In: Pharmazeutische Zeitung Online – www.pharmazeutische-zeitung.de

Mensink, G. B. M. (1999): Körperliche Aktivität. Bundesgesundheitssurvey 1998. Stuttgart: Georg Thieme Verlag KG, Sonderheft 61: http://www.thieme.de/fz/22125.html

Oswalt, I. (2001): Medikamente: Wechselwirkungen mit Grapefruitsaft. Frankfurt am Main: Deutsche Herzstiftung

Pamplona Roger, Jorge D: Enciclopedia de los Alimentos. Madrid 1999

Prugger, C.; Heuschmann, P. U.; Keil, U. (2006): Epidemiologie der Hypertonie in Deutschland und weltweit. In: *Herz* 31 (4): 287–293

Riede, U. N.; Werner, M.; Freudenberg, N.: Basiswissen allgemeine und spezielle Pathologie. Heidelberg 2009, Kap. 22, 225

Schlafapnoe – www.lungenaerzte-im-netz.de (Zugriff: 26.06.2010)

Scholte op Reimer, W.; Simoons, M. L.; Boersma, E.; Gitt, A. K. (2006): Euro Heart Survey. Cardiovascular Diseases in Europe. Sofia Antipolis, Frankreich: European Society of Cardiology

Schottdorff-Timm, Christine; Maier, Volker: Laborwerte. Gesundheit in Zahlen. München

Statistisches Bundesamt Deutschland. www.destatis.de (Zugriff: 25.05.2010)

Stiftung Deutsche Schlaganfall Hilfe. www.schlaganfall-hilfe.de (Zugriff: 12.06.2010)

Thews, G.; Vaupel, P.: Vegetative Physiologie. Berlin, Heidelberg (1997), 3. Auflage

Ulbrich, M.; Dorwarth, U.; Reithmann, C.; Steinbeck, G. (2007): Lebensbedrohliche Herzrhythmusstörungen. In: Meinertz, T.; Oswalt, I.; Horst, R. (Hgg.) Herzrhythmusstörungen heute. Frankfurt am Main: Deutsche Herzstiftung, 75–81

Vallbracht, C.; Kaltenbach, M. (Hgg.) (2006): Herz Kreislauf kompakt. Darmstadt 2006

Wonisch, M. et al. (2003): Spiroergometrie in der Kardiologie – Grundlagen der Physiologie und Terminologie. In: *Journal für Kardiologie – Austrian Journal of Cardiology* 10 (9): 383–390

World Health Organization (2005): Avoiding Heart Attacks and Strokes: Don't be a victim – protect yourself. Genf: WHO

World Heart Federation: Go red for women – www.world-heart-federation.org (Zugriff: 26.06.2010)

Angina Pectoris

Dietz, R.; Rauch, B. (2003): Leitline zur Diagnose und Behandlung der chronischen koronaren Herzerkrankung der Deutschen Gesellschaft für Kardiologie – Herz- und Kreislaufforschung (DGK). *Zeitschrift für Kardiologie* 92: 501–521

Mazhar, R.: Vom großen Knall zum Dauerbrenner. Österreichischer Herzverband: www.herzverband.at (Zugriff: 23.03.2010)

Meyer, J.; Breithard, G.: Erbel, R.; Erdmann, E.; Gohlke, H.; Hanrath, P.; Sonntag, F.; Steinbeck, G. (1998): Leitlinie: Koronare Herzkrankheit / Angina pectoris. *Zeitschrift für Kardiologie* 87: 907–911

Nobel Versammlung am Karolinska Institut (1998): Pressemitteilung im Rahmen der Verkündung der Nobel Preis Gewinner in der Kategorie Physiologie und Medizin. http://nobelprize.org/nobel_prizes/medicine/laureates/1998/press.html (Zugriff: 23.03.2010)

Schwermund, A., et al. (2004): Die vulnerable Plaque – Bedeutung und Möglichkeiten zur Detektion. Pressemitteilung Deutsche Gesellschaft für Kardiologie – Herz- und Kreislaufforschung

Walther, C.; Gielen, S.; Schuler, G. (2005): Unterschätzt: die Effekte von Bewegung. Bewegung und Sport bei koronarer Herzkrankheit. Frankfurt am Main: Deutsche Herzstiftung e.V., Sonderdruck

Arteriosklerose

Hamm, C.: Was ist die koronare Herzkrankheit? In: Meinertz, T.; Oswalt, I.; Horst, R. (Hgg.): Medikamente, Stents, Bypass: Therapie der koronaren Herzkrankheit. Frankfurt am Main 2007. Deutsche Herzstiftung, 5–14

Meinertz, T. Arteriosklerose. In: Vallbracht, C.; Kaltenbach, M. (Hgg.): Herz Kreislauf kompakt. Darmstadt 2006, Kap. 3, 21–29

Schweizerische Herzstiftung. Krankheitsfonds »Atherosklerose«. www.swissheart.ch (Zugriff: 25.03.2010)

Statistisches Bundesamt Deutschland. Thema: Gesundheit. www.destatis.de (Zugriff: 25.03.2010)

Auskultation

Erbel, R. (2006): Auskultation, Röntgen, EKG. Vorlesung Innere Medizin. Uniklinikum Essen. http://www.medizin.uni-essen.de/cardio/ (Zugriff: 01.04.2010)

Kaltenbach, M.: Anamnese und körperliche Untersuchung. In: Vallbracht, C., Kaltenbach, M. (Hgg.): Herz Kreislauf kompakt. Darmstadt 2006, Kap. 2, 11–19

Kieback, A.G. (2008): Herz und Gefäße – Koinzidenz kardialer und vaskulärer Erkrankungen. Vortrag Ostsee-Herztage. Gesellschaft der Internisten Mecklenburg-Vorpommerns e.V. http://www.gdi-mv.de (Zugriff: 01.04.2010)

Peuker, E.T.; Filler, T.J.; Pera, F.M.: Brustkorb, Thorax und Brustraum, Cavitas thoracis mit Zwerchfell, Diaphragma. In: Fanghänel, J.; Pera, F.; Anderhuber, F.; Nitsch, R. (Hgg.): Waldeyer Anatomie des Menschen. Berlin 2003, Kap. 10, 876

René-Théophile-Hyacinthe Laënnec. www.whonamedit.com (Zugriff: 01.04.2010)
Sakula, A. (1981). Joseph Skoda 1805–81: A Centenary Tribute To a Pioneer of Thoracic Medicine [Abstract]. In: *Thorax* 36: 404–411

Ballondilatation und Stent

Kaltenbach, M. (2005). Fortschritte der Medizin: Ballondilatation. Frankfurt am Main: Deutsche Herzstiftung
Voigtländer, T. (2007). Therapie der koronaren Herzkrankheit: Stents. In: Meinertz, T.; Oswalt, I.; Horst, R. (Hgg.): Medikamente, Stents, Bypass. Therapie der koronaren Herzkrankheit. Frankfurt am Main: Deutsche Herzstiftung, 24–33

Bypass

Beyersdorf, F. (2007). Die Bypassoperation: was heute möglich ist. In: Meinertz, T.; Oswalt, I.; Horst, R. (Hgg.): *Medikamente, Stents, Bypass. Therapie der koronaren Herzkrankheit*. Frankfurt am Main: Deutsche Herzstiftung, 34–41

Defibrillator

Defibrillator (ICD) Deutschland e. V. (Bundesverband der Defi (ICD) Selbsthilfegruppen) – www.defibrillator-deutschland.de (Zugriff: 18.06.2010)
Jung, W., et al. (2006): Leitlinien zur Implantation von Defibrillatoren. In: *Clinical Research in Cardiology* 95: 696–708
Pitschner, H. F. (2006): Kleines Herzschrittmacher- und Kardioverter/Defibrillator-Brevier. In: Vallbracht, C.; Kaltenbach, M. (Hgg.): Herz Kreislauf kompakt. Darmstadt 2006, Kap. 15, 411–414
Plötzlicher Herztod – Informationen zu Erkrankungen – www.medtronic.de (Zugriff: 18.06.2010)
Trappe, H-J. (2007): Schutz vor dem plötzlichen Herztod: der Defibrillator. In: Meinertz, T.; Oswalt, I.; Horst, R. (Hgg.): Herzrhythmusstörungen heute. Frankfurt am Main: Deutsche Herzstiftung, 82–87
Ulbrich, M.; Dorwarth, U.; Reithmann, C.; Steinbeck, G. (2007): Lebensbedrohliche Herzrhythmusstörungen. In: Meinertz, T., Oswalt, I., Horst, R. (Hgg.): Herzrhythmusstörungen heute. Frankfurt am Main: Deutsche Herzstiftung, 75–81

Entzündliche Erkrankungen des Herzens

Geisler, L. (1999). Innere Medizin. 17. Aufl. Stuttgart/Berlin/Köln: Kohlhammer Pflege, Kap. 2 online: www.linus-geisler.de (Zugriff: 26.03.2010)
Kuhn, H., Lawrenz, T., Beer, G. (2006). Herzmuskelerkrankungen. In: Vallbracht, C., Kaltenbach, M. (Hgg.): Herz Kreislauf kompakt. Darmstadt: Steinkopff Verlag, Kap. 13, 307–353
Meinertz, T. (2008). Wie entdeckt man einen Herzklappenfehler, Prof. Meinertz? In: Oswalt, I., Horst, R., Meinertz, T. (Hgg.): Herzklappenerkrankungen heute. Frankfurt am Main: Deutsche Herzstiftung, 4–9
Naber, C.K., Gohlke-Bärwolf, C. (2008). *Achtung Endokarditis!* In: Oswalt, I., Horst, R., Meinertz, T. (Hgg.): Herzklappenerkrankungen heute. Frankfurt am Main: Deutsche Herzstiftung, 18–23

Herzfehler

Filler, T. J., et al. Allgemeine Anatomie. In: Fanghänel, J.; Pera, F.; Anderhuber, F.; Nitsch, R. (Hgg.): *Waldeyer Anatomie des Menschen*. Berlin 2003, Kap. 2, 51–52

Garg, P., et al. (2010): Lack of Association between Migraine Headache and Patent Foramen Ovale. In: *Circulation* 121: 1406–1412

Gersony, W. M.; Gersony, D. R. (2010): Editorial: Migraine Headache and the Patent Foramen Ovale. In: *Circulation* 121: 1377–1378

Peuker, E. T.; Filler, T. J.; Pera, F. M. Brustkorb, Thorax und Brustraum, Cavitas thoracis mit Zwerchfell, Diaphragma. In: Fanghänel, J.; Pera, F.; Anderhuber, F.; Nitsch, R. (Hgg.): *Waldeyer Anatomie des Menschen*. Berlin 2003, Kap. 10, 840–850

Schmaltz, A. A., et al. (2008): Medizinische Leitlinie zur Behandlung von Erwachsenen mit angeborenen Herzfehlern (EMAH) der deutsch-österreichisch-schweizerischen kardiologischen Fachgesellschaften. In: *Clinical Research in Cardiology* 97 (3): 194–214

Schweizerische Herzstiftung. Angeborene Herzfehler. www.swissheart.ch (Zugriff: 03.05.2010)

Sievert, H., et al. Angeborene Herzfehler. In: Vallbracht, C., Kaltenbach, M. (Hgg.): *Herz Kreislauf kompakt*. Darmstadt 2006, Kap. 11, 229–258

Herzinfarkt

Geibel-Zehender, A.; Bode, C. (2007): Koronare Herzkrankheit – Was ist bei Frauen anders? In: Meinertz, T.; Oswalt, I.; Horst, R. (Hgg.): Medikamente, Stents, Bypass: Therapie der koronaren Herzkrankheit. Frankfurt am Main: Deutsche Herzstiftung, 50–57

Herold, G. et al. (2010): Herold Innere Medizin. Köln 2010, Kap. 2 Kardiologie, 238–250

Rosenkranz, S.; Erdmann, E. (2005): Nach dem Herzinfarkt – wie geht es weiter? Frankfurt am Main: Deutsche Herzstiftung

Statistisches Bundesamt Deutschland. Thema: Gesundheit: Todesursachen. www.destatis.de (Zugriff: 25.03.2010)

Herzkatheter

Bonzel, T.; Erbel, R.; Hamm, C. W.; Levenson, B.; Neumann, F.-J.; Rupprecht, H.-J.; Zahn, R. (2008): Perkutane Koronarinterventionen. Leitlinie der Deutschen Gesellschaft für Kardiologie – Herz- und Kreislaufforschung e. V. In: *Clinical Research in Cardiology* 97: 513–547

Figulla, H. R.; Cremer, J.; Walther, T.; Gerckens, U.; Erbel, R.; Osterspey, A.; Zahn, R. (2009): Positionspapier zur kathetergeführten Aortenklappenintervention. In: *Der Kardiologe* 3: 199–206

Forssmann, W. (1956): Nobel Lecture: The Role of Heart Catheterization and Angiocardiography in the Development of Modern Medicine. *The Nobel Foundation*: http://nobelprize.org/nobel_prizes/medicine/laureates/1956/forssmann-lecture.html (Zugriff: 01.04.2010)

Hamm, C. W.; Albrecht, A.; Bonzel, T.; Kelm, M.; Lange, H.; Schächinger, V.; Terres, W.; Voelker, W. (2008): Diagnostische Herzkatheteruntersuchung. Leitlinie der Deutschen Gesellschaft für Kardiologie – Herz- und Kreislaufforschung e. V. In: *Clinical Research in Cardiology* 97: 475–512

Hindricks, G.; Kottkamp, H. (2007): Vorhofflimmern: wenn Medikamente nicht mehr helfen. Heilung durch Katheterablation. In: Meinertz, T.; Oswalt, I.; Horst, R. (Hgg.): *Herzrhythmusstörungen heute*. Frankfurt am Main: Deutsche Herzstiftung, 48–55

Kober, G. Invasive Diagnostik bei Herzerkrankungen. In: Vallbracht, C.; Kaltenbach, M. (Hgg.): *Herz Kreislauf kompakt*. Darmstadt 2006, Kap. 5, 97–119

Kaltenbach, M. Anamnese und körperliche Untersuchung. In: Vallbracht, C.; Kaltenbach, M. (Hgg.): *Herz Kreislauf kompakt*. Darmstadt 2006, Kap. 2, 11–19

Van Burren, F.; Horstkotte, D. (2009): 24. Bericht über die Leistungszahlen der Herzkatheterlabore in der Bundesrepublik Deutschland. In: *Der Kardiologe* 3: 512–518

Herzklappenoperation

Deuse, T.; Detter, C.; Treede, H.; Reichenspurner, H. (2008): Kleiner oder großer Schnitt? Herkömmliche und minimal-invasive Herzklappenoperationen. In: Oswalt, I.; Horst, R.; Meinertz, T. (Hgg.): Herzklappenerkrankungen heute. Frankfurt am Main: Deutsche Herzstiftung, 58–61

Figulla, H. R.; Ferrari, M.; Gummert, J. (2008): Neue Verfahren beim Herzklappenersatz. In: Oswalt, I.; Horst, R.; Meinertz, T. (Hgg.): Herzklappenerkrankungen heute. Frankfurt am Main: Deutsche Herzstiftung, 62–67

Figulla, H-R.; Cremer, J.; Walther, T.; Gerckens, U.; Erbel, R.; Osterspey, A.; Zahn, R. (2009): Positionspapier zur kathetergeführten Aortenklappenintervention. In: *Der Kardiologe* 3: 199–206

Günther, T., Lange, R. (2008): Wann operieren? Der optimale Operationszeitpunkt bei Herzklappenerkrankungen. In: Oswalt, I.; Horst, R.; Meinertz, T. (Hgg.): Herzklappenerkrankungen heute. Frankfurt am Main: Deutsche Herzstiftung, 40–45

Oelert, H.; Dahm, M.; Meinertz, T. (2008): Welche Herzklappe ist besser? Mechanische und biologische Herzklappen. In: Oswalt, I.; Horst, R.; Meinertz, T. (Hgg.): Herzklappenerkrankungen heute. Frankfurt am Main: Deutsche Herzstiftung, 52–57

Reinhard, D.; Figulla, H-R. (2008): Herzklappenfehler: Entstehung, Diagnose, Behandlung. In: Oswalt, I.; Horst, R.; Meinertz, T. (Hgg.): Herzklappenerkrankungen heute. Frankfurt am Main: Deutsche Herzstiftung, 10–17

Walther, T.; Mohr, F. W. (2008): Eine Chance: Die Mitralklappe erhalten. In: Oswalt, I.; Horst, R.; Meinertz, T. (Hgg.): Herzklappenerkrankungen heute. Frankfurt am Main: Deutsche Herzstiftung, 46–51

Herzrhythmusstörungen

Pitschner, H. F.: Herzrythmusstörungen. In: Vallbracht, C., Kaltenbach, M., Hrsg. Herz Kreislauf kompakt. Darmstadt 2006, Kap. 15, 375–417

Meinertz, T.; Oswalt, I.; Horst, R. (Hgg. 2008): Herzrhythmusstörungen heute. Frankfurt am Main: Deutsche Herzstiftung

Herzschrittmacher

Defibrillator (ICD) Deutschland e. V. (Bundesverband der Defi (ICD) Selbsthilfegruppen) – www.defibrillator-deutschland.de (Zugriff: 18.06.2010)

Jung, W. et al. (2006): Leitlinien zur Implantation von Defibrillatoren. In: *Clinical Research in Cardiology* 95: 696–708

Pitschner, H. F. (2006): Kleines Herzschrittmacher- und Kardioverter/Defibrillator-Brevier. In: Vallbracht, C.; Kaltenbach, M. (Hgg.): Herz Kreislauf kompakt. Darmstadt 2006, Kap. 15, 411–414

Plötzlicher Herztod – Informationen zu Erkrankungen – www.medtronic.de (Zugriff: 18.06.2010)

Trappe, H.-J. (2007): Schutz vor dem plötzlichen Herztod: der Defibrillator. In: Meinertz, T.; Oswalt, I.; Horst, R. (Hgg.): Herzrhythmusstörungen heute. Frankfurt am Main: Deutsche Herzstiftung, 82–87

Ulbrich, M.; Dorwarth, U.; Reithmann, C.; Steinbeck, G. (2007): Lebensbedrohliche Herzrhythmusstörungen. In: Meinertz, T.; Oswalt, I.; Horst, R. (Hgg.): Herzrhythmusstörungen heute. Frankfurt am Main: Deutsche Herzstiftung, 75–81

Herztransplantation

Beyersdorf, F. (2009): Nach der Herztransplantation. In: Oswalt, I.; Becker, H-J.; Beyersdorf, F.; Meinertz, T.; Horst, R. (Hgg.): Das schwache Herz. Diagnose und Therapie der Herzinsuffizienz heute. Frankfurt am Main: Deutsche Herzstiftung, 78–82

Deutsche Stiftung Organtransplantation (2009): Herztransplantation. http://www.dso.de (Zugriff: 04.04.2010)

Drews, T. N. H.; Krabatsch, T.; Franz, N.; Hetzer, R. (2009): Künstliche Herzen. In: Oswalt, I.; Becker, H-J.; Beyersdorf, F.; Meinertz, T.; Horst, R. (Hgg.): *Das schwache Herz. Diagnose und Therapie der Herzinsuffizienz heute.* Frankfurt am Main: Deutsche Herzstiftung, 70–74

Eurotransplant International Foundation: Arbeitsweise. http://www.eurotransplant.org (Zugriff: 04.04.2010)

Haverich, A. (2009): Herztransplantation: Schnelligkeit entscheidet. In: Oswalt, I.; Becker, H-J.; Beyersdorf, F.; Meinertz, T.; Horst, R. (Hgg.): Das schwache Herz. Diagnose und Therapie der Herzinsuffizienz heute. Frankfurt am Main: Deutsche Herzstiftung, 75–77

Hunt, A. S. (2006): Taking Heart – Cardiac Transplantation: Past, Present, Future. In: *New England Journal of Medicine* 355 (3): 231–235

Schlaganfall

Deutsche Gesellschaft für Neurologie (2008). Leitlinie: Intrazerebrale Blutung. Stuttgart: Georg Thieme Verlag; Leitlinien für Diagnostik und Therapie in der Neurologie; 4. überarbeitete Auflage: www.dgn.org/-leitlinien-online.html

Deutsche Gesellschaft für Neurologie (2008). Leitlinie: Primär- und Sekundärprävention der zerebralen Ischämie. Stuttgart: Georg Thieme Verlag; Leitlinien für Diagnostik und Therapie in der Neurologie; 4. überarbeitete Auflage: www.dgn.org/-leitlinien-online.html

Deutsche Gesellschaft für Neurologie (2009). Leitlinie: Akuttherapie des ischämischen Schlaganfalls. Stuttgart: Georg Thieme Verlag; Leitlinien für

Diagnostik und Therapie in der Neurologie; 4. überarbeitete Auflage: www.dgn.org/-leitlinien-online.html

Deutsche Schlaganfall Gesellschaft. www.dsg-info.de. (Zugriff: 12.06.2010)

Herold, G. et al. (2010): Herold Innere Medizin. Köln 2010, Kap. 10 Angiologie, 770–775

Kablau, M.; Hennerici, M. (2007): Schlaganfall: Jede Minute zählt! Frankfurt am Main: Deutsche Herzstiftung

Statistisches Bundesamt Deutschland: Thema: Gesundheit: Todesursachen. www.destatis.de (Zugriff: 25.03.2010)

Stiftung Deutsche Schlaganfall Hilfe. www.schlaganfall-hilfe.de (Zugriff: 12.06.2010)

Bildnachweis

Alle Sachillustrationen fertigte Stefan Paintner an,
mit Ausnahme der nachfolgend aufgelisteten Bilder:

- S.8   Caspar David Friedrich, Kreidefelsen auf Rügen. akg-images
- S.14 Paul Klee, Herzdame. Christie's Images Ltd./Artothek/VG Bild-Kunst, Bonn 2010
- S.18 Mas, Barcelona (El Pindal Höhle, Spanien)
- S.21 Stefan Lochner, Die Heiligen Ambrosius, Cäcilia und Augustinus mit Stifter. Köln, Wallraf-Richartz-Museum
- S.23 Théobald Chartran, Laennec à l'hôpital Necker ausculte un phtisique devant ses élèves (National Library of Medicine, Bethesta, Maryland, USA)
- S.25 Egbert Nocke, Schwangerschaft
- S.41 Unbek. oberrheinischer Meister (um 1410/20), Das Paradiesgärtlein
- S.47 Felice Fontana (1730–1805), Wachstorso
- S.54 Zuse-Institut Berlin
- S.59 picture-alliance / Mary Evans Picture Library
- S.61 Siemens AG, München
- S.63 picture-alliance/akg-images
- S.66 Eremitage, St. Petersburg
- S.68 picture-alliance/Mary Evans Picture Library
- S.72 David Becker/Science Photo Library/Agentur Focus
- S.73 Zephyr/ Science Photo Library/Agentur Focus
- S.75 picture-alliance/KPA/TopFoto
- S.77 Professor Dietrich Grönemeyer, Bochum
- S.79 Sabine Comes, Wuppertal
- S.91 Edvard Munch, Loslösung II. The Munch Museum / The Munch-Ellingsen-Group / VG Bild-Kunst, Bonn 2010
- S.136 aus der Manessischen Liederhandschrift
- S.143 aus Jakob Böhme, Psychologia vera, oder Viertzig Fragen von der Seelen, 1620
- S.144 aus dem Codex Borgia 19
- S.146 aus dem Grabschatz des Tutanchamun, Ägyptisches Museum, Kairo
- S.147 aus dem Totenbuch-Papyrus des Ani, 19.Dynastie
- S.149 Endrik Lerch, Ascona
- S.150 aus der Sammlung des Autors Dr. N. Boyadjian (Limoges, 19.Jh.)
- S.151 www.schuetzen.com
- S.155 Sandro Botticelli, Die Geburt der Venus. Florenz, Galleria degli Uffizi

S. 161 aus: Das Herz im Umkreis des Denkens. Karl Thomae GmbH,
Biberach an der Riss 1969
S. 164 Leonardo da Vinci, Anatomische Zeichnungen des Herzens und seiner
Gefäße. Windsor Castle, Royal Library
S. 167 aus: Bartholomaeus Anglicus, De proprietatibus rerum
(Über die Ordnung der Dinge)
S. 168 privat
S. 172 picture-alliance/akg-images
S. 176 picture-alliance/Okapia KG, Germany
S. 238 Professor Dietrich Grönemeyer, Bochum
S. 248 Pieter Bruegel der Ältere, Der Kampf zwischen Karneval und Fasten.
Joseph S. Martin/Artothek
S. 261 Leonardo da Vinci, Der Geschlechtsakt im Vertikalschnitt. Windsor Castle,
Royal Library
S. 285 Gargantua à son grand couvert. Stich, erste Hälfte 19. Jh., Paris, Museum
Carnavalet
S. 290 Medical Body Scans/Science Photo Library/Agentur Focus
S. 302 Professor Dietrich Grönemeyer, Bochum
S. 314 *unten li./re.* Zephyr/Science Photo Library/Agentur Focus
S. 317 Institut für Geschichte der Medizin der Freien Universität Berlin
S. 323 Will & Deni McIntyre/Photo Researchers, Inc./Agentur Focus
S. 334 ISM/Agentur Focus
S. 339 *li.* Sovereign/ISM/Agentur Focus
S. 339 *re.* Professor Dietrich Grönemeyer, Bochum
S. 340 Professor Dietrich Grönemeyer, Bochum
S. 341 *oben li.* Chris Gallagher/Photo Researchers, Inc./Agentur Focus
S. 341 *oben re.* Professor Dietrich Grönemeyer, Bochum
S. 341 *unten li./re.* Professor Dietrich Grönemeyer, Bochum
S. 342 Professor Dietrich Grönemeyer, Bochum
S. 343 *oben li.* Sovereign/ISM/Agentur Focus
S. 343 *oben re./unten* Professor Dietrich Grönemeyer, Bochum
S. 344 *oben li.* CNRI/Science Photo Library/Agentur Focus
S. 344 *oben re./unten* Professor Dietrich Grönemeyer, Bochum
S. 353 Carl Friedrich Lessing, Johann Hus zu Konstanz. U. Edelmann/
Städel Museum/Artothek

Drucknachweis für die Gedichte im vorderen Buchdeckel:

Hans Magnus Enzensberger, Innenleben, aus: Hans Magnus Enzensberger, Gedichte
1955–1970, Frankfurt am Main 1971 © Suhrkamp Verlag, Berlin. Abdruck mit
freundlicher Genehmigung des Suhrkamp Verlages, Berlin.

Erich Kästner, Tagebuch eines Herzkranken, aus: Doktor Erich Kästners lyrische
Hausapotheke © Atrium Verlag Zürich und Thomas Kästner. Abdruck mit
freundlicher Genehmigung des Atrium Verlages, Zürich.

Register

ACE-Hemmer
134, 183, 193, 201, 223, 227, 274
Acetylsalicylsäure
193, 223, 241, 272, 278
Adrenalin
36, 43, 45, 225, 227, 235, 251 ff., 275, 306
Akupunktur
47, 254, 258, 296, 298 f.
Akutes rheumatisches Fieber (ARF) *(siehe auch Rheumatisches Fieber)* 128, 203
Aldosteron 306
Alkohol
56, 88, 90, 106, 120, 135, 182, 186, 191, 195, 199 f., 227, 235, 237, 245, 256, 259, 262, 285 f., 289, 293, 298, 307, 310
Aneurysma
27, 189, 313 f.
Angina Pectoris
83, 91 ff., 103, 179 ff., 188, 219, 229, 263, 267, 277, 282, 299 f., 322, 332, 364
Angiographie
73 f., 77, 190 f., 227, 302, 313 ff., 321, 340, 342
Antiarrhythmika 240

Antibiotika
9, 125 ff., 203, 205 ff., 210, 215
Antisympathikotonika 278
Antithrombin III (AT III) 306
Antonie von Luxemburg 19
Aorta
30, 46, 68, 71, 79, 314, 316, 340, 342 f.
Aortenklappe
30, 33, 215, 227, 229 ff., 314, 318, 327, 366 f.
Apnoe
88, 255 ff., 348, 363
Atemnot
94, 103 f., 120, 127, 131 f., 180, 194, 199, 205 f., 208, 212, 214, 219, 225 f., 230
Aristoteles
20, 156 ff., 261
Armour, John Andrew 48
Arterien
50, 64, 67 ff., 73 f., 78, 81 f., 86, 93 f., 97, 99 f. 11, 128, 133, 158, 181, 187 ff., 202, 205, 213 f., 243 f., 260, 277, 302, 310, 313, 317, 319, 322, 328, 337, 346
Arterienverkalkung *(siehe auch Arteriosklerose)* 84

Arteriographie 74
Arteriolen 69, 71
Arteriosklerose
   81 ff., 89, 93, 97 ff., 105, 128, 131,
   135, 179, 182, 187 ff., 202, 212,
   244, 262, 266, 280, 282 ff., 291,
   296 f., 305, 307, 309, 311, 315,
   317, 364
Asystole 329
Auenbrugger, Leopold 23
Augustinus 21, 150 f.
Auskultation
   209, 230, 316 ff., 364
AV-Knoten/
Atrioventrikularknoten
   53, 234, 237 ff.

Bakteriämie 204
Ballondilatation
   (siehe auch Dilatation)
   76, 98 ff., 106, 184, 221,
   321 ff., 365
Ballonkatheter
  74, 100, 191, 233, 323, 327
Barnard, Christiaan
   140, 172 f., 335
Bartholomaeus Anglicus 167
Beklemmung/
Beklemmungsgefühle
   11, 103, 295, 351
Belastungs-EKG
   121, 181, 267, 325
Benedikt XVI. 151 f.
Betablocker
   122, 134, 183, 200, 223, 227, 240,
   274 f., 310

Biomagnetometer 61, 324 f.
Bizet, Georges 171
Blutdruck
   49 f., 52, 62, 69, 81, 83 f.,
   86 ff., 105, 112, 133, 135, 184 f.,
   192, 196 ff., 221 ff., 241, 247,
   252 f., 264, 274 ff., 281 f., 286,
   292 f., 298 f., 310, 325, 327, 333,
   346, 348
Blutdruckerhöhung
   (siehe auch Bluthochdruck und
   Hypertonie)
   70, 106, 186, 195, 217
Blutdruckmessung
   86, 181, 198 f., 227, 264, 327
Blutdrucksenkung /
Blutdrucksenker /
Blutdrucksenkende Mittel
   95, 122, 183, 201, 223, 227, 274,
   286, 299
Bluthochdruckkrise
   88, 198, 278
Blutgerinnsel
   57, 81, 103 f., 114, 124, 188, 213,
   222 f., 230 f., 240, 244, 288,
   291, 338
Bluthochdruck
   (siehe auch Blutdruckerhöhung
   und Hypertonie)
   43, 87 ff., 102, 105, 131, 187, 192,
   196 ff., 229, 240, 243, 252, 255,
   265, 270, 275 f., 278, 280, 285 f.,
   289, 291, 297 f., 306
Blutkreislauf
   36, 43, 49, 62 f., 67 f., 78 f., 86,
   156 ff., 205, 215, 316, 320, 335

Blutverdünnung
  221 ff., 246, 280, 308
Blutzucker
  105, 187, 193, 276
Bobath, Berta 115
Bobath, Karl 115
Body-Mass-Index 105, 269
Böhme, Jakob 143
Botticelli, Sandro 155
Boyd, Douglas 77
Brachialarterie 346
Bradykarde Arrhythmie/
Bradykardie/
Bradyarrhythmie
  56, 120, 220, 236 f., 329, 347
Bruegel der Ältere, Pieter 250
Broken-Heart-Syndrom
  27, 253
Brustenge
  (siehe auch Angina Pectoris und Herzenge) 93
Bulgakow, Michail 173
Bypass/
Bypassoperation
  77, 100 f., 106, 165, 184, 191,
  280, 315, 318 ff., 327, 364 ff.

Callas, Maria 171
Chartran, Théobald 23
Cholesterinspiegel/
Cholesterinwerte
  84 f., 135, 183, 187, 192 ff., 222 f.,
  277, 281 f., 284 ff., 292 f., 297,
  299, 305, 307, 311
Chlorid 55, 311
Chopin, Frédéric 19

Cincinatti Prehospital Stroke
  Scale (CPSS) 113
Clopidogrel 223
Computertomographie/CT
  73, 77, 97, 190, 245, 313, 315,
  320 f., 324, 329, 333 f., 340, 342
CORA-Studie 105
Cournand, André F. 75
Copeptin 307
Cyon, Élie de 44
CRP 311

Descartes, René 80, 162
Defibrillator 329, 365
Diabetes mellitus
  (siehe auch Zuckerkrankheit)
  81, 105, 135, 181, 189 f., 192, 200,
  274, 293, 306, 309, 311
Diastole/
Diastolischer Wert
  24, 32, 54, 86 f., 198 f., 346
Diderot, Denis 167
Digitale Subtraktionsangio-
  graphie (DSA) 313, 315
Digitalisglykoside/
Digitalispräparate
  228, 240, 275
Dilatation *(siehe auch
  Ballondilatation)* 97 f., 321
Disstress 49, 251, 253
Diuretika
  200, 202, 227, 274, 276, 279,
  290, 309 f.
Duplex-Sonographie 337
Dyspnoe *(siehe auch Atemnot)*
  132, 214

Echokardiographie
 97, 121, 206, 209, 215, 226, 337, 341, 347
Einthoven, Willem 59 ff.
Eisen 68, 311
Elektrokardiogramm/EKG
 58 ff., 96 f., 106, 117, 121, 182, 191, 199, 206, 208 f., 216, 221, 227, 230, 236, 276, 311, 324 f., 331, 352, 364
Embolie
 81, 98, 128, 131, 205, 213 f., 217, 230 f., 244
Enddiastolisches Volumen
 347
Endokard *(siehe auch Herzinnenhaut)* 124 f., 203
Endokarditis
 (siehe auch Herzinnenhautentzündung)
 32, 118 f., 124 f., 127 ff., 203 ff., 215, 229 f.
Endothelzellen/Endothel
 81, 187
Erregungsleitungssystem
 35, 47, 53, 61, 64, 309
Erythrozyten 71, 311
Eustress
 49, 251, 253
Extrasystole
 56, 120 f., 236, 239, 290, 324

Fibrinogen 307 f., 311
Fischart, Johann 285
Forced-Use-Therapie 115

Forßmann, Werner 75, 326
Foramen ovale
 111, 211, 213 f., 266
Freud, Sigmund 21
Friedrich, Caspar David 4
Furchgott, Robert Francis 96

Galen /
Galenos von Pergamon 45 f., 63 ff., 158, 163, 261
Gahery, Yves 48
Gehirnblutung/Hirnblutung
 113 f., 198, 246, 280
Gilgamesch-Epos
 143, 145, 148
Goethe, Johann Wolfgang von
 62, 169
GOT 312
GPT 312
Grönemeyer, Herbert 171
Grüntzig, Andreas 76, 321

Hämatokrit 312
Hämoglobin 68, 312
Harnsäure(spiegel)
 276, 312
Harvey, William
 63, 67 f., 158, 163
HDL-Cholesterin
 85, 307, 311
Hegel, Georg Wilhelm Friedrich 78, 153
Heine, Heinrich 169
Helmont, Johan Baptista van
 34
Heraklit 62

Herzbeklemmung
(siehe auch Beklemmung/ Beklemmungsgefühle)
199, 251
Herzbeutel
28, 68, 118, 129 ff., 203, 209, 232, 238
Herzbeutelentzündung
(siehe auch Perikarditis)
209, 317
Herzbeuteltamponade/ Perikardtamponade
130, 209
Herzenge *(siehe auch Angina Pectoris)* 179
Herzfrequenz/Herzschlag- frequenz
36, 47, 49 ff., 69, 133, 183, 200, 223, 227, 236, 241, 255, 264, 275, 278, 324 f., 329 f., 346 f.
Herzgewicht 345
Herzinfarkt
12, 27, 51 f., 58, 74, 83 f., 87 ff., 91, 93 f., 96 ff., 101 ff., 113, 130 f., 179 ff., 185, 188, 191, 194, 198, 201, 217 ff., 229, 235, 237, 240 f., 243 ff., 251 f., 255, 262, 266 f., 269 f., 277 f., 285 ff., 291, 295 f., 300 f., 306 ff., 311, 315, 323, 225, 332, 347 f., 353 f., 366
Herzinnenhaut
(siehe auch Endokard)
118 f., 124, 203, 213, 215
Herzinnenhautentzündung
(siehe auch Endokarditis)
32

Herzinsuffzienz
(siehe auch Herzschwäche)
117, 122, 131, 133 f., 196, 202, 207, 212, 214 f., 218, 224 ff., 230 f., 255, 275, 289, 300, 307, 310, 334, 336, 339, 348, 368
Herzkammer
27, 32 f., 53, 56, 75, 79, 131 ff., 214, 225, 228, 238, 310, 316, 327 f., 330, 337, 343, 347
Herzkatheter
27, 75, 98, 182, 204, 214 f., 231 ff., 237, 321, 326, 328 f., 340, 347 f., 352, 354, 366 f.
Herzklappe(n)
30 ff., 97, 118 f., 124 ff., 203 ff., 227, 229, 233, 322, 337, 367
Herzklappenfehler
126, 203, 205 f., 228 f., 231, 238, 240, 244, 280, 317, 327, 365, 367
Herzklappenschäden/ Herzerkrankungen
224, 229 ff., 235, 240, 338, 347, 365, 367
Herzklappenoperation
205, 232, 367
Herzkranzarterien
93, 103, 179, 217, 277, 327, 342
Herzkranzgefäß(e)
(siehe auch Koronargefäße)
33, 73 ff., 89, 97 f., 101, 179, 182, 188, 190, 196, 277, 313, 318, 322, 327, 332, 340, 342
Herz-Kreislauf-System
64, 80, 114, 257, 262, 266, 275

Herz-Kreislauf-Erkrankungen
96, 212, 293, 317, 362 f.
Herzmuskel
26 f., 30, 32 f., 53, 57 f., 86, 93,
95, 97, 99, 104, 117 ff., 120, 129 f.,
179, 181 f., 197, 203, 218, 221, 224,
226, 235, 275, 280, 325, 329 f.,
340
Herzmuskelentzündung
(siehe auch Myokarditis)
9 f., 12 f., 117 f., 120, 122 ff., 129,
208, 228, 238, 240 f., 327, 332
Herzopfer   139 f., 142 ff.
Herzrasen
(siehe auch Tachykardie)
11, 52, 208, 251, 278, 326
Herzrhythmusstörungen
10, 29, 51, 103, 121 f., 131, 133,
181, 185, 194, 206, 208, 212, 215,
218, 222, 225, 230 f., 234 ff., 247,
266 f., 274 ff., 279 f., 289, 299,
309, 325 ff., 363, 365, 367 f.
Herzschwäche
(siehe auch Herzinsuffizienz)
29, 93, 122, 131 ff., 196, 207, 218,
224 f., 241, 255, 275, 283, 289,
325, 330, 334
Herzscheidewand
30, 53, 64 ff., 110 f., 211 ff., 244,
247, 317, 327 f., 343
Herzschrittmacher
35, 48, 53, 57 f., 74, 227 f., 233,
237 ff., 329 ff., 334, 365, 368
Herzstillstand
29, 36, 44, 218, 220, 241,
255 f., 330

Herzstolpern
56, 208, 236, 295
Herztransplantation
48, 117, 124, 134, 140 f., 165,
172 f., 228, 327, 334 ff., 352, 358,
362, 368
Herzvolumen   345
Hildegard von Bingen
63, 151, 261
Hippokrates   19, 156 f.
Hirnschlag
111 f., 115, 243 f.
His-Bündel   53, 234
Hohlvene / Vena cava
58, 71, 78, 327
Holiday-Heart-Syndrome
240
Homer   19
Homocystein
284, 308, 312
Hypertonie
(siehe auch Bluthochdruck)
87, 89, 196 ff., 217, 243, 264 f.,
298, 346 f., 362 f.
Hypotonie
89, 201 f., 299

Ibn an-Naftis   67
Ignarro, Louis J.   97
Impfung/Grippeschutzimpfung
123 f., 228
Infarkt *(siehe Herzinfarkt)*
Insult *(siehe auch Schlaganfall
und Apoplex)*   109
Ischämie
184, 244, 368

Jung, C. G. 21

Kammerflimmern
54, 57, 241
Kalium
55, 192, 235, 276, 279, 288 ff.,
294, 300, 308, 312
Kalzium
55, 223, 274, 276, 279 f.,
289 f., 312
Kant, Immanuel 19 f., 160
Kapillaren/
Kapillarzellen
67, 70 ff., 79
Kardio-MRT
230, 332, 334
Kardiomyopathie 289
Katheter
(siehe Herzkatheter)
Katheterablation
58, 237, 327, 367
Kernspintomographie
97, 114, 122, 182, 206, 208 f.,
245, 329, 331 f., 334, 443 f.
Kinski, Klaus 172
Klappenvegetation 127, 206
Klee, Paul 16, 172
Körperarterie
(siehe auch Aorta) 79
Körperkreislauf
30, 57, 78 f., 111, 213 f., 225
Körpervene 79
Koffein
235, 281, 286, 298
Kontrastmittel
74, 98, 313 ff., 331, 340

Koronarangiographie
74, 96, 98, 190 f., 326 f.
Koronararterie
93 ff., 97, 181, 315, 318 f.
Koronare Herzkrankheit (KHK)
93, 179, 196, 217, 224, 235,
241, 299
Koronargefäße
93, 221, 238, 282
Korotkow, Nikolai
Sergejewitsch 86
Kreatinin 308, 312
Kurzweil, Ray 174

Lannec, René Théophile 22 f.
Langzeit-EKG
88, 121, 181, 227, 325, 331
LDL-Cholesterin
85, 285, 307, 311
LDH (Laktatdehydrogenase)
309, 312
Leonardo da Vinci
65, 163 f., 261
Lessing, Gotthold Ephraim
160
Leukozyten 118, 312
Lindenberg, Udo 175
Linksherzinsuffizienz
132, 134, 225 f., 230
Linksherzkatheter
74, 327 f., 354
Lobstein, Johann Friedrich
187
Lochner, Stefan 20 f.
Lungenarterie
79, 220, 327

Lungenkreislauf
33, 79, 212, 214, 225, 230, 327
Lungenödem
215, 225, 230
Lungenvene
30, 79, 239, 241
Luther, Martin 153

Magnesium
192, 254, 276, 279 f., 289 f.,
299 f., 309, 312
Magnetokardiographie
329, 344
Magnetresonanztomographie/
MRT
73, 97, 190, 208, 215, 227, 230 ff.,
331 f., 343, 347
Maimonides 158
Malpighi, Marcello 67
Marcumar
241, 280, 310
Metabolisches Syndrom 105
Mitralklappe
30, 227, 230, 232, 367
Mitralklappeninsuffizienz
231, 328
Mitralklappenprolaps 229
Mitralklappenstenose 230 f.
Myokardbiopsie/Herzmuskel-
biopsie 122, 327
Myokarditis
*(siehe auch Herzmuskel-
entzündung)*
9, 13, 118 ff., 129 f., 203, 207, 332
Myokardinfarkt
213, 217 ff., 289, 348

Myokardszintigraphie
227, 333, 347
Mitscherlich, Alexander 27
Munch, Edvard 91 f., 172
Murad, Ferid 97

Natrium
55, 276, 279, 282, 286, 288 f.,
309 f., 312
Nervus vagus / Vagus
(siehe auch Parasympathikus)
46 ff.
Neurokardinale Synkope 41
Nicole 171
Nikotin
52, 84, 88, 182, 186 f., 189, 192,
195, 199 f., 223, 235, 237, 243,
281, 289, 298
Nitroglyzerin/
Nitro-Präparate/
Nitro-Spray/
Nitrate
95 ff., 103, 180 f., 183 ff., 219,
262, 267, 277
Nobel, Alfred 96
Noradrenalin 225
Notarzt
96, 106, 109, 132, 184 f., 194, 217,
221, 241, 145
Novalis 162
Nuklearmedizin 333 f.

Osler, Sir William 128
Osler-Knötchen 128
Ostium-secundum-Typ 211 f.

Palpitation 236
Pankarditis 203
Parasympathikus
 (siehe auch Nervus vagus)
 42, 46 f., 49, 52, 235
Pascal, Blaise 160
Penicillin 125, 272
Perikarditis
 (siehe auch Herzbeutel-
 entzündung)
 118, 129 f., 203, 209, 317
Perikardtamponade 209
Periphere arterielle Verschluss-
 krankheit (pAVK) 188
Perkutane transluminale coro-
 nare Angioplastie (PTCA)
 76, 322
Phlebographie 74
Picasso, Pablo 172
Plaque(s)
 77, 81 f., 84, 99, 103 f., 181, 183,
 188, 192, 217 f., 277, 296, 321,
 342, 364
Platon 20, 154 ff.
Plötzlicher Herztod
 35, 93, 117, 122, 134, 207, 225,
 235, 241, 255, 329, 348, 365, 368
Pneuma 154, 157
Polanski, Roman 172
Positronen-Emissions-
 Tomographie (PET)
 333 f., 344
Potenzfördernde Mittel /
 Potenzmittel
 95, 260, 262
Pulsschlag/
Puls
 44, 46, 51, 56 f., 64, 86, 117, 185,
 199, 220, 236 f., 241, 255

Qi Gong
 107, 258, 301
Quick-Test 310

Rabelais, François 285
Raucherbein
 83, 189, 196
Rechtsherzinsuffizienz
 132, 134, 225, 326
Rechtsherzkatheter 327, 354
Renin 310
Rheuma 29
Rheumatische Endokarditis
 204
Rheumatisches Fieber
 128 ff., 204, 207, 229
Rhythmusstörungen
 (siehe Herzrhythmusstörungen)
Richards, Dickinson W. 76
Riva-Rocci, Scipione /
 Riva-Rocci-Methode
 86 f., 346
Röntgen, Wilhelm Conrad 72
Rousseau, Jean-Jacques
 20, 160
Rühmkorf, Peter 165, 170

Saint-Exupéry, Antoine de
 38, 172
Sartane
 201, 227, 274
Sauerbruch, Ferdinand 75, 77

Schlaganfall (Apoplex)
57, 63, 83 f., 88 f., 91, 107 ff.,
112 ff., 117, 128, 188, 191, 196, 201,
205, 213 f., 230 f., 240 f., 243 ff.,
252, 255, 266, 269 f., 278, 282,
291, 296, 301, 307 ff., 332, 346,
348, 368 f.
Schluckecho
127, 216, 230, 337, 341
Schluckechokardiographie
121 f., 206
Schopenhauer, Arthur 19, 164
Schrittmacher
(siehe Herzschrittmacher)
Schwangerschaft
197, 199, 264 f., 272, 277, 306,
309, 333
Schwindel(gefühl)
87, 89, 112, 117, 120, 180, 198,
201, 230, 239, 252, 264, 275,
278, 329
Selye, Hans 50
Septumdefekte, diverse
110 f., 211, 213 ff., 317, 327
Serotonin 344
Serveto y Reves, Miguel
(Michael Servetus) 67
Sinusknoten
33, 35 ff., 53, 55 ff., 234,
237 ff., 326
Somatisches Nervensystem
40
Spenderherz 172, 334 ff.
Staphylokokken
124, 205
Statine 223, 277

Stenose, diverse
83, 98, 188, 190, 193, 202, 206,
229 ff., 283, 297, 340
Stent
74, 99 ff., 165, 247, 314, 321 ff.,
327, 333, 364 ff.
Stentimplantation
113, 191, 221, 278, 319, 321
Stethoskop
22 ff., 32, 86, 127, 199, 216, 316 f.
Streptokokken(-Angina)
29, 32, 124, 128 f., 203, 205, 229,
238
Stress
12, 37, 40, 43, 45, 49 ff., 57, 49,
95, 106, 162, 181, 185, 187, 199,
224, 235, 251 ff., 267, 295, 306,
351, 353 f.
Stroke Unit
114, 246
Sympathikus
42, 45 ff., 49, 52, 69, 235, 275
Sympatholytika 278
Systole /
Systolischer Wert
24, 54, 86 f., 197 ff., 225,
292 f., 346

Tachykardie /
tachykarde Arrhythmie
57, 120, 220, 236, 239, 276, 278,
347
Tachypnoe 214
Tai Chi
107, 254, 258, 294
Tako-Tsubo-Syndrom 27

NOTFALL

Was tun, wenn jemand einen **Herzinfarkt** oder **Schlaganfall** erleidet?
Keinesfalls abwarten oder zögern!
Sekunden entscheiden über Leben und Tod und über die weitere Funktionsfähigkeit von Herz und Gehirn.

Deshalb sofort handeln:

1. TELEFON 112
Sofort anrufen.

2. Namen, Adresse und Telefon mitteilen und einen Satz zur Krankheit
Erst auflegen, wenn die Leitstelle keine weiteren Fragen hat und das Gespräch beendet.

3. Nicht mit eigenem PKW in die Klinik fahren.

4. Patienten beruhigen.

5. Patienten mit erhöhtem Oberkörper lagern.

6. Kleidung öffnen.

7. Kontrolle der Lebenszeichen:
Atmung, Puls und Bewusstsein.